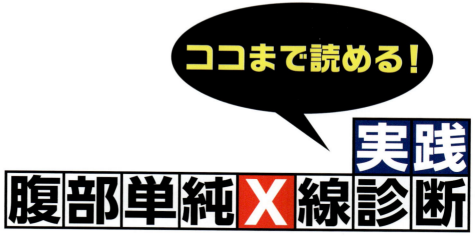

ココまで読める!

実践
腹部単純X線診断
―「透視力」を鍛えて「臨床推論」能力を高める―

第2版

西野徳之 著
総合南東北病院消化器センター長

中外医学社

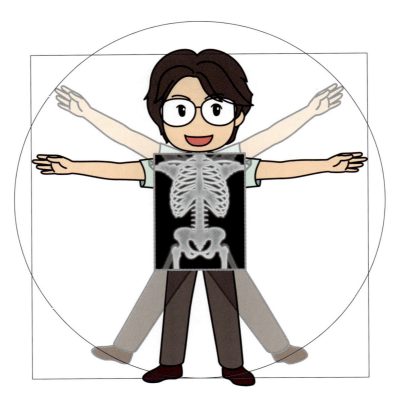

ウィトルウィウス的人体図
Uomo vitruviano

推薦の序

日本医学会　会長　高久史麿

　本書の特徴は，従来放射線科医によって解説されてきた腹部単純X線写真の読影を介して患者の病態を解明する過程を，プライマリ・ケア医の視点から分かり易く解読している点にある．

　しかも様々な症例を呈示し，その症例に基づいた解析が行われているので，その内容は全ての分野の臨床医の参考となるものとなっている．

　又医師に留まらず，コメディカルの人達にとっても良い参考書となるであろう．

　更に医学生にとっても本書の中で随所に紹介されている臨床推論の過程が大いに勉強になると考えられる．

　私も目を通してみたが，その内容に引き込まれ，つい時間を過ごしてしまった．

　本書は正しく患者志向の臨床の教科書であり，医療関係者の間で広く読まれる事を期待して推薦の言葉としたい．

✣第2版の序✣

　本書が目的としていたのは『腹部単純X線の読影』のためのcoachingであり，画像診断を用いた臨床推論の実践です．

　「腹部単純X線って情報量が多いんですね」と，この本を手に取って頂いた方々からうれしい感想をたくさん頂きました．「腹部単純X線はniveauやfree airぐらいしかわからないと思っていたから，撮影していなかった」という方々から，この本を手にしたことで「腹部単純X線を撮影しようと思う」「診断する楽しみができた」とのお言葉を頂きました．

　まさに本書の目的とすることが実現できたものと喜んでおります．

　もちろん，診断においては腹部単純X線がすべてではありません．

　患者さんに対するきちんとした問診，触診，聴診，打診が必要です．それに加え，採血・検尿，超音波検査などが行われます．以前はその次にCTを撮影することが多かったと思うのですが，腹部単純X線を撮影することで，CTまで撮影の適応を評価することができると思います．診断の精度を上げることは一朝一夕ではできないかもしれませんが，多くの症例を診てゆくと，確実に「透視力」がつきます．

　X線は近代医学を飛躍的に発展させてきました．胸部・腹部単純X線からCTへの進化も目覚ましいものがあります．それは「病気を可視化」することができるからです．でも「可視化すること」と，それを「理解すること」はまた別物です．理解するためにはその理論が必要です．本書ではcoachingを，「病態モデル」の作成を行うことで理解しやすくしました．

　かつては胸部・腹部単純X線の読影は職人技として心眼を持って診るものとされてきました．しかし，本書を紐解いてCTや病理標本と見比べて頂くと，腹部単純X線でもその「病態」を理解しやすくなるはずです．そして，みなさんが外来で同じような症例と出逢うことがいつかきっとあるはずです．そのときこそ，みなさんの勉強による「気づき」が診断に役立ち，ひいては患者さんの命を救うことにつながることでしょう．

　腹部単純X線は，すべての医療関係者が簡単に目にすることができます．

　例えば，撮影した放射線技師が依頼医に「ここはおかしいからCTを撮影した方がいいかもしれません」と提案し，「それならば撮影しよう」「なるほどやっぱりCTを撮っておいてよかった」となるような，そんな医療連携ができるとすばらしいですよね．

　みなさまのご好評を博し，本書が上梓されて半年ほどで第2刷の準備にとりかかりました．そして今回第2版として，お届け申し上げます．文章をより分かりやすく修正した点が主な変更箇所ですが，幾人かの先生から読影についての質問と疑義を頂きましたので，それらも修正させて頂きました．また，この本の特徴でもある「病態を可視化」するためのイラストも，少数ですが追加させて頂きました．

　今後さらに多くの方々に本書を手に取って頂き，皆様のお役に立てることをこころより願っております．

2015年2月吉日

西野　徳之

❖はじめに❖

　読者のみなさんは，CTやMRIがあるのにどうして今さら腹部単純X線なの？　と思われるかもしれません．

　この本では，臨床医のために腹部単純X線の有用性を総合医である著者が説いています．

　この本を読んでいただければ，「だからこそ腹部単純X線（腹部X線）撮影が必要」と思っていただけるものと信じてやみません．

　この本は端的にいうと教科書というより『読み物』です．辞書でもなければ解説書でもありません．ですから，一部分を拾い読みするのではなく，一時間で最後まで一気に読破してください．その代わり，最後まで読み通したとき，あなたの腹部X線の読影力は飛躍的に向上していることをお約束いたします．でも，実はそれは眼線（目線）が変わっただけなのかもしれません．

　この本のコンセプトは「腹部X線を診断すること」ではありません．もちろん診断もしていますし，治療経過も解説しています．しかし，臨床において大切なことは患者さんを診て，撮影すべきだと判断し，その腹部X線から病態を想定して次の検査へつなげられることなのです．その腹部X線が異常かどうかを，「あなた自身が判定できる」よう導くcoachingこそが本書の最大の目標です．

　本書では臨床医の眼線（目線）で症例を解説しています．すなわち著者が外来において患者さんが診察室に入ってきて，アイコンタクトから診療が始まり，問診そして触診，引き続き血液検査と腹部X線写真を読影するまでを，最初に見開きでご提案します．ここまでの診療は消化器内科医でなくとも内科医のルーチンワークです．ですから，この条件で「どこまで患者さんの病態を理解できるか」を主眼としたケーススタディとしています．腹部X線を見て，次にどんな検査をすべきかを考えて頂きます．次ページからはX線の所見の読み解き方，そしてその理解のための他の画像所見を紹介することに多くのページを使っています．その理解ができれば，これから出会う他の患者さんにも応用できるはずだからです．加えて，その後に行った検査と診断治療について解説します．

　腹部X線で何がわかるか？　niveauとfree air……ぐらい．そう思われる方は少なくありませんが，『意外に』その情報量は多いのです．その情報をいかに引き出すかが問題なのです．難しく考える必要はありません．そもそも腹部X線の読影において「～sign」なども覚えていなくてもいいのです．なぜなら，「～sign」探しよりも病態を読み解くことの方が大切だからです．ですから腹部X線の役目は「変だな？」「おかしい？」と判断し，次にすべき検査を考えたり，上級医や専門医に紹介すればいいのです．

　腹部X線は大学の教授でも，研修医でも，病院の勤務医でも，開業医でも，医学生でも，看護師など誰にでも平等に情報を提供してくれる共通の有用な医療の診療プラットフォームなのです．大切なことは，そこからどれだけ的確に情報を引き出すかなのです．

　ハリー・ポッターの「賢者の石」が如く，我々が腹部X線の本質を得たいと心から願ったときに，腹部X線は病態の本質をそっとこころに囁き語りかけてくれるはずです．

　本書を読む前に，今までお持ちの腹部単純X線に対する「常識」を一度リセットして読み進んでください．用意はいいですか？

2014年4月

西野　徳之

ココまで読める！実践腹部単純X線診断 第2版
―「透視力」を鍛えて「臨床推論」能力を高める―

目次

Part 1　総論　1

1. 脳のはたらきと腹部単純X線の読影 …………………………………………… 2
2. 腹部単純X線の読影のコツ ……………………………………………………… 3
3. 診療と診断の流れ ………………………………………………………………… 7
4. 腹部単純X線で何がわかる？ …………………………………………………… 8
    - 4-1. free air（腸管穿孔に伴う遊離空気）84歳，男性　9
    - 4-2. niveau（air fluid level）鏡面像形成　12
    - 4-3. niveau を呈さないイレウス　13
5. Warming up ……………………………………………………………………… 14
    - 5-1. まず初めに胸部単純X線を読影してみよう　14
    - 5-2. 腹部単純X線：立位 vs 臥位（造影CT検査後）　15
    - 5-3. 読影のポイント　16
6. 腹部単純X線の基本的な撮影方法と読影順序 ………………………………… 18
7. 透視力！ …………………………………………………………………………… 20
- 本書の構成 ………………………………………………………………………… 22

Part 2　森編　23

- ■ 主題症例 ❶ ………………………………………………………………………… 24
    - 症例 ①　便秘・腹痛　24
    - 症例 ②　関連症例　結腸癌（肝弯曲）　30
    - 症例 ③　関連症例　結腸癌（SD junction）　32
- ■ 主題症例 ❷ ………………………………………………………………………… 34
    - 症例 ④　発熱，嘔気　34
    - 症例 ⑤　関連症例　肝腫大（肝転移），胃癌　40
    - 症例 ⑥　関連症例　肝囊胞（liver cyst）　42

■ 主題症例 ❸ ·········· 44
　症例 ⑦　腹痛・血便　　44
　症例 ⑧　関連症例 細菌性結腸炎（O157 感染症例）　52

■ 主題症例 ❹ ·········· 56
　症例 ⑨　腫瘍, 腹痛, イレウス？　56
　症例 ⑩　関連症例 巨大結腸症　60
　症例 ⑪　関連症例 便秘　62

■ 主題症例 ❺ ·········· 64
　症例 ⑫　4 カ月間連続する下痢　64
　症例 ⑬　関連症例 下血/直腸癌　70

■ 主題症例 ❻ ·········· 74
　症例 ⑭　腹痛　74

■ 主題症例 ❼ ·········· 78
　症例 ⑮　腹部膨満！？　78

■ 主題症例 ❽ ·········· 84
　症例 ⑯　腹痛で救急外来を受診　84
　症例 ⑰　関連症例 腹部不快感（便秘）　88

■ 主題症例 ❾ ·········· 90
　症例 ⑱　逆流性食道炎？　90

■ 主題症例 ❿ ·········· 94
　症例 ⑲　急性腹症, 一時 CPA　94
　症例 ⑳　関連症例 宿便性穿孔/S 状結腸穿孔　98

■ 主題症例 ⓫ ·········· 102
　症例 ㉑　頻回の嘔吐　102
　症例 ㉒　関連症例 SMA 症候群　108
　症例 ㉓　関連症例 呑気症　111
　症例 ㉔　関連症例 嘔吐（full stomach）　112

Part 3　林編　117

■ 主題症例 ⓬ ·········· 118
　症例 ㉕　腹痛・嘔吐　118
■ 主題症例 ⓭ ·········· 124
　症例 ㉖　腹痛　124

- **主題症例 ⓮** ……………………………………………………………………………… 130
    - 症例 ㉗　腹痛, 嘔吐　130
- **主題症例 ⓯** ……………………………………………………………………………… 134
    - 症例 ㉘　潰瘍性大腸炎症例の臨床経過　134
    - 症例 ㉙　関連症例 虚血性腸炎　140
    - 症例 ㉚　関連症例 腸管嚢腫様気腫症　142
- **主題症例 ⓰** ……………………………………………………………………………… 144
    - 症例 ㉛　腹部膨満感　144
    - 症例 ㉜　関連症例 尿閉　148
    - 症例 ㉝　関連症例 慢性膀胱炎・前立腺肥大症　150
    - 症例 ㉞　関連症例 前立腺肥大症　154
- **主題症例 ⓱** ……………………………………………………………………………… 156
    - 症例 ㉟　腹痛？　苦悶　156
    - 症例 ㊱　関連症例 巨大膵囊胞　160
    - 症例 ㊲　関連症例 馬蹄腎　164

Part 4　木編　169

- **主題症例 ⓲** ……………………………………………………………………………… 170
    - 症例 ㊳　もうすっかりよくなりました！　異常なし？　170
- **主題症例 ⓳** ……………………………………………………………………………… 176
    - 症例 ㊴　嘔気・食欲不振　176
- **主題症例 ⓴** ……………………………………………………………………………… 180
    - 症例 ㊵　ルーチン検査　180
- **主題症例 ㉑** ……………………………………………………………………………… 182
    - 症例 ㊶　突然発症の下腹部痛　182
- **主題症例 ㉒** ……………………………………………………………………………… 186
    - 症例 ㊷　腹痛, 食欲不振　186
- **主題症例 ㉓** ……………………………………………………………………………… 190
    - 症例 ㊸　肝機能障害・麻痺性イレウス　190
    - 症例 ㊹　関連症例 急性胆囊炎　194
    - 症例 ㊺　関連症例 穿孔性胆囊炎　198
- **主題症例 ㉔** ……………………………………………………………………………… 202
    - 症例 ㊻　血便　202

症例 ㊼　関連症例 異物（義歯誤嚥）　206
症例 ㊽　関連症例 子宮筋腫の石灰化　206

■ 主題症例 ㉕ ……………………………………………………………… 208
症例 ㊾　下腹部痛・腰痛　208
症例 ㊿　関連症例 義歯誤飲→どう対処する？　212

Part 5　応用編　215

■ 主題症例 ㉖ ……………………………………………………………… 216
症例 ㉕　左背部痛・発熱　216
■ 主題症例 ㉗ ……………………………………………………………… 222
症例 ㉖　腹痛・背部痛　222
■ 主題症例 ㉘ ……………………………………………………………… 228
症例 ㉝　胸やけ　228
症例 ㊴　関連症例 横隔膜ヘルニア / Morgagni 孔ヘルニア　231
■ 主題症例 ㉙ ……………………………………………………………… 234
症例 ㉟　イレウス？　234
■ 主題症例 ㉚ ……………………………………………………………… 238
症例 ㊱　単なる便秘？　238
■ 主題症例 ㉛ ……………………………………………………………… 242
症例 ㊲　一見するとイレウス？　でも実は……　242
■ 主題症例 ㉜ ……………………………………………………………… 248
症例 ㊳　心窩部痛，右季肋部痛，胸水・腹水　248
■ 主題症例 ㉝ ……………………………………………………………… 254
症例 ㊴　嘔気・嘔吐　254
■ 主題症例 ㉞ ……………………………………………………………… 256
症例 ㉠　腹痛・歩行障害　256
症例 ㉡　関連症例 前立腺癌の骨転移　261

Column　腹部単純 X 線診断と漢方医学 ……………………………… 265
参考図書・文献 …………………………………………………………… 267
読者のみなさんへ ………………………………………………………… 269
索引 ………………………………………………………………………… 271

Coffee Break

透視力……4 ●何に見えますか？①……9 ●CTの位置決め撮影の名称とその意義……17 ●次元を超える理解……21 ●恣意的に診る眼……51 ●To Err is Human……56 ●Bonanza 宝の山……69 ●X線透過度の違い……72 ●偉人たちの金言①……90 ●便のたまりと排便……94 ●偉人たちの金言②……106 ●文字ではなく色で答えてください……123 ●何に見えますか？②……129 ●何に見えますか？③……147 ●偉人たちの金言③……149 ●ラットマン ―多義図形―……163 ●偉人たちの金言④……176 ●偉人たちの金言⑤……184 ●はじめてのX線写真……190 ●偉人たちの金言⑥……198 ●すべての可能性を排除しない……202 ●腹部単純X線を読影する時間……221 ●腹部単純X線の読影のヒント……228 ●腹部単純X線を撮影する意義……247

One Point Advice

読影とは"病態"を理解することである……6 ●必ずしもfree airがわかりやすいわけではない……10 ●腹部単純X線撮影の適応と優先順位……11 ●イレウスという言葉の使い方……13 ●腹部単純X線の撮影方法（腹部単純X線とKUBの違い）……16 ●Dr. Reedの単純X線撮影読影ルール……17 ●読影のしかた……39 ●psuedokidney sign……50 ●gasless abdomenを見た際に疑うべき病態……54 ●X線における結腸ガスの描出……55 ●臨床的推論……68 ●colon cut off sign……77 ●糞便形成のしくみ……89 ●結腸の走行のバリエーション……92 ●糞石ってなに？……101 ●profilingの手法を使う……107 ●腹部単純X線で胃や腸を診る！……114 ●腹部単純X線の読影の意義……124 ●ALARA原則……149 ●結腸病態モデル……153 ●腸管のイメージ……156 ● ヨード造影剤投与について……159 ● 腹部膨隆をきたす病態：5つのF (five "F"s) ＋α……166 ●種々の放射線被ばく……175 ●pneumoportogram vs. pneumobiliaの違い……197 ● snap diagnosis（一発診断）……207 ●腹部単純X線における濃淡と病気の大きさ……241

Quiz

何が見えますか？①……31 ●何が見えますか？②……38 ●いきなりですが診断をしてください……44 ●何が見えますか？③……54 ●AのタイルとBのタイルはどちらが濃いでしょう？……63 ●異常所見を指摘してください……100 ●さて，どう読影しますか？……152 ●何が見えますか？④……160 ●Do you find circle?……174

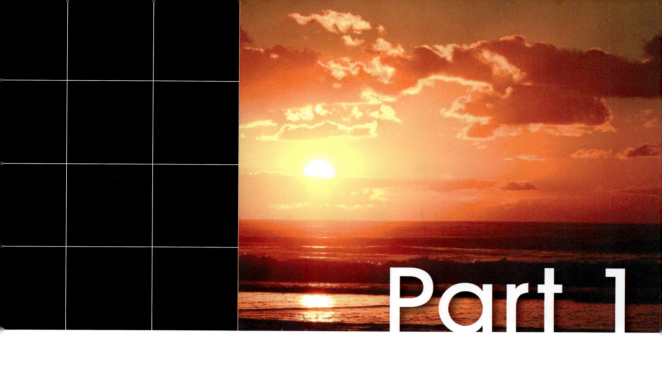

Part 1

総論

1 脳のはたらきと腹部単純 X 線の読影

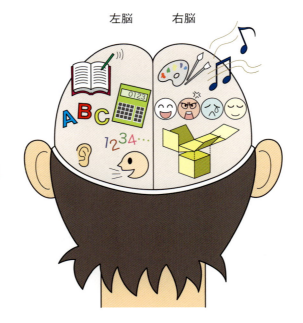

脳は認識・思考により使われる場所が異なる．左脳は言語機能，論理的思考を司り，右脳は絵画や音楽などの芸術を理解することや空間認識を司る．

腹部単純 X 線の読影はまずは写真（絵）を診る（見る）こと．すなわち右脳を活用することから始める．そして，そのような所見を呈する病態を考えること．すなわち左脳を駆使して解答（診断）を導き出すのである．もちろん脳梁を介して，情報の共有が行われているはずだ．

したがって，絵を見る右脳の情報インプットが，不正確であったり思いこみや偏見があったり（free air はないから大丈夫，など）少なかったりすれば，当然左脳は正しい解答は導き出せない．一般に腹部単純 X 線の読影が難しい，もしくはあまり情報がないと思われているのは，実は右脳による情報収集が不足しているためではないだろうか．本書を読み進んでいただくことにより，腹部単純 X 線が実は多くの情報を有することを理解していただきたい．しっかりした情報収集ができれば，解答は自ずと導き出されるであろう．

2 腹部単純X線の読影のコツ

　消化器内科医も含め，多くの医師は腹部単純X線を言葉で読み解こうとする．
　すなわち「niveauはないか？」「free airはないか？」，そう考えて読影するということは，想定した病態の有無しか判定していないことになる．
　医療においては想定外の病態を診察することも日常茶飯事だ．腹部単純X線の読影は先入観念を排して，素直に「変なところを探す」のがよい．すなわち非科学的な表現ではあるが「直感」と「印象」を大切にしてほしいのである．
　実際，著者も危うく見落としてしまいそうになって，ひやっとした症例を少なからず経験している．本書の提示症例の中の何例かは，腹部単純X線を診て一度は「異常なし」と判断している．でも「どうもひっかかる」ので，もう一度よく見直して異常と判断できた．
　紹介する症例は，過去に多くの消化器内科医に読影してもらったが，正解率は半分程度だった．「その変な理由」を説明できないので，異常と認識できないでいることが多いのだ．つまるところ「変だけど説明できない」≒「異常なし」という思考が働いてしまっているようなのだ．「変な所見」をそのままに放置せず，「病気かもしれない」と考え精査をしてほしいのだ．そのあとで著者が感じた「変だな」を紹介し，読影方法と解答のCT所見などを提示すると，「なるほど」を実感してもらえるのである．本書でも皆さんにこのような『アハ体験』をしていただきたい．
　実は，腹部単純X線ではこの「変だな」を評価できればそれで十分で，最終診断をする必要はない．そのような症例には異常がないことを確かめるためにさらに診察を継続するのである．最初は侵襲の少ない腹部超音波検査もしくは腹部単純CTでよいだろう．それで異常があれば腹部造影CTや消化管内視鏡などを予定する．
　具体的な思考過程を紹介しよう．
　腹部単純X線の読影は写真を絵として認識することが必要なのである．
　それはたとえて言うなら英会話における思考パターンと似ている．英会話では日本語で考えて日本語を英語に訳しているうちはあまり上達しない．英語で考え，英語で話せるようになるのが上達の近道である（☞ One Point Advice, p.6）．腹部単純X線でもイレウスの診断をniveauを探して，あるからイレウスと診断するのではなく，それを見て腸管の拡張を確認できればそれでよいのだ．そうすれば腸管の閉塞による腸管内圧の上昇を呈する病態ですぐに減圧をしなければならない，場合によっては絞扼性イレウスを呈していて緊急手術が必要だという認識ができるはずだ．
　腹部単純X線を絵として認識するのにわかりやすい例を紹介しよう．
　日本地図をばらしてちりばめ，四角にしている．ご自身の出身県を探してほしい．それが「木」を見ることだ．その周辺5〜10県のかたまりを見る．それが「林」の診断．全体を見ることが「森」の診断となる．
　腹部単純X線の読影は「木」を見て「森」を見て，さらに「林」を見ることに相違ない．
　ある時は日本地図だが，ある時は南米，欧州，アフリカ，人によってその形は変わるのである．
　したがってniveau, free airを腹部単純X線から探そうとするのが読影ではない．ジグソーパ

ズルに自分の手持ちのピースをあてはめる作業が読影ではないのだ．自分の中で固定観念をもつと診断できない．かえって見落としてしまうことがあるかもしれないのだ．実際には niveau のないイレウスも存在する．では niveau がなければイレウスの診断ができないのだろうか？

本書ではこれらのピットフォールに対し，読者に診断の手掛かりを渡したいと思っている．

■ 仮にこれを森としましょう

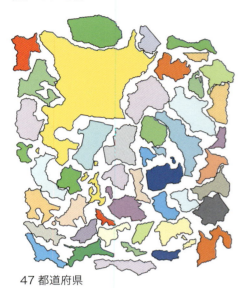

47 都道府県

これを腹部 X 線にあてはめると

☕ Coffee Break

透視力

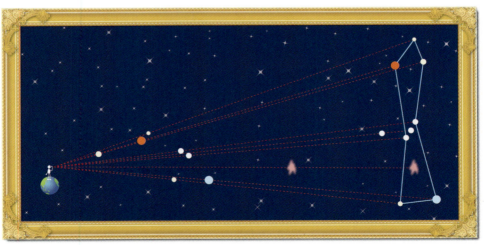

皆さんご存じのオリオン座の星たちも，夜空という 2 次元平面に並ぶ姿は仮の姿で，本当は地球からの距離も場所もばらばらな 3 次元空間に散らばっているのです．

夜空のオリオン座を見て，3 次元空間に散らばる星たちの構造をイメージするということは，2 次元のもの（X 線写真）を診て 3 次元の体（臓器）をイメージする腹部単純 X 線の読影と同じといえるでしょう．

•読影のコツ

■ あなたの出身県はどこでしょう？

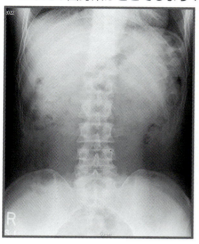 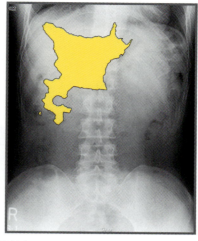

著者の出身は北海道

さしずめこれは木

■ ターゲットとその周囲のものに関連性はないでしょうか？

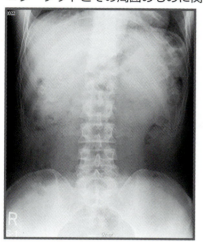 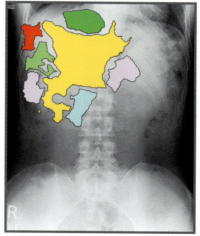

著者の勤務地は東北

北海道・東北が林

■ 木，林，森すべてが見えないと正しい判断はできません

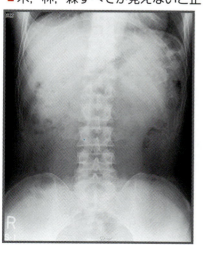 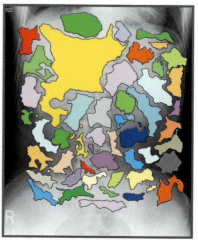

腹部単純X線の読影は，さしずめ全国を見ること．
すなわち森を見ることが必要．

One Point Advice

読影とは"病態"を理解することである

- 腹部単純 X 線を言葉に置き換えて解釈することではない．
- すなわち絵（腹部単純 X 線）を病態として認識することである．
- 腹部単純 X 線読影の上達方法は病態をイメージしたパターン認識であるが，「niveau」や「free air」などの言葉をあてはめることではない．
- 例えばイレウス（症例 25）では

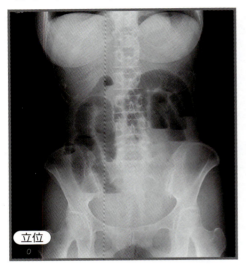
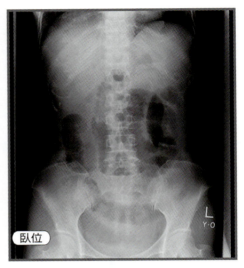

（△）：X 線⇒ niveau ⇒イレウスと診断　　　　（○）：X 線⇒腸管の拡張⇒イレウスと診断

- 英会話で例えて言うと……

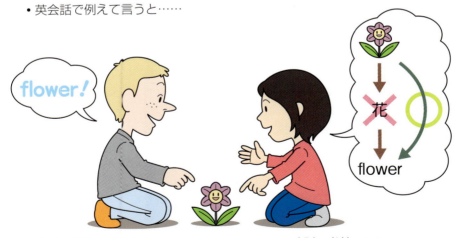

（△）：（絵）⇒花⇒ flower　　　　　　　　　（○）：（絵）⇒ flower
　　　（日本語で考え）⇒英訳⇒英語で話す　　　　　　（英語で考え）⇒英語で話す

- 腹部単純 X 線を見たときに，以前見た異常と似ているかを認識できるかにかかっている．
- すなわち絵（X 線）を見たときに，病態をイメージできるかどうかが重要なのである．

3 診療と診断の流れ

これはプライマリ・ケアの基本でもあるが，診療の流れを整理しよう．

先にも触れたが，診察は五感を働かせながら行い，患者が診察室に入るところから始まる．

患者の容体を視診で見立てをする．問診，触診で異常の情報を整理する．

初回のルーチン検査は採血を行い腹部単純X線を撮影する．腹部症状がある場合は，妊娠初期などよほどの禁忌がなければ腹部単純X線も撮影する．

さらに患者の状態を考慮して腹部超音波をするか，単純CTを撮影するかを考慮する．

さらに消化管内視鏡を施行するかどうか，造影CTをするかどうかを判断する．

できれば造影CTの適応は採血結果で腎機能に異常がないことを確認してからの方がよい．

もちろん救急外来での診察や，急性腹症の症例は適宜その診察手順を適宜変更する．

なお，著者の勤務する病院では，造影CTを撮影後に腹部単純X線を撮影し，腎臓・尿管の形態と走行の情報を付加するようにしている．

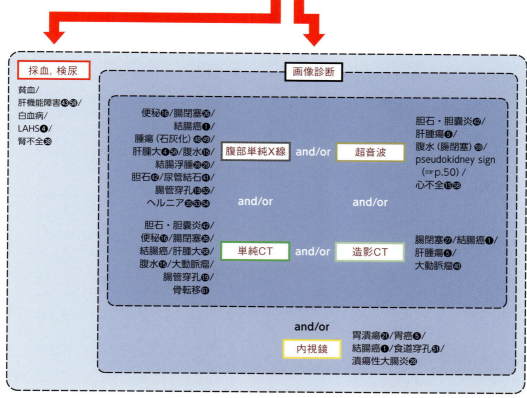

※❶は本書の症例番号を表す

4 腹部単純X線で何がわかる？

　腹部単純X線では白黒写真なので，真っ黒の空気と真っ白の骨，そしてその中間色として灰色の軟部陰影しか読影できない．実際には空気の多寡，骨陰影の増強・低下，軟部陰影の状況を判断し診断するわけだ．それをどう判断するかが読影の難しさそのものであると言ってよいだろう．

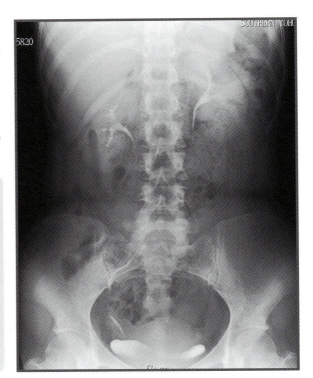

- 空気：黒
- 実質臓器，軟部陰影：灰色
- 骨：白

↓

診断

これが腹部単純X線の読影の難しさでもある！

---

free air ＝腸管穿孔
niveau（air fluid level） ＝イレウス
coffee bean sign ＝S状結腸軸捻転
sentinel loop sign, **colon cut off sign** ＝急性膵炎
dog ear's sign ＝腹水

などよく耳にする所見はある．
　もちろんこれら所見を確認すれば診断できるだろう．
　しかし，これら疾患は症状が強いために救急外来を受診して，腹部単純X線を撮影せずに，いきなり腹部CT検査をすることも少なくないはずだ．
　最終的に診断がつくなら，腹部単純X線を撮影する必要もないし，所見の名前を覚える必要もない．
　ならばなぜ腹部単純X線を撮影する必要があるのか？
　それは実際には緊急手術や入院加療が必要な症例でも，重篤感が希薄な症例があり，その診断のきっかけとして腹部単純X線が有用なことがあるからなのである．

4-1・free air（腸管穿孔に伴う遊離空気） 84歳, 男性

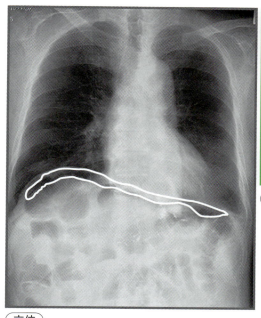
（立位）

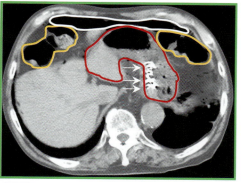
（横断面）

― free air
― 結腸
― 胃〔白いもの（白矢印）は ESD治療後の止血クリップ〕

　胃穿孔の症例である．立位の胸部写真で横隔膜下の free air を確認できる．

　本症例は早期胃癌の症例で，内視鏡的粘膜下層剥離術（ESD: Endoscopic Submucosal Dissection）による治療後の方だ．心臓の下方に見えるのは ESD 後の止血治療による止血クリップだ．

　治療中明らかな穿孔はなかったものの，minor leakage（わずかな空気漏れ）があったようだ．発熱もなく，絶食と点滴により保存的に加療できた．

　横隔膜下にこのような立派な free air が見えるような症例は，胃や十二指腸など上部消化管からの一定量の空気が漏れないとこのようには認識できない．

　ちなみに，free air は腹部 X 線より胸部単純 X 線の方が読影しやすい．

☕ Coffee Break

何に見えますか？①

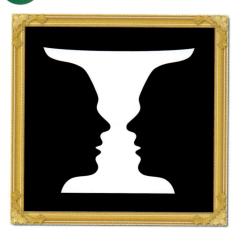

- みなさんもご存知の「ルビンの壺」です．
- 「壺」も「顔」も両方見えなければ真実は見えません．
- 白黒のグラデーションの腹部単純 X 線もしかり．
- ぱっと見では見えにくくても，よく見ると診断できることがあるのです．

One Point Advice

必ずしも free air がわかりやすいわけではない

胃潰瘍穿孔　53歳，男性．主訴は心窩部痛，冷汗，顔面蒼白である．

〈身体所見〉
- 身長：173 cm　体重：59 kg
- 体温：36℃　S_pO_2：95%
- 血圧：146/83 mmHg（脈拍89）

〈腹部所見〉
- 平坦，軟．圧痛はあるが，筋性防御，反跳痛なし．

■ 胸部・腹部単純 X 線

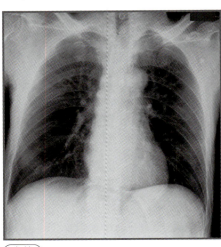
立位

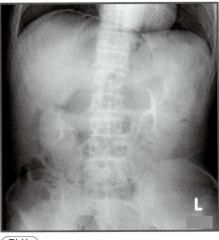
臥位

胸部単純 X 線写真でははっきりした free air として認識できない．
腹部単純 X 線では横隔膜下に透亮像がみられる．これは椎体の左方まで続いてみられる（ continous diaphragma sign ）．これは腹腔内遊離ガスを疑わせる所見である．

■ 腹部単純 CT

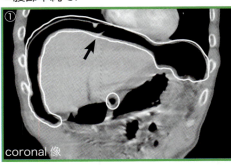
coronal 像

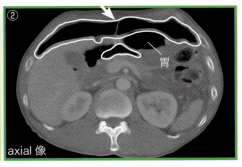
axial 像

①横隔膜下から肝臓周囲にかけて free air を認める．胃小弯側にも free air を認める．横隔膜下に肝鎌状間膜（ falciform ligament：黒矢印）を確認できる．腹腔内遊離ガス（ air dome sign ☞ p.104）となっている．
②肝臓，胃の前面に free air を認める．胃の背面にも free air を認める．このスペースの中央には肝鎌状間膜を認める．こちらの方がより falciform ligament sign（白矢印）を確認しやすい．

■ CT/coronal 像

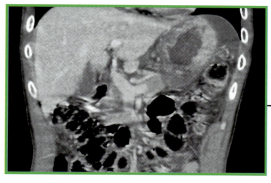
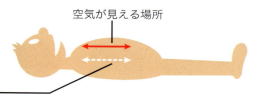

空気が見える場所

左の CT は体幹に近いので，free air が見えない．

横隔膜に接しているところ，空気は腹部の前面に位置するが，中心や背部では横隔膜下のガスは存在しない．

■ 胃内視鏡検査

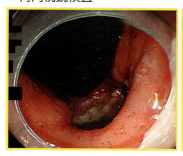
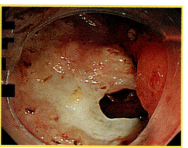

本症例は体中部小弯側の胃潰瘍 UI-IV で穿孔した症例である．WBC 10630，CRP 0.75 であった．

【解　説】
- 横隔膜下に free air をきたすのは食道（下部・食道接合部）・胃・十二指腸潰瘍などであるが，実際は穿孔をきたしていても，free air がはっきり見えないこともある．
- 腹部所見で急性腹症を疑わせるような 筋性防御 や Blumberg 徴候 をきたせば，CT を撮影して確定診断に至ることができるかもしれないが，本症例のような方では，単なる腹痛と診断されてしまう可能性もあるので注意が必要だ．

One Point Advice

腹部単純 X 線撮影の適応と優先順位
- 腹部単純 X 線と腹部 CT の優先順位はどうすればよいか？
- 造影 CT 優先症例：急性腹症，外傷，血流障害（SMA 血栓症，大動脈瘤，虚血性大腸炎など）
- つまり腹部単純 X 線撮影を選択すべき症例は，緊急で造影 CT を撮影すべき症例以外のすべての症例と考えよう．
- 腹部単純 X 線優先症例：上記以外のすべての症例．
- 当院では造影 CT 撮影後にルーチンで腹部単純 X 線を撮影している．
（造影 CT 撮影後に腹部単純 X 線を撮影することで，腎・尿路の評価ができる）

4-2 • niveau（air fluid level）鏡面像形成

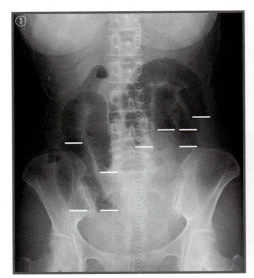

立位　小腸の拡張とair fluid levelがstep ladderを呈しているのがわかる（症例25）．

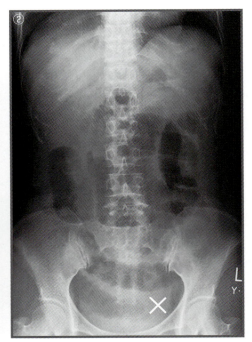

臥位　腸管拡張と停滞が確認できる．閉塞部位が想定できる（×）（症例25）．

　小腸拡張とair fluid levelを確認できる．空腸および回腸腸管の拡張．結腸のgaslessが確認できる．

　腹部単純X線で診断しやすい疾患の1つにイレウスがある．

　立位でniveauを診断することは難しくない．しかし，閉塞部位を同定することは困難であって，そもそもイレウスの診断は腸管の閉塞に伴う腸管内圧の上昇を判断することであり，さらに閉塞部位を判断することである[1]．腹部単純X線だけですべてを診断できるわけではないが，niveauのあるなしだけが診断の根拠ではない．

　また右のように，臥位でも腸管拡張と著明なガスの貯留からイレウスの診断は可能だ．

　したがって骨盤回腸の閉塞病変の存在を診断することができる．

　もちろんすぐに造影CTが必要だ．

---

1) 四方淳一，三東野寛治，三浦誠司．イレウス（総論）．腹壁・腹膜・イレウスの外科 II．新外科学大系　25B．東京: 中山書店; 1990. p.205-58.

4-3・niveau を呈さないイレウス

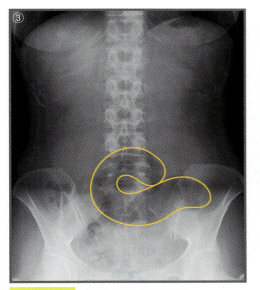

closed loop と読影する（症例 25）．

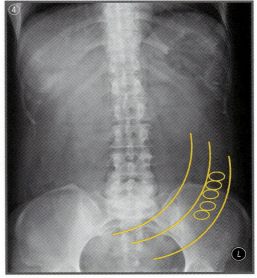

string of beads sign と読影する（症例 27）．

　左の写真①のように，典型的な niveau を呈するような症例では診断に迷わないだろうが，②のような症例を"イレウス"と診断することは決して簡単ではない 2)．
　しかし③④もイレウスである．この本を読み進めて頂ければ，このようなイレウスを見逃してはいけないことがよく理解してもらえるものと思う．

One Point Advice

イレウスという言葉の使い方

　イレウスという言葉は，腸管閉塞や腸管の通過障害時に用いる．日本では麻痺性イレウスでもイレウスと表現している．

　また，腸管にガスが多いときにサブイレウス（subileus）という表現を聞くことがあるが，本来は使うべき言葉ではない．

　しかし，アメリカではイレウスは消化管閉塞〔GI obstruction, 小腸閉塞 small bowel obstruction（SBO）〕もしくは機械性イレウスとも呼ばれ，麻痺性イレウスとは区別して用いている．

---

2) Taourel P, Kessler N, Lesnik A, et al. Non-traumatic abdominal emergencies: imaging of acute intestinal obstruction. Eur Radiol. 2002 Sep; 12 (9): 2151-60.

5 Warming up

5-1• まず初めに胸部単純 X 線を読影してみよう　肺癌　81歳, 男性

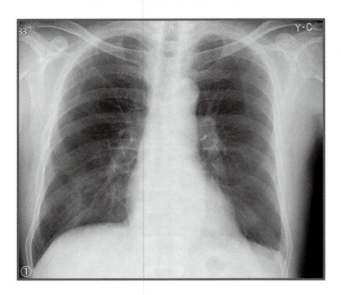

喫煙歴は1日に20本，35年間．肺癌症例である．どこに肺癌が写っているのだろうか？ 心陰影に重なってはない．肺野にある．

肺癌だとわかれば，胸部単純 X 線を見て目を皿のようにして診断するものと思う．

■ 解説

- 実は腫瘍は右下肺野に肋骨に重なり，ground-glass opacity（GGO）を呈しており（①），診断が難しい．
- もちろん胸部単純 CT（②）でも FDG-PET（③）でも診断は可能だ．精査が進めば診断は難しくない．でも，もし最初に胸部単純 X 線で病変を指摘していなかったらどうなったであろうか？ 1年後には進行癌と診断されているに違いない．

本症例は呼吸器外科の医師が診断し，治療した．
右下葉切除（S9），腺扁平上皮癌，2×2×2 cm, P1, D0, E0, PM0, E0, Stage IA T1N0M0. 完全切除：病理診断．scc. n0

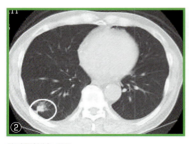

胸部単純 CT

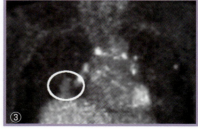

FDG/PET

②右肺背部に腫瘍が存在する．
③PETでもFDGの取り込みがみられる．

腹部単純 X 線もアリバイとして撮影・読影するのではなく，胸部単純 X 線を見るように診断してほしい．

5-2 • 腹部単純X線：立位 vs 臥位（造影CT検査後）

腹部単純X線を一枚撮影するなら臥位がよい！[3]

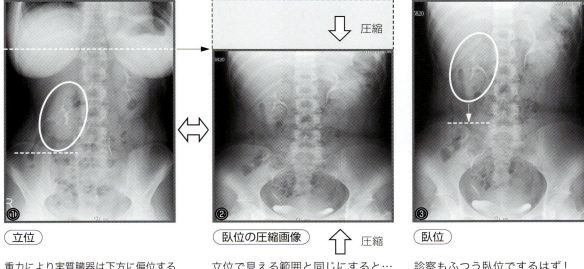

① 立位　　　　　　　　　② 臥位の圧縮画像　　　　　③ 臥位
重力により実質臓器は下方に偏位する　　立位で見える範囲と同じにすると…　　診察もふつう臥位でするはず！

■ 撮影条件

> 腹部の情報を診察のイメージ通り，できるだけ多くの情報を入手するなら，臥位の写真の方が優れる[3]．

　腹部単純X線は niveau を診断するための意識が強いせいか，立位での撮影がされることが多いようだ．

　写真を見比べてほしい．造影CT検査後の撮影なので，腎臓と尿管，膀胱が写っている．出産後の方なので，乳房も大きく写っている．

　①立位と③臥位を比べてもらうと，立位の方が腎臓が下垂しているのがわかるだろう．実質臓器は重力に従い位置が変わる．診察は臥位で行うため，診察時の状態と同じ情報を得るためには臥位の方がよいのだ．

　②ちなみに立位の写真が臥位と同じ程度の情報をもつようにするには，立位，写真の3/4ほどに臥位の写真を圧縮した画像となる．

---

3) Taourel P, Kessler N, Lesnik A, et al. Non-traumatic abdominal emergencies: imaging of acute intestinal obstruction. Eur Radiol. 2002 Sep; 12 (9): 2151-60.

5-3 • 読影のポイント

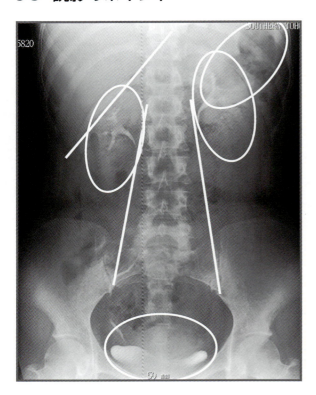

読影順序は順不同でよい．
肝下縁の確認，胃泡の確認をする．
腎臓，psoas line の確認．
骨盤の情報．膀胱の確認．
腸管のガスの多寡，腸管や実質臓器の偏位も確認する．
最後に骨陰影の増強・低下も確認する．

確認すべきポイント

- psoas line
- 肝臓
- 腎臓
- 胃泡
- 腸管ガスの多寡
- 腸管や実質臓器の偏位
- 膀胱
- 骨盤
- 骨陰影の増強もしくは低下

One Point Advice

腹部単純 X 線の撮影方法（腹部単純 X 線と KUB の違い）

- 腹部単純 X 線は横隔膜（肝臓）を入れて撮影する．
- KUB（Kidney, Ureter and Bladder）は恥骨下縁を入れて撮影する．
- 一般的な撮影方法は KUB でよい．

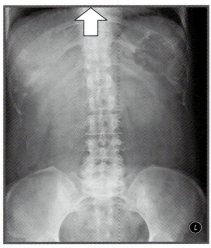

腹部単純 X 線，61 歳女性

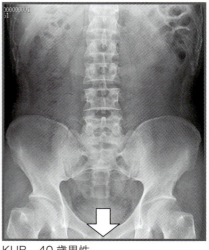

KUB，40 歳男性

One Point Advice

Dr. Reed の単純 X 線撮影読影ルール[4)]

> ABCS を読むこと：A=abdomen, B=bone, C=chest, S=soft tissue

#1.　すべての胸部撮影は，腹部単純 X 線を読むのと同じように腹部を評価すること．

#2.　解剖学の正しい知識が放射線の key である．

#8.　常にすべての古い撮影と比較すること．一つ前の写真との比較だけでは所見の変化に気付きにくいため．

#10.　すべての腹部撮影は，胸部単純 X 線写真を読むのと同じように胸部を評価すること．

#11.　消化管内腔の狭窄はその近位側の拡張を伴う．

#12.　腹部単純 X 線撮影で周囲臓器に対する mass effect を発見したら，腫瘤の輪郭を描いてみること．

#13.　腫瘤を発見したら，その中央を見い出すこと．全解剖学的構造を考慮し，そこが腫瘤の原発臓器であろう．

　　　（#1-#15 までの"腹部単純 X 線"に関する部分のみ抜粋）

　これはミシガン小児病院の画像診断チーフであった Joseph O. Reed によって考案・採用されたコンセプトである．臨床医が解説している本書のコンセプトと相通じることが多いことが理解して頂けるであろう．

Coffee Break

CT の位置決め撮影の名称とその意義

　CT を撮影時に位置決めの撮影を行います．

　この画像は腹部単純 X 線に相当する写真が得られます．

　腹部単純 CT を撮影するなら，あえて腹部単純 X 線を撮影する必要はありません．もし造影剤を投与するなら，CT 撮影後に腹部（単純）X 線を撮影するとよいでしょう．これにより腎尿路撮影が得られるからです．

　この位置決め撮影は CT 製造メーカーにより呼び名が違います．本書では scanogram で統一しています．

　本書の中で，この scanogram をいくつかの症例で腹部単純 X 線の代わりとして供覧しています．腹部単純 X 線よりも解像度が高くコントラストもよく，しかも胸部から骨盤まで切れ目なく 1 つの画像として得られるので有用性も高いのです（機種メーカーによって画像は違うかもしれません）．

メーカー名	位置決め撮影の名称
日立	scanogram
東芝	scanoscope
GE	scout view
SIEMENS	topogram
PHILIPS	surview

---

4) Haller JO, et al. Chest examination in children. Pediatric Radiology, 3rd edition. New York, Berlin, Heidelberg: Springer; 2005. p.15–60.

6 腹部単純X線の基本的な撮影方法と読影順序

■ 撮影理由

当科では消化器内科の初診時はルーチンに撮影している．急性腹症で緊急時や妊娠の可能性のある場合を除いて，すべての症例で撮影すべきだと思う．想定していなかったような意外な所見が得られることもあるからだ．最初からCTを撮影する際は，CTのscanogramを腹部単純X線として活用することもできる．

■ 撮影枚数

撮影は可能なら立位と臥位の両方がよい．もし一枚だけ撮影するなら臥位の方がよい[5]．なぜなら，先にも述べたように診察は臥位でするので，同じ体位の方がイメージは合致するからだ．立位では重力により臓器が下垂するのでイメージがずれる．

■ 撮影方法

腹部単純X線もしくはKUB(Kidney, Ureter and Bladder)どちらがよいか？ 呼気の恥骨まで入れた腹部単純X線すなわちKUBでよい．大柄な方は上方を追加で撮影してもらう．ちなみに，当然だが臥位では肝臓と横隔膜の間にfree airを診断できない．

■ 読影順序

診るべき順序は見やすいところから診るのがよいだろう．「直感」と「印象」は非科学的な説明かもしれないが，画像診断においては先入観念を排して素直に読影することは意外に役立つものだ．診断手順を決める必要はとくにないが，過不足なくすべてを診ることが必要だ．確認すべき項目を列挙しておく．

① 結腸のガス像：多い，少ない．分布の異常．腸管の拡張の有無．haustra が見えるかどうか，腸管内圧上昇を示唆する口径の拡張も確認するとよい．正常の結腸径は盲腸で9 cm以下，盲腸以外の大腸結腸は6 cm以下．結腸は5 cm（大よそ椎体径）以上となると腸管破裂の危険も考慮する．もちろん拡張範囲を考慮することも必要だ．直腸がんなどによる結腸の拡張はイレウス管を留置しても減圧できないので緊急手術の適応になる．しかし，慢性的な便秘やHirschsprung病と鑑別すべきような巨大結腸を呈する症例もある．中毒性巨大結腸症は，あらかじめ潰瘍性大腸炎との診断がついている症例の経過による合併症なので，診断は難しくないかもしれない．

② 小腸のガス像：見えないのが普通．小腸の空気は蠕動によりすみやかに結腸に流れることが多い．小腸が長くループ状に見えたり，ガスの停滞が多いと蠕動が弱いと考えたほうがよい．口径の拡張だけでなく，Kerckring襞の長軸の間隔にも気をつける．小腸の拡張は明らかな異常（イレウス）と診断できても，正常を評価することは意外と難しい．そこで，一般的に「"3"の法則[6]」(☞ p.27)と呼ばれる評価基準を覚えておきたい．正常の壁厚が0.3 cm以下，正常の

---

5) Taourel P, Kessler N, Lesnik A, et al. Non-traumatic abdominal emergencies: imaging of acute intestinal obstruction. Eur Radiol. 2002 Sep; 12(9): 2151-60.

6) Haworth EM, Hodson CJ, Joyce CR, et al. Radiological measurement of smallbowel calibre in normal subjects according to age. Clin Radiol. 1967 Oct; 18(4): 417-21.

小腸粘膜襞（Kerckring 襞）間隔が 0.3cm 以下，小腸の直径が 3cm 以下．腹部単純 X 線で niveau は 3 個以下．症例を多く診ることで症例のバリエーションを習得されたい．

③ **便の停滞**：便秘の診断には必須と考えたい．しかし，宿便：停滞量が多いか少ないを判定するのは難しい．患者の言う「毎日出る」はあてにならない．便の性状では柔らかい便は気泡を多く含み，硬くなると X 線透過度が低く（白く）なる（糞石）．便の偏位の異常に気をつけてほしい．これは診断の助けになる．やはり，多くの症例の写真を見ることで，習熟されたい．

④ **実質臓器**：肝臓・脾臓は，正常例では肋骨弓に収まっている．従って肋弓下にはり出して肝腫大はないか確認する．脾腫があるとこれに伴う結腸（脾弯曲）の圧排像がみられる．腎臓は肝臓に押されているので，右が左よりも下がっている．肝腫大や腫瘍影が存在すると辺縁が見えにくくなることがある．ときに尿閉で膀胱腫大も実質臓器と見まがう場合がある．実質臓器の異常を想定する時にはすぐに超音波検査を施行するのがよいだろう．肝臓内に空気を診る場合には乳頭切開後の 胆管気腫症（ pneumobilia ）もしくは 非閉塞性腸管虚血症（ NOMI：non obstructive mesenteric ischemia ）などによる門脈気腫症などを考える．当然造影 CT 検査を施行すべきだ．

⑤ **psoas line（腸腰筋陰影）**：左右対称に見えているか？ 肥満で両方見えないことがあってもよいが，片方しか見えなければ異常と考えるべきだ（ psoas sign 陽性 ）．

⑥ **異常石灰化**：本来存在しないところに石灰化を認める場合，腫瘍に伴う石灰化を念頭におく．一般的に石灰化を伴う腫瘍は悪性を考慮する．また，腎臓・尿管・胆嚢結石やその他，骨盤内の静脈結石・動脈硬化の石灰化・リンパ節の石灰化などがある．もちろん異物も確認する．これらの評価のためには前回との比較も有用だ．そのためにも一度は腹部単純 X 線の撮影はしておくべきだ．逆に石灰化がないから石ではないというのは真実でないことも留意すべきだ．具体的には総胆管結石，尿管結石では石灰化がない場合もあるし，CT では石灰化を確認できても，腹部単純 X 線では石灰化を確認できない場合もある．

⑦ **腹水の有無**：相当量の腹水があれば，全体の X 線透過度の低下を呈する．空気を含む腸管は前方中央に寄る（ centralization ）．腸管の間も拡張する（ lateral gutter sign ）ので，理解することは難しくないだろう．現在では少量の腹水の覚知は腹部単純 X 線ではなく，超音波や CT で診断されることの方が多いだろう．

⑧ **free air**：基本的に立位で撮影する．横隔膜下の free air は上部消化管穿孔を考える．空気と臓器のコントラストを理解するためには胸部写真の条件（胸部写真で十分）でみるのがよい．下部消化管穿孔の場合，立位でも free air は腸間膜にひっかかり，横隔膜下まで届かず，free air と認識できないことがある．急性腹症で下部消化管穿孔を疑う場合は腹部 CT（単純でも可）で確認しなければならない．

これらを正しく読影できる力を養うためには，まず病気がわかっている（すでに診断がついている）症例で CT と腹部単純 X 線とを比較することから始めるとよいだろう．

7 透視力！

　腹部単純X線を，niveau や free air の存在確認をするだけのアリバイとして読影するのではなく，胸部単純X線で肺癌を診断するように読影しよう．

　大切なことは単に見える"写真"を読影（判断）するだけではなく，体の中の臓器のイメージをもち，診断に役立てようと考えながら読影すること．

　大切なことは腹部単純X線写真それ自体を見ることにあるのではない．X線というデバイス，診断機器を使って，患者のおなかを"透視する"ことにある．

　つまり，この本が目指すものは 症例の診断に近づくこと であって，腹部単純X線の評価をすることそのものではない のだ．

　腹部単純X線に"写っている""写っていない"を判断するのではなく，そこに透かして見える「臓器が異常なのか」，「あるべき臓器がない」というような判断をすることこそが大切なのだ．

■ 腹部単純X線の読影は『写真』を読影することが目標ではない

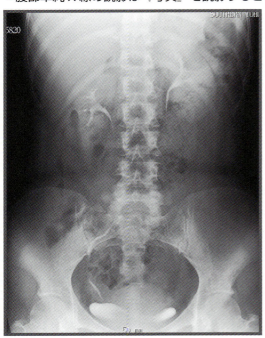

病態を理解することである

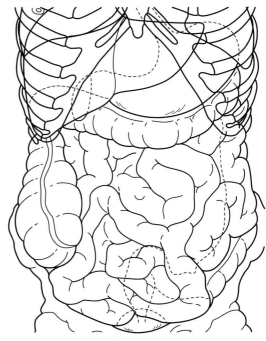

内臓のイメージ図

Coffee Break

次元を超える理解

- 体の立体構造（3D）⇒機械（撮影装置）⇒平面（2D）：腹部単純 X 線の撮影
- 腹部単純 X 線の読影：平面（2D）⇒知識（医学）と想像（応用）力⇒立体（3D）
- 二次元の物を三次元で考える習慣をつけましょう．
- 腹部単純 X 線の診断は二次元の『写真』を見ることではありません．
- 二次元の情報を参考にして，『元の三次元の情報』を頭の中で再構築することなのです．

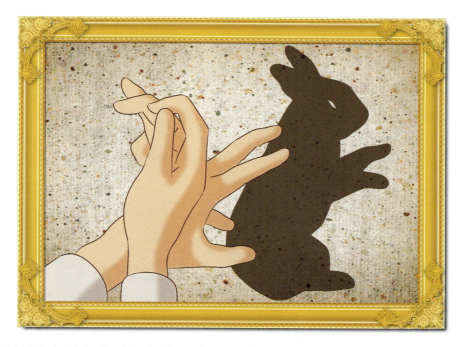

- X 線を診断するというのは二次元の影像の元の対象物が何であるかを考えることなのです！
- おなかは X 線でどう見えるのでしょう？
  日用品，食品を身体に見立てて X 線で比較してみました．

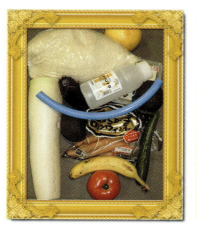 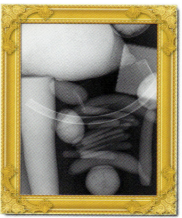

グレープフルーツ＝心臓
お米＝肝臓
ボトル＝胃
ナス＝胆嚢
アボカド＝腎臓
大根＝上行結腸
ホース＝横行結腸
キュウリ＝下行結腸
ウインナー＝小腸
トマト＝膀胱
脾臓＝豆腐

本書の構成

【「主題症例」および「関連症例」】

腹部単純X線の読影のしかたを，病変をX線写真全体から俯瞰して読影すべき症例は 森編 として，病変とそれに付随するある程度広い領域の副所見に注目すべき症例を 林編 として，一部分の所見に注目すべき症例を 木編 としてまとめて症例を提示する．そして最後に難易度の高い 応用編 を提示する．

主題症例 は病名は伏せて，症例のみを提示しているので，読者がその症例をどのように診断するかをイメージしながら読み進んでほしい． 関連症例 は主題となる症例に関連した症例なので，診断は最初から入れている．

【X線読影の難易度＆重要度】

X線の 読影難易度 を★で， 病態の重要度 を☆で，5段階に分けてランク付けした．

また，主題症例タイトルの右側に患者自身の苦痛度を5段階で表す 顔マーク で表した．

各項末には最終的に内臓のどの部分に原因疾患があったかを示す 原因疾患臓器の位置★ を配した．

▼読影の難易度と病態の重要度のランク

★	：簡単．誰でもわかるでしょう．
☆	：異常なし．
★★	：ちょっと難しい．気づきがないと理解できない．
☆☆	：異常はあるが病的ではない．
★★★	：難しい．副所見から病態の理解が可能．
☆☆☆	：病的ではあるが，緊急性はない．
★★★★	：非常に難しい．写真の気づきと病態の理解が必要．
☆☆☆☆	：病的であり，すぐに加療が必要．
★★★★★	：見えているかもしれないが，それが病気であると認識できるか？
☆☆☆☆☆	：緊急に処置が必要．

▼原因疾患臓器の位置★

疾患部位を★，および網抜きにて表した．

▼顔マーク

1　まったく何ともありません　　2　何となく違和感が……　　3　たまに痛くなる　　4　痛い　　5　とっても痛い

【書籍中の画像枠・採血の数値の色分けについて】

書籍中の画像の種類を一目で識別できるよう， 画像の枠 を以下のように色分けした．

また，本文中にある 採血の数値 は，基準値よりも高値は赤で，低値は紫で色分けした．

| X線 | CT | 切除標本 | PET | 内視鏡 | MRI | 超音波 | 透視 |

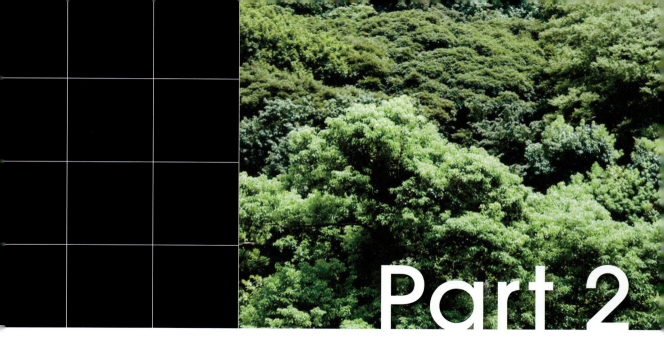

Part 2

森編

Part 2 森編 主題症例 ❶

症例 1 便秘・腹痛

53歳，男性

難易度 ★★★★★
重要度 ☆☆☆☆☆

Dr.「どうなさいましたか？」
（一見元気そうだがちょっと苦しそう）
Pt.「2日前にも救急外来を受診したのですが，よくならなくて……．」
Dr.「（カルテの記載を見て）なるほど4日前の夕方から腹痛があった．……すると，この4日間は排便がない．でも元々便通は毎日あった……と．」
Pt.「はい，それで2日前に救急外来を受診しました．浣腸をされましたが便はでませんでした．」
Dr.「そのあと下剤を処方された……と．なるほど．」
　　「そのときに腹部単純X線も撮られていますね．どれ……うーん．」
Dr.「それではおなかの診察をさせてください．」
Pt.「（上腹部の触診）うっ」
Dr.「……なるほど．腹部単純X線の再検に加えておなかのCT検査も撮影させてください．」

〈身体所見〉

身長：168 cm
体重：66 kg
体温：36.8℃
血圧：157/97 mmHg（脈拍 80）

〈来院時採血結果〉（赤／高値）

WBC（/mm^3）	9380
RBC（/mm^3）	432×10^4
Hb（g/dL）	14.7

❓ 読影のヒント

- 直感と印象で読む／ほとんどガスがみられない（ gasless abdomen ）[1] ☞ One Point Advice，p.54）
- psoas line に注目すると左右差があり，右側は途切れている．なぜ途切れているのか？（ psoas sign ）
- psoas のラインが途切れているやや陰影の濃い領域を囲うと……．
- 何か !? が見えてきたら，その領域にある臓器を想定する．
- 右季肋部の石灰化は胆石を想定するが，病態には影響していない．

---

1) Thompson WM. Gasless abdomen in the adult: what does it mean? AJR Am J Roentgenol. 2008 Oct; 191(4): 1093-9. doi: 10.2214/AJR.07.3837.

図1 腹部単純X線　読影してみましょう！

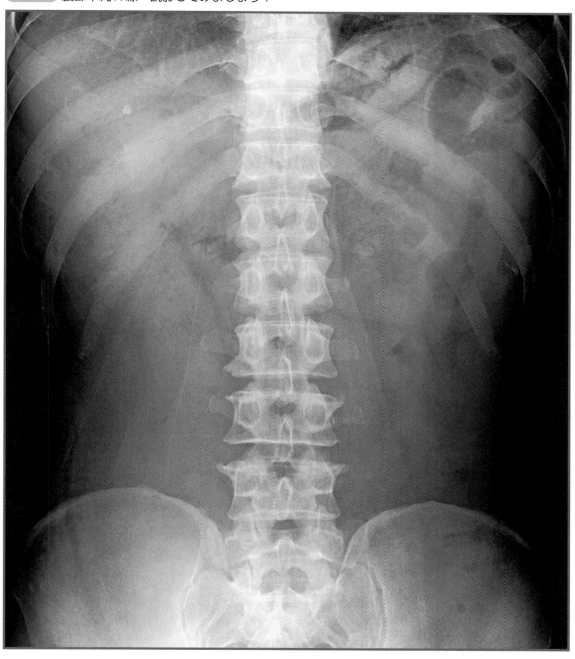

> ### 読影のしかた
>
> 腹部の右半分に非常に拡張した上行結腸が確認できるが，これを読影できるかが一番のポイント！ よく見ると（図1），横行結腸よりも肛門側の結腸には便も空気もほとんど見られない．すなわち結腸は肝弯曲で閉塞していると判断できる．上行結腸の便は本来なら液状のはず．それが通過しないのなら狭窄よりも閉塞と考えるべきだ．では，なぜイレウスにならないのか？ という疑問の解決はCT検査の結果を待とう．でも，よく見ると左の中央に空腸ガスが見える．そのKerckring襞の間隔は広い．Kerckring襞の間隔の拡張や伸展は小腸の内圧の上昇を考慮すべき所見である．
>
> 他の所見を見よう（図2b）．胆石の下方，矢印で囲ったところは周囲と比較すると陰影が濃い（白い）!？ その下トレースした部分は均一に陰影が濃い．これは上行結腸に相当する部分なので，便が詰まったと考えるのが自然．しかし，矢印で囲われた部分の方が陰影がやや濃いのがわかる．すなわち『便より硬いX線不透過なもの』が存在する．可能性の高いものは腫瘍！ ここに進行結腸癌が存在すれば……その病態は容易に理解できるだろう．
>
> 便は固形であっても，元来内部に含気がある．腹部単純X線でも便の中に小気泡を読影することはできる（図2a）．性状に変化が見られる．そのイメージを図式化したのが図3である．再診時に便が排出されたわけではなく，細かな空気が抜けて，便がおむすびから硬にぎりに変化したのだ（図3）．

図2 腹部単純X線の比較

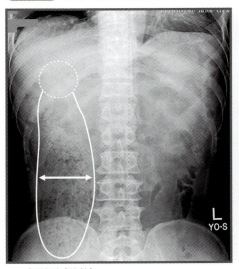
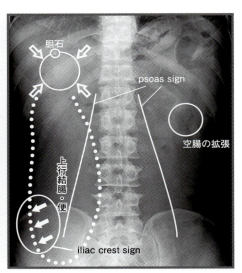

a：初診時（臥位）

b：再診時（臥位，2日後）―図1に解説を付加した写真
psoas sign 陽性

上行結腸の右側，腹壁との間隙が狭小化している．これは上行結腸が拡張していることに伴う変化．

図3 便のイメージ：おむすびに例えると…

初診時："普通の"おむすび"
≒含気のある便

再診時："硬にぎり"
≒含気のない硬い便

X線の解説

psoasの輪郭線が不鮮明になることを psoas sign と表現する[2,3]．これは後腹膜に占拠性病変の存在を疑う．腸腰筋の辺縁は後腹膜腔脂肪層と接している．この脂肪層に病変（炎症，出血，浮腫，液体，腫瘍など）が存在するために，腸腰筋線 psoas line が不明瞭となるための所見．

上行結腸が腫大しているため側方へ張り出している．本来は腹水の貯留時に使われる表現だが，iliac crest sign（腸骨稜徴候）と表現してもよいだろう．即ち，腹腔内液体が多いために，腸骨窩を縦断する側腹線条が，腹腔面から外側へ圧排されて，側腹線条の内面がより鮮明に確認できるようになっている．

あとのCTを見れば確認できるが，実は本症例はイレウスである．gasless abdomen でイレウスを呈している．すなわち fluid filled ileus （☞覚えておきたい用語，p.129）である．

これはCT撮影時の scanogram だが，腹部単純X線だとしたら，結腸のイレウスで緊急手術適応だと診断できるだろうか？

図4 病態のイメージ

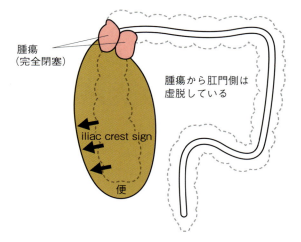

【正常の小腸の読影——「"3"の法則」】
小腸は蠕動のためにあまり滞ることなくガスや食物は結腸に運ばれる：ガスの停滞は多くない．

正常：小腸粘膜襞（Kerckring）≦ 0.3cm
　　　小腸の直径 ≦ 3cm
　　　niveau ≦ 3個

異常：拡張した小腸ループが長さ10cm以上連続して見えるときは異常．

図5 CT撮影時の scanogram

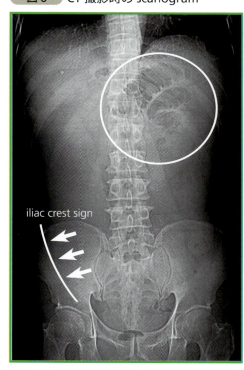

約3cm大の空腸の拡張した空気を確認することができる．

CTでは小腸は外径＞2.5cmで拡張と判断している．管腔径のみだけでなく，Kerckring襞の間隔の拡張≒腸管内圧上昇≒イレウス．

もし腹部単純X線でこのような写真を見たら，これだけでもイレウスの診断はできる．

加えて，目を凝らすと上行結腸の拡張も読影できるものと思う．

gasless abdomen を呈する腹部単純X線は異常所見が多いので読影に留意すべきだ．

---

2) Eisenberg RL. Atlas of Signs in Radiology. Philadelphia: Lippincott Williams & Wilkins; 1984. p.71.
3) Moskowitz M. The psoas sign, hepatic angle, normal patients, and everyday practice. Gut. 1973 Apr; 14(4): 308-10.

図6　腹部造影CT

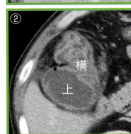
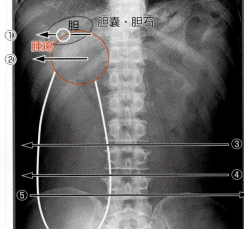
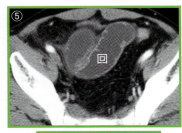
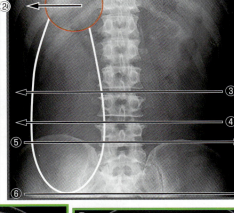
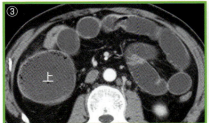
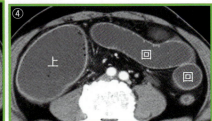
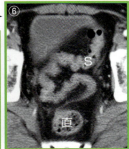

胆：胆嚢
上：上行結腸
回：回腸
S：S状結腸
直：直腸

①胆石はX線でも読影できる．
②胆嚢前面に肝弯曲の腫瘍が映っている．結腸は完全閉塞となっている．
③④上行結腸（上）は拡張し，下部では長径約10cm程に拡張している．
⑤回腸も拡張しているが，空気はほとんどなく fluid filled ileus [4] を呈している．
⑥S状結腸・直腸には便も空気もほとんどない．直腸（直）にわずかに便を認める．

図7　切除標本および病変の局在

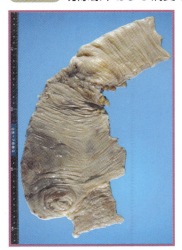
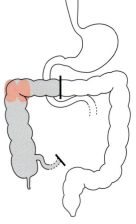

【病理所見】

病理診断は moderately differentiated adenocarcinoma. se, ly2, v1, INF-γ
腫瘍は上皮にあまり見られず，浸潤性の強い，大腸癌としてはめずらしい腫瘍だ．

ちなみに採血でCEAは13.4↑（ng/mL）だった．

4）fluid filled ileus という表現に対する原著としての文献を著者は把握していないが，以下の文献が参考になるので一読をすすめたい．
　WILLIAMS JL. Fluid-filled loops in intestinal obstruction. Am J Roentgenol Radium Ther Nucl Med. 1962 Oct; 88: 677-86.

【解　説】
- 診断：肝弯曲の進行結腸癌．
- イレウスを呈し，緊急手術が施行された症例．
- 腸管破裂寸前で，life threating emergency と考えなければならない．
- 腹部単純X線：いわゆる gasless abdomen ．
- 腫瘍は結腸肝弯曲部に存在し，完全狭窄を呈していた．
- 本来，上行結腸の便は液状なので，apple core（☞ p.71）になって管腔が狭小化しても便汁が中心を通るので，イレウスにはなりにくい．
- 問診から，2日間便が出ないから救急外来を受診したというのもおかしい！
- もちろん触診でも上行結腸の腫大（硬結）は確認できるはずだ．
- 腹部単純X線でも，よくみると上行結腸が5cm以上の拡張がある（結腸径は盲腸＞9cm，他の結腸＞6cmで拡張と判断する）．
- CTでは上行結腸は約10cmの拡張となっていて，破裂の危険を察知できる．
- 一方，CTでは小腸のイレウスを fluid filled ileus と診断できるが，腹部単純X線では判断できない．
- 本症例では初診時でもすでに手術の適応であった．実際，手術時には漿膜が裂けていた．
- このような症例では，腹部コンパートメント症候群 の合併も念頭に置かなければならない．すなわち速やかな診断と処置が要求される．

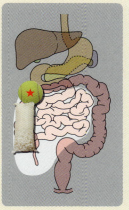
（☞ p.153）

 患者の言葉を鵜呑みにして，安易に便秘の診断をしてはならない．

〈関連する診療科〉　消内　内科　救急　消外

覚えておきたい用語

● 腹部コンパートメント症候群

腹腔内大量出血，後腹膜血腫，腸管浮腫などによって腹腔内圧が上昇することで呼吸・循環障害を生じる病態の総称である．病態として腹腔内および後腹腔臓器の血流減少，下大静脈などの血管の圧迫による静脈還流の抑制とともに心拍出量の低下，腎実質・腎静脈圧迫による乏尿さらには横隔膜挙上による呼吸障害などをきたす．先に腹部膨隆，ショック，頻脈，呼吸不全，腎不全，その他の臓器障害などの症状で救急搬送されることもあるが，そうなる前に診断したいものだ．

症例2　関連症例：結腸癌（肝弯曲）　63歳，女性

難易度 ★★☆☆☆
重要度 ★★

前回からの腹痛の持続を訴え，外来受診．

図1　腹部単純X線

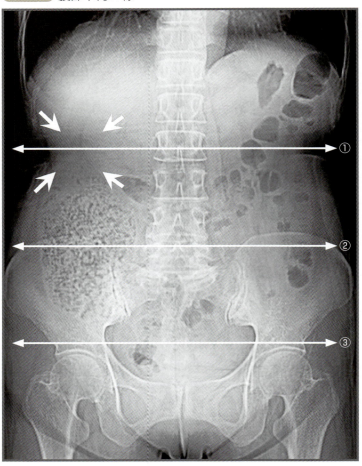

図2　腹部単純CT

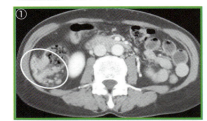
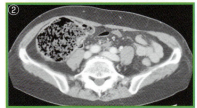
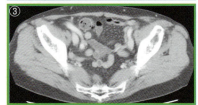

図3　切除標本

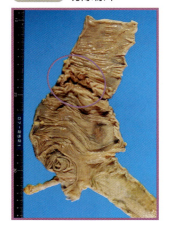

病変の局在

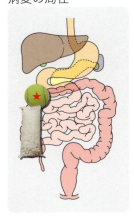

　CTで確認すると，症例1と同様に肝弯曲に腫瘍が存在し（図2①），管腔はほぼ閉塞している（○の部分）．それにともない上行結腸は著明に拡張している．上行結腸内の空気を含んだ便が認識できる（図2②）．

　CTでは肝転移も認められた．切除標本（図3）と見比べると，病態を理解しやすいだろう．

　患者さんは前日からの腹痛を主訴に外来へ徒歩で受診されたそうだが，もちろん，緊急手術の適応症例である．

Quiz

何が見えますか？①

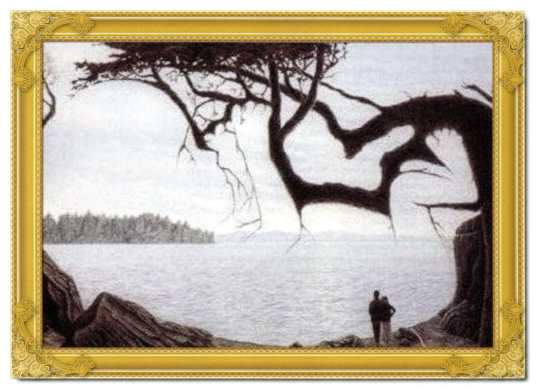

CoolOpticalIllusions.com

カップルが湖畔にたたずんでいますね．
かくし絵ですが，あなたにはもう一つのイメージが見えますか？
これが腹部単純X線で「それ」が本来の病気だとしたら….
もしそれが見えなければ診断ができないことに！？

➡ 答えは p.64 に

症例 3　関連症例：結腸癌（SD junction）　81歳，女性

難易度 ★☆☆☆☆
重要度

図1　腹部単純X線（初診時）

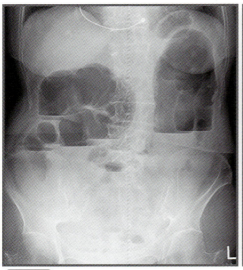
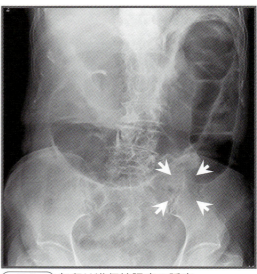

立位　　　　　　　　　　　　　　　臥位　　矢印は進行結腸癌の腫瘍

立位では結腸に niveau を認めるので，イレウスであることはわかるが，閉塞部位を同定することはできない．しかし，臥位では SD junction（sigmoid descending colon junction）に完全閉塞となるような腫瘍の存在診断ができる．

図2　腹部造影 CT

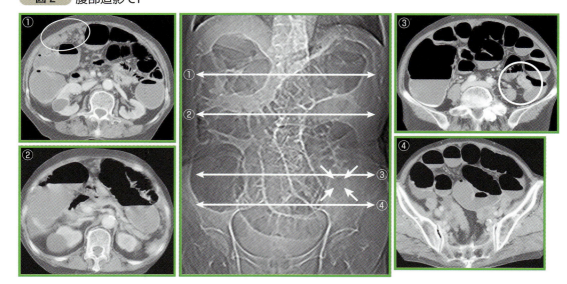

①-④回腸から上行・横行・下行結腸に腸液とガスにより著明な拡張を認める．niveau を形成している．

①がん性腹膜炎を疑わさせる脂肪濃度の上昇を認める（○）．

③で SD junction 部に腫瘍を認める．

　○部分に大腸内視鏡で全周性の腫瘍を認める（図3参照）．

図3 大腸内視鏡

図4 腹部単純X線（2日前）

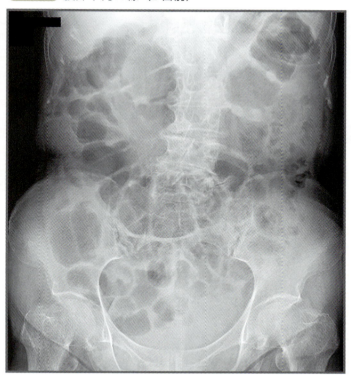

腹痛で救急外来を受診する2日前，緊急手術を受ける4日前の腹部単純X線を供覧する（図4）．もちろん病態は進行癌であることに変わりない．

このX線写真を見て，イレウスの診断ができるだろうか？　少なくとも横行結腸の腸管内圧の上昇，すなわちイレウスの疑いは持てるはずだ．

〈現病歴〉
　ある診療科を受診中．
　便秘を訴え，当科に精査依頼された．腹痛はなかった．

〈身体所見〉
　伸長：147.2 cm
　体重：48.3 kg
　血圧：96/58 mmHg（脈拍 91）

〈合併症〉
　①うっ血性心不全
　②僧帽弁置換術および三尖弁輪縫縮術後（僧帽弁閉鎖不全症，三尖弁閉鎖不全症）
　③心房細動
　④2型糖尿病症

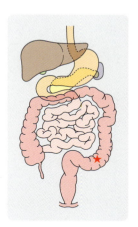

本症例は緊急手術を受けたが，癌性腹膜炎を併発しており，腫瘍の摘出は行わず，人工肛門造設のみが行われた．

Part 2　森編　主題症例 ❷

症例 4　発熱，嘔気

25歳，男性

難易度 ★★★★★
重要度 ☆☆☆☆☆

〈一昨日 39.0℃台の発熱が2日間持続すると救急外来受診．担当医は風邪と診断し，下記を処方した〉

　処方）フロモックス®(Cefcapene)（100 mg）　3T/3×
　　　　PL（PL顆粒）　3.0/3×
　　　　ロキソニン®(Loxoprofen)　3T/3×
　　　　ダーゼン®(Serrapeptase)　3T/3×
　　　　ラックビー®（ビフィズス菌製剤）3.0/3×　3 days

Dr.　「カルテを拝見しました．先日服用された薬は効き目はありましたか？」
Pt.　「いいえ．熱もさがりません．すこし嘔気もあります．」
Dr.　「咳はありますか？　食欲はありますか？　おなかは痛くないですか？」
Pt.　「咳はありません．あまり食欲もありません……．」
Dr.　「なるほど．おなかの診察をさせてください．」

〈身体所見〉
　身長：174 cm
　体重：62.0 kg
　体温：39.8℃
　血圧：88/51 mmHg（脈拍 118）

〈腹部所見〉
　腹部は心窩部で膨隆，圧痛あり．

〈既往歴〉
　胃潰瘍

❓ 読影のヒント

- 直感と印象で読むと当たらずとも遠からじ．
- 上腹部が白っぽくて変．これは何を診ているのか？
- この部位にある臓器は？
- 撮影条件はここに合わされているため，組織が少ない（薄い）部分の上前腸骨棘あたりがX線が透過しやすく黒くなり，確認しにくい．

図1 読影してみましょう！

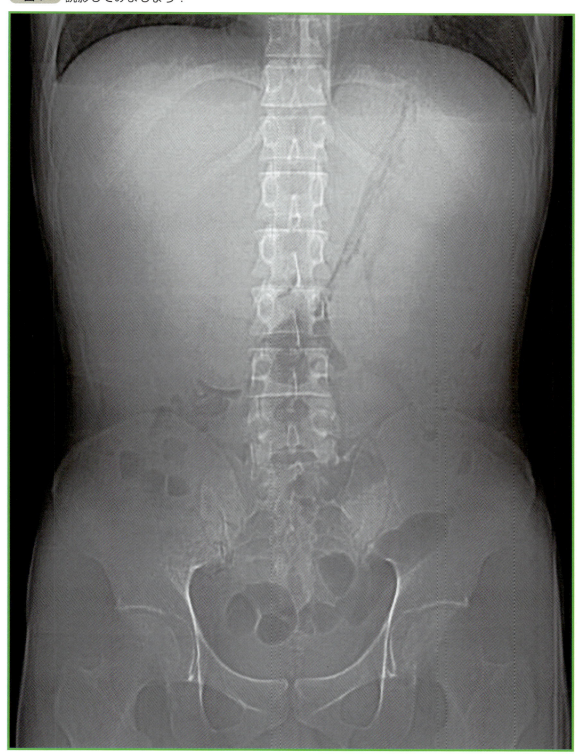

読影のしかた

- 上腹部が白く見えるのは X 線不透過の部分が大きい（厚い）ため．
- 右上腹部は肝臓がある位置なので肝腫大と診断する．その下縁は骨盤にまで達している．
- この部分は左にも連続している．左横隔膜下にある臓器は脾臓と読むべき．肝臓と脾臓に挟まれた空気を有する臓器は……胃しかない．すなわち肝脾腫により胃が狭小化している．
- よくみると結腸肝弯曲，脾弯曲が肝臓と脾臓により下方へ押しやられて骨盤上方に見える．

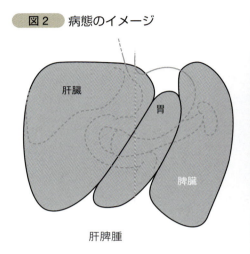

図2 病態のイメージ

肝脾腫

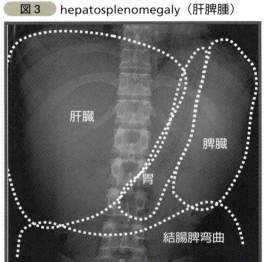

図3 hepatosplenomegaly（肝脾腫）

〈来院時採血結果〉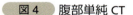（赤/高値, 紫/低値）

WBC	(/mm³)	2720	CRP	(mg/dL)	10.66
RBC	(/mm³)	421×10⁴	TP	(g/dL)	6.4
Hb	(g/dL)	12.1	T-Bil	(mg/dL)	2.78
Hct	(%)	34.9	AST	(U/L)	204
Plt	(/mm³)	3.9×10⁴	ALT	(U/L)	101
			r-GPT	(U/L)	121
			ALP	(U/L)	1034
PT	(秒)	15.9	AMY	(U/L)	38
APTT	(秒)	63.8	LDH	(U/L)	1357

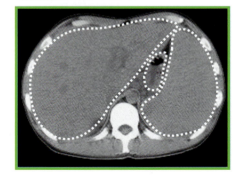

図4 腹部単純 CT

40℃の発熱があって，白血球が減少を呈している．

血小板も少なく，凝固能も異常であり，DIC score 7 点で DIC と診断できる．貧血もあり，3 系統の骨髄抑制と LDH の上昇を考え合わせれば血液疾患を一番に考えるべき症例である．

図5 腹部単純CT

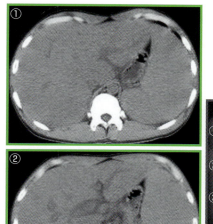
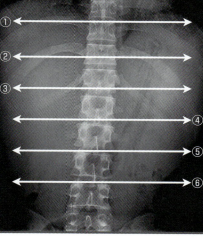
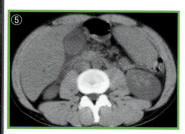
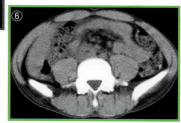

①−⑤上腹部が実質臓器（肝臓と脾臓）で占められている．その間に胃が押し潰されて存在する．胆嚢壁は浮腫状で，内腔に胆砂（sludge）が貯留している．
⑥肝下縁は骨盤まで達している．供覧していないが，骨盤腔に腹水の貯留を認めた．

〈既往歴〉

1年半前から慢性副鼻腔炎，左鼻腔腫瘤と診断されていた．

同時に悪性リンパ腫の鑑別のために骨髄穿刺を行われ，normocellular bone marrow と診断されていた．

この頃から肝機能障害も指摘されていた．

3カ月前に鼻腔の腫瘤を摘出し，Wegener's granulomatosis 疑いと診断されていた．

■治療経過
- 血液疾患を疑う．
- 骨髄穿刺により hemophagocytosis（血球貪食状態）が認められた．
- Bリンパ腫関連血球貪食症候群（B-L（V）AHS：lymphoma（virus）associated hemophagocytic syndrome）と診断された．
- 採血では EBV DNA が検出された．抗体価は既感染パターンであった．
- 既治療の鼻腫瘍，骨髄クロットの再検査により EBV が検出された．
- 既往歴から chronic active EBV infection と考えられた．

【解　説】
- 最終診断：LAHS．
- 腹部単純X線：肝脾腫．
- 腹部の触診をしていれば，診断に近づけたはずだ．
- 救急外来で"感冒"と診断されていた．
- 診断が数日ずれただけで，治療や予後そのものには影響しなかったと思われる．しかし，初診時にしっかり診察すれば，少なくとも感冒ではないことは診断できたはずだ．

 問診だけで診断してはならないという教訓的な症例．

〈関連する診療科〉 血内　消内　救急

Quiz

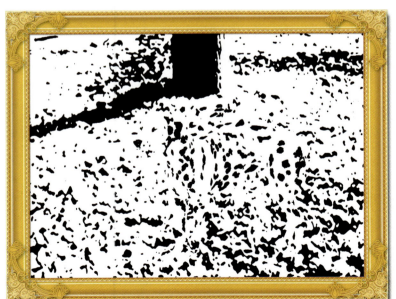

何が見えますか？②

　見ている絵は変わっていなくても，情報と知識により絵の中のものが知覚可能となるのです．

（ヒント：ダルメシアン）

➡ 答えは p.73 に

One Point Advice

読影のしかた

読影のしかたは自由でかまわない．

1つの読影のしかたを提示しよう．症例1を提示する．

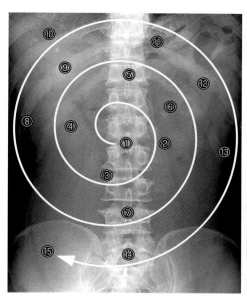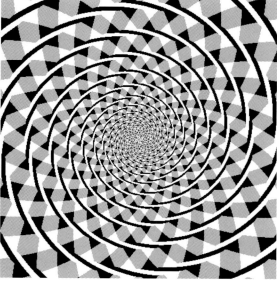

- 中心から、らせん状に周辺に拡げて読影する．
- 左右・上下の比較をしながら読影する．
- その途中で異常所見がないかを判断してゆく．
- ④ vs. ②：psoas sign 陽性／この部位は……上行結腸！？
- ⑥：Kerckring 襞の開大！　空腸内圧の上昇！？
- ⑧ vs. ⑦：psoas sign 陽性
- ⑨：透過度が低い⇒腫瘍！？
- ⑩：石灰化⇒胆石
- ⑪：胃泡
- ⑫：空腸の拡張
- ⑬ vs. ⑧：透過性の亢進／組織が少ない！？
- ⑮ vs. ⑬：psoas sign 陽性

これらを正しく読影できる力を養うには，まずは病気がわかっている（すでに診断がついている症例で）CT と腹部単純 X 線の比較をするところから始めるとよいだろう．

CT の所見と照らし合わせることで，より病態を理解しやすくなるはずだ．

症例 5　関連症例：肝腫大（肝転移），胃癌

67歳，男性

難易度　★☆☆
重要度　★

心窩部痛を自覚し，近医にて胃内視鏡を施行され，出血性胃潰瘍と診断された．病変は胃癌の可能性があると判断され，精査加療目的で紹介された．

図1　腹部単純X線

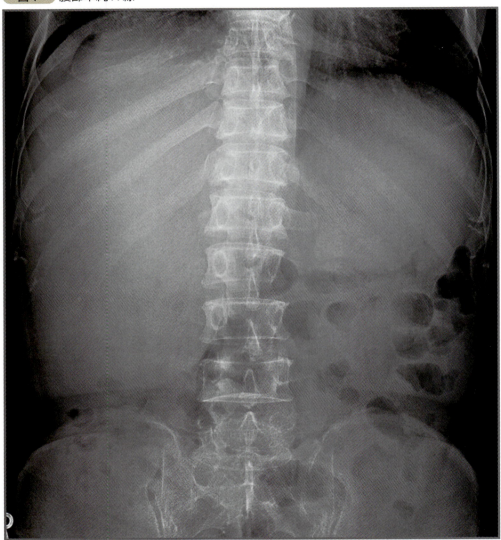

胃癌に伴う肝転移による肝腫大．その大きさは一見して理解できるだろう．

〈身体所見〉
- 身長：161cm
- 体重：60kg

〈来院時採血結果〉（赤／高値）

WBC （/mm^3）	5500	GOT （IU/L）	31	CEA （ng/mL）	1.8
RBC （/mm^3）	454	GPT （IU/L）	28	CA19-9 （U/mL）	<6
Hb	14.6	ALP （IU/L）	471	HBsAg:	（−）
		r-GTP （IU/L）	115	HCV:	（−）

図2 病態のイメージ

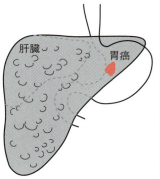

肝腫大
（転移性腫瘍による）

図3 胃内視鏡

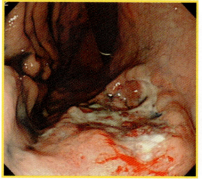

原因疾患は胃癌で，体下部小弯にφ5cm大のBorrmann III型の腫瘍を認める．

図4 FDG-PET

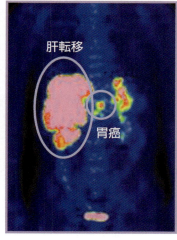

肝臓のほとんどを占める腫瘍と胃にFDGの集積を認める．SUV（standard uptake value）＝20.3．

図5 腹部造影CT

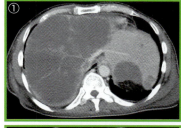
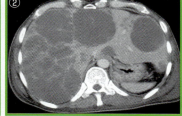
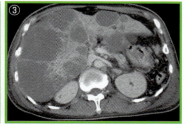
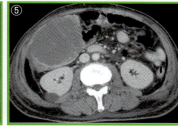

転移性肝腫瘍の多発を認める．正常な肝実質は左葉の一部しかない．

【解説】

- 診断：巨大肝腫瘍（胃癌の多発肝転移腫瘍）．
- 腹部単純X線：肝腫大はX線の不透過像と結腸や胃のガスの偏移と圧排で認識可能だ．
- 内視鏡で見えるように，原発の胃癌よりも肝転移の方が大きい．
- このような症例では触診だけでも肝腫大は認識できる．

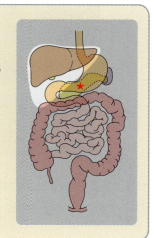

症例 6　関連症例：肝囊胞（liver cyst）　58歳，男性

難易度　★☆☆
重要度　★☆☆

脳出血後遺症の方で，施設に入所中．腹部膨満を訴え来院．

図1 腹部単純CT（scanogram）

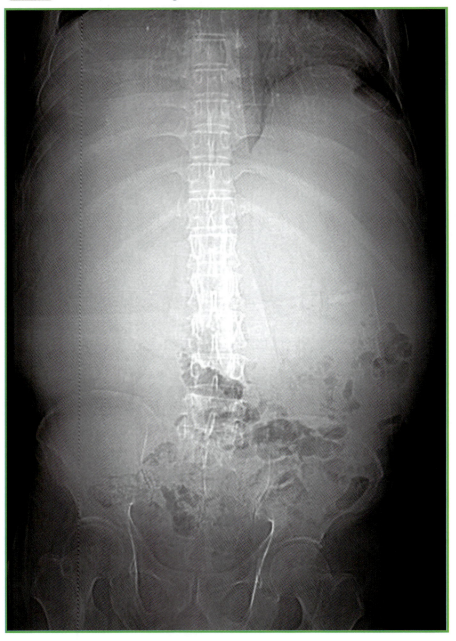

多発肝囊胞症例で，肝臓の上縁は横隔膜を上方へ押し上げ，心臓と同じ高さの「胸腔内」に存在する．下縁は骨盤内に及ぶ．胃泡の確認もできなければ，psoasも確認できない．腎臓も見えない．

図2 腹部造影 CT

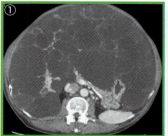
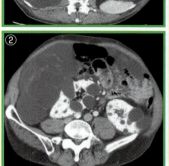
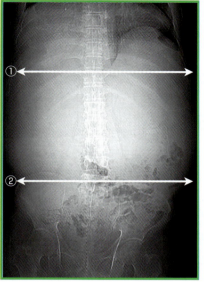
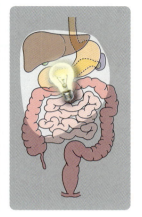

①多発肝囊胞で，腹部は前方に著しく突出している．
　肝臓は左葉も囊胞で置き換わっているが腫大している．胃と膵臓は圧排され委縮気味である．
②囊胞で置き換わった肝臓の下縁は骨盤内に及ぶ．
　両側の腎臓にも多発囊胞が確認できる．肝臓（囊胞）で下方に圧排されているせいで，骨盤内に存在する．とくに右腎は正中に偏位している．

【解 説】
- 診断：巨大多発肝囊胞．腹部コンパートメント症候群を疑う．
- この状態で食事ができることが不思議なくらいである．
- 図2の②を見れば，囊胞が骨盤にまで及んでいることが理解できるだろう．
- 病態は急に変化したものではなく，以前からあったものが徐々に大きくなってきたものなのだろう．

教訓 腹部単純X線で白く見えるとき（特に gasless abdomen を呈しているとき）は，すみやかに超音波・CT を施行すべき．

Part 2 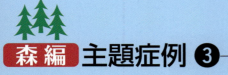 主題症例 ❸

症例 7 腹痛・血便

85歳, 女性

難易度 ★★★★
重要度 ☆☆☆☆☆

〈救急外来にて対応〉
Pt．「おなかが痛くて……．赤い便が出るんです．最近は体もだるくて……．」
Dr．「おなかの診察をしましょう．」

〈腹部所見〉
右側でやや膨隆, 圧痛あり．

〈来院時採血結果〉（紫／低値）

WBC	(/mm³)	3950
RBC	(/mm³)	202×10⁴
Hb	(g/dL)	6.9
Hct	(％)	20.4
Plt	(/mm³)	17.4×10⁴

Quiz

いきなりですが診断をしてください

単なる"肥満"ではありません．

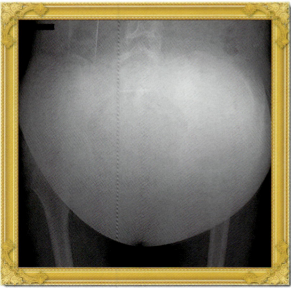

➡ 答えは p.83 に

図1 読影してみましょう！

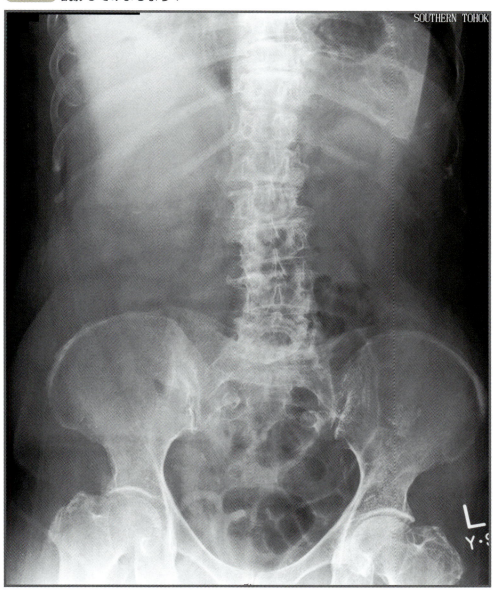

❓ 読影のヒント

- 直感と印象：腹部の右側が白い．
- でも白い部分の辺縁がトレースできない．
- 肝臓も腎臓も psoas も見えにくい．どうして？
- ヒントは骨盤回腸にある．どうして空気が"回腸のみ"に停滞しているのか？
- 下血，イチゴ状の血便……と言えば？

! 読影のしかた

- 上腹部の右側にX線不透過の"何か"がある．psoas sign ととっていいだろう．
- 上腹部は gasless であるが，一方，骨盤回腸のみに空気が停滞している．
- 上行結腸にはまったく空気がないことから，ここに閉塞病変があり，口側の回腸末端に空気が停滞し，イレウスになっている．従って，閉塞の肛門側の結腸には空気も便も抜けないので見えない．
- では病変は上行結腸全長なのか！？……結腸癌にしては大きすぎる．
- 腹部単純X線でも回盲部が"空虚"であるのは上腹部と比較し，X線透過度が低いことから理解できる．

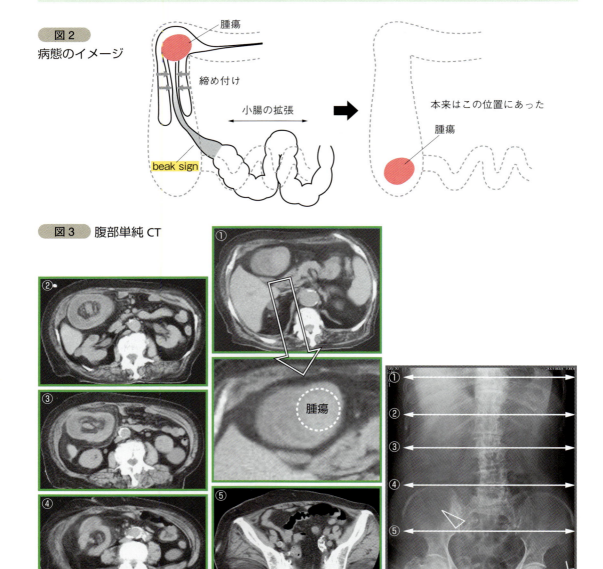

図2 病態のイメージ

図3 腹部単純CT

　超音波で重積している腸管が見えることを target sign（☞ p.49）と言うが，CTでも同様所見を確認することは可能だ．▷で示した回腸末端に相当する場所にガスが beak sign（鳥の嘴状）を呈している．

X線の解説

①肝弯曲部にφ3cm大の造影される腫瘍を認める．盲腸腫瘍が先進部になった腸重積を呈している．
②③結腸の壁が肥厚しているように見えるが，これは重積により上行結腸の下部が腫瘍により引き込まれており，壁が二重になっているのである．超音波で言う target sign．
④中部の反転部では，結腸の内部の黒いところが漿膜側の脂肪を巻き込んでいることがわかるだろう．
⑤骨盤回腸には空気が停滞している．

図4 注腸（ガストログラフィン）

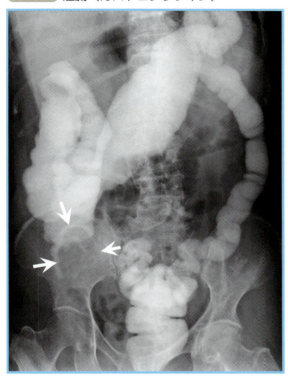

ガストログラフィンにより注腸を行った．造影しながら圧をかけることにより，嵌頓した部分をもとの場所（盲腸）に押し戻し，整復治療をかねている．腫瘍（→）が盲腸まで戻っている．

図5 大腸内視鏡

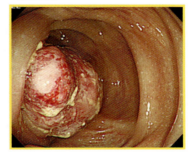

注腸所見と同様に，盲腸にφ3cm大の1'型の腫瘍を確認できた．

図6 腹部単純CT

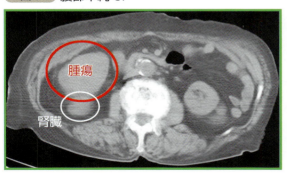

手術までの待機中に再度腫瘍は陥頓してしまった．腎臓の前面に巨大腫瘍が見える．これを超音波でみると pseudokidney sign として描出されるはずだ．

図7 FDG/PET

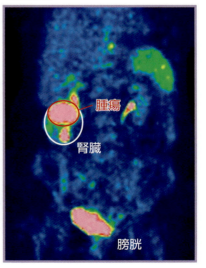

CTと同時に施行したFDG/PETではその腫瘍部分はSUV＝31.7の異常集積を認める．

| 図8 | 治療：外科手術 |

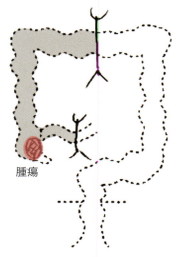

治療は外科的に右半結腸切除が行われた．

| 図9 | 切除標本 |

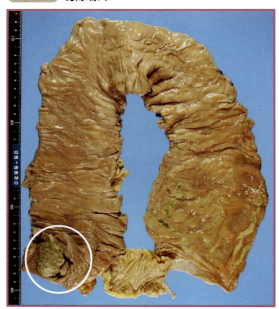

【病理所見】
盲腸に指摘されていた病変を確認できる．
病理組織学的には高分化型腺癌（well differentiated adenocarcinoma）であった．

【解　説】

- 診断：**盲腸癌**．待機的手術症例．
- 腹部単純X線：gasless abdomen．
- 腹部の触診では，回盲部は dance 徴候（回盲部が空虚）が得られた．
- 腸重積（invagination）のために腹部右半にはガス像がまったくない．超音波で重積している腸管を target sign と表現するが，CTでも確認は可能．
- 腫瘤の存在を考慮した鑑別疾患が必要．
- 加えて骨盤回腸に内圧上昇を思わせるガス像を認める．これも立派なイレウスである．

 腸管ガスの存在の偏位と gasless の部位に注意しよう．

〈関連する診療科〉　消内　救急　消外

覚えておきたい用語

●target sign

腫瘍が引っ張られて，先進部となり，上行結腸が内翻して，厚く見える[5]．この状態を断層像で見ると「標的」に似ているので target sign と呼ぶ．超音波でも確認できるが，CT でもその所見は確認できる．

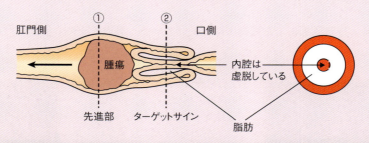

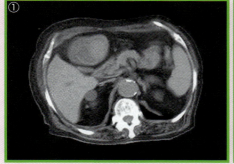

①腫瘍の先進部分

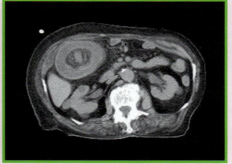

② target sign

内腔に腫瘍が嵌頓した状態を内視鏡で観察すると…

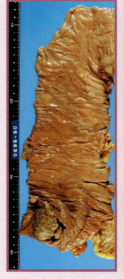

腫瘍は盲腸に存在

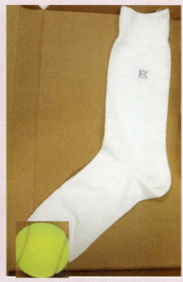

テニスボール＝腫瘍
靴下＝上行結腸

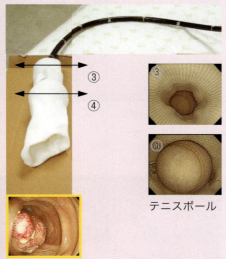

腫瘍

テニスボール

---

5) Taourel P, Kessler N, Lesnik A, et al. Non-traumatic abdominal emergencies: imaging of acute intestinal obstruction. Eur Radiol. 2002 Sep; 12 (9): 2151-60.

One Point Advice

pseudokidney sign

これは超音波検査の所見である．腹部単純X線と他の画像診断所見と比較してみる．

【症例】
57歳，女性．尿管腫瘍にて左腎摘出術を受けている．貧血を認め，精査が行われた．

腹部超音波

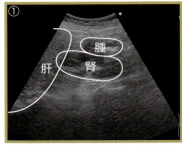

肝：肝臓　腎：腎臓　腫：腫瘍

大腸内視鏡

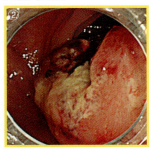

①上行結腸（肝弯曲）の腫瘍は腎臓の前方に認められる．このような所見をpseudokidney signと呼ぶ．管腔は便や空気により白く見える．
下方の腎臓は実質がlower echoicに描出され，中心は腎盂の脂肪によりhyperechoicに描出される．
②腫瘍の肛門側の観察．全周性の腫瘍を確認する．

腹部単純X線

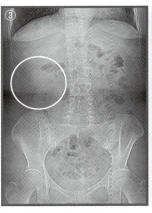

③上行結腸の腫瘍部は便もガスも認められない．

FDG-PET

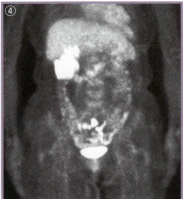

④上行結腸から肝弯曲にかけてFDGの高度の集積を認める．

バリウム注腸造影

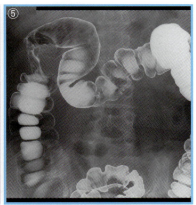

⑤上行結腸上部に apple core sign を呈する腫瘍を認める．

腹部造影CT

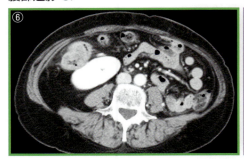

⑥右腎臓前面に腫瘍を確認する．左腎は摘出後．

FDG-PET/CT

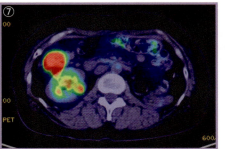

⑦腫瘍に一致して高度の集積を認める．左腎は摘出後．SUVmax=16.6．

Coffee Break

恣意的に診る眼

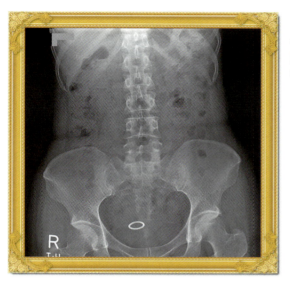

41歳女性．
腹痛を訴え，受診．
初診時に腹部単純X線を撮影した．

　外来で研修医と診察をしていた症例で，腹部単純X線の読影をしてもらいました．
　読影が長考だったので，「何が見える？」と聞きました．
　研修医は一生懸命"答え"を探して，それでも「答え」を出せず考え込んでいました．
　僕は特段異常があると思って聞いたわけではありませんでした．「子宮の避妊リングが異物として見える」ことを確認したかったのです．でも，研修医は『病気』を探そうとしていたらしいのです．
　「君にも避妊リングぐらい見えるだろう」と聞いたら，研修医は「あっ」と声を上げました．
　「……見えていませんでした」
　『病気』を探すあまり，本当は見えているはずの「避妊リング」が見えていなかったのです．
　「niveauはないか？」「free airはないか？」そう見てしまうと，他の病態が目に入らなくなります．恣意的に診てしまうと，見えるべきものが見えなくなってしまう……そんな典型例だと思うのです．

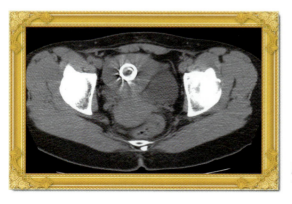

腹部単純CTでは子宮内に避妊リングを確認できる．

症例 8 関連症例：細菌性結腸炎（O157 感染症例）

22 歳，女性

難易度 ★★★☆☆
重要度 ☆☆☆☆

図1 腹部単純 X 線

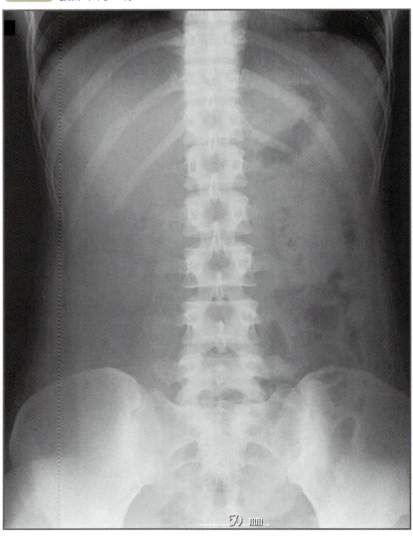

〈現病歴〉

主訴：腹痛，血便．

2 日前から腹痛，下痢を自覚．昨日より，血便あり．
排便：5-6 回/日．発熱なし．嘔吐なし．
2 日前に鮭の刺身を食べた．

〈来院時採血結果〉（赤 / 高値）

CRP	(mg/dL)	2.79
WBC	(/mm³)	8380
RBC	(/mm³)	493×10⁴
Hb	(mg/dL)	13.6
Plt	(/mm³)	22.6×10⁴
便培養：*E. coli* O157		

図2 腹部単純CT

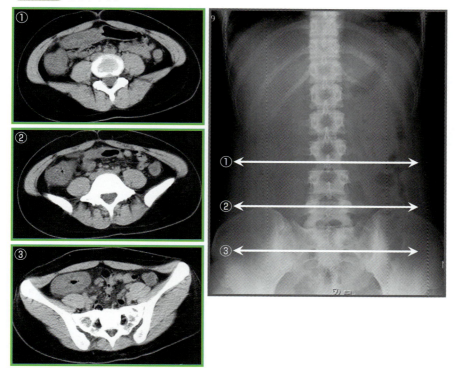

①–③ 上行結腸から横行結腸の正中まで著明な浮腫性の壁肥厚を認める．管腔は狭窄し，ほとんど認識できない．このため，浮腫によりソーセージ状となった空気を含まない腸管が gasless として認識されるのである（図3）．よくみると骨盤回腸に空気の停滞があり，イレウス一歩手前の状態であることも理解できる．

横行結腸から左半は正常と思われる．

図3 病態のイメージ

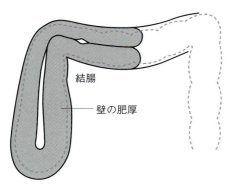

結腸
壁の肥厚

重症の O157 感染症例では下血が多く，便性状は all blood, no stool と言われる．

本症例が"血液混じり"の便だったのは，病態として軽症だったためだろう．

教訓 gasless abdomen には重篤な病態が隠されており，腹部単純X線で診断したときにはさらなる精査が必須である．

One Point Advice

gasless abdomen を見た際に疑うべき病態 [6, 7)

① 消化管上部の閉塞
② blind loop 症候群
③ 腸管麻痺
④ 重症の下痢
⑤ イレウス（軸捻転，索状物による絞扼，内ヘルニア嵌頓）
⑥ 急性膵炎
⑦ 上腸間膜動脈血栓症
⑧ 肝脾腫（著者改変追記）

Quiz

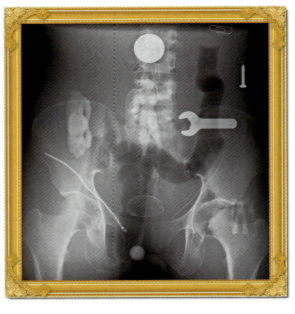

何が見えますか？③

X 線撮影用のファントムにいろいろな"もの"を乗せています．
あなたはいくつわかりますか？

➡ 答えは p.102 に

---

6) WILLIAMS JL. OBSTRUCTION OF THE SMALL INTESTINE. Radiol Clin North Am. 1964 Apr; 2: 21-31.
7) Felson B. Gasless abdomen; Letters from the editor. Semin Roentgenol. 1968; 3: 215-6.

One Point Advice

X線における結腸ガスの描出

- ガスは黒く描出される．

■ 腹部単純X線とCTの違い

- 結腸を立体的な3Dの解剖イメージを持ち診断する．
- 上行（A）・下行結腸（D）：後腹膜に存在する．
- 横行結腸（T）・S状結腸（S）：腸間膜が沿うだけで，自由度が高い．
- 直腸（R）：背部に位置し，腹腔外の脂肪内に存在する．

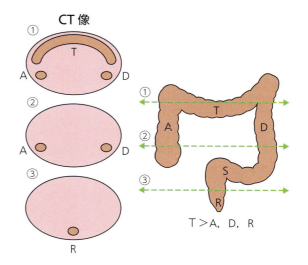

■ 結腸ガスが多いとき

- 通常ガスは仰臥位（背臥位）では前方（横行結腸）に溜まる．腸管の内圧が上昇する時（肛門側で閉塞がある）は上行・下行結腸の拡張も認められるようになる．
- したがって上行・下行結腸が拡張している場合は腸管内圧の上昇，すなわち肛門側の閉塞を疑う．

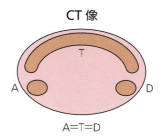

■ 腹部単純X線から病態を類推する

- 横行結腸は腹部前方に位置するので，横行結腸にガスが見られる場合（③）は正常と考えられる．
- 上行結腸から下行結腸まですべてにガスが見られる場合（④）は，ガスが途絶する部位（×）に腫瘍（腸管閉塞）を疑う．

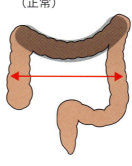

③横行結腸にガスが見られる場合（正常）

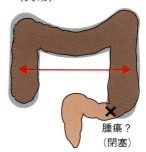

④上行-下行結腸までガスが見られる場合（異常）

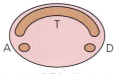

A, Dは虚脱　T>A, D

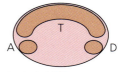

A, Dも拡張　A=T=D

Part 2 森編 主題症例 ❹

症例 9　腫瘤，腹痛，イレウス？　｜78歳，男性

難易度 ★☆☆☆☆
重要度

〈救急外来診察症例／4〜5年目の神経内科医から電話にて診療依頼〉

依頼医「当科でパーキンソン病にて外来通院中の方です．腹痛あり，近医で処置を受けるが改善なく，本日受診されています．腹部単純X線ではイレウスのようなので，イレウス管を挿入して，消化器内科でご加療いただけますか？」

Dr.　「診察に伺いましょう．」

依頼医「お願いします．」

〈救急外来にて，採血，腹部単純X線を確認〉

Dr.　「このX線写真は○○○所見を呈しているので，△△△ですよね．」

依頼医「？？？？」

Dr.　「△△△は緊急手術の適応です．まずはCTで確認しましょう！」

〈腹部所見〉

- 腹部膨満．ガス貯留著明．
- 打診にて鼓音あり．
- 下腹部に圧痛あり．

〈来院時採血結果〉（赤／高値）

WBC	(/mm^3)	6170	BUN	(mg/dL)	72.4
RBC	(/mm^3)	479 × 10^4	Cr	(mg/dL)	2.32
Hb	(g/dL)	15.1	AST	(U/L)	46
Hct	(%)	44.9	ALT	(U/L)	19
Plt	(/mm^3)	20.7 × 10^4	LDH	(U/L)	268
CRP	(mg/dL)	24.62	CPK	(U/L)	1883

☕ Coffee Break

To Err is Human

- 過ちは人の常．
- 医療においてもしかり，
- X線診断においてもまたしかり．
- しかし，それを正し，普遍化してゆくのが科学の進歩です．
  間違うことは必ずしも悪いことではありません．人は経験から多くを学ぶからです．
  大事なことは，同じ間違いを繰り返さない努力をすることなのです．

図1 読影してみましょう！

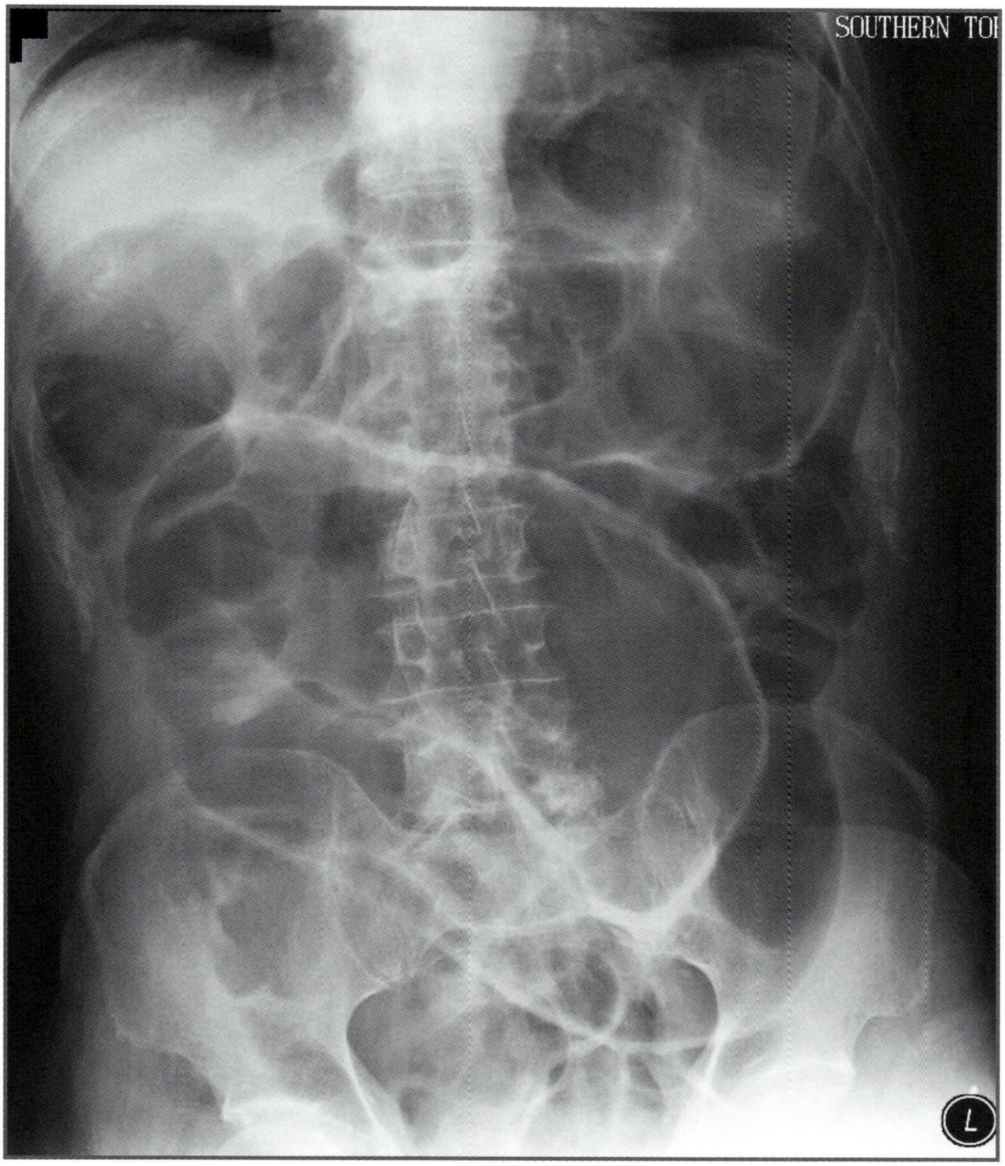

読影のヒント

- 病態さえ理解していれば，腹部単純X線を診るだけですぐに診断がつく．
  （☞「snap diagnosis（一発診断）」，p.207）
- ヒントは結腸のガス像が多いこと．
- 単なるイレウスではない．
- とくにS状結腸で結腸が拡張し，大きなループを形成している！

> ### 読影のしかた
>
> 結腸は全体にガスが亭滞し，拡張している．特にS状結腸が拡張している．
> よく見るとS状結腸がclosed loopを形成している．coffee bean signである．
> 結腸が捻転を起こし，虚血となり，口側腸管は空気が停滞し，イレウスとなっている．麻痺性イレウスと混同してはならない．速やかに造影CTを行う必要がある．

図2 S状結腸軸捻転

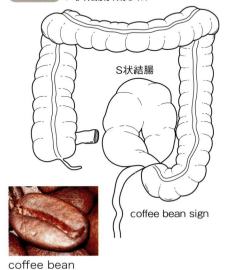

coffee bean

図3 バルーンアートで例えたら？

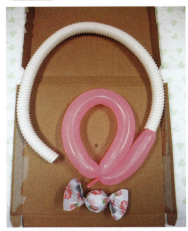

それはまるで両端を捻ったキャンディのようだ．

図4 大腸内視鏡（減圧時）

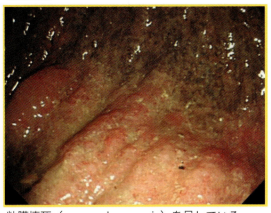

粘膜壊死（mucosal necrosis）を呈している．

図5 治療：外科手術

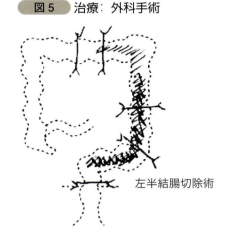

左半結腸切除術

　緊急手術が施行され，S状結腸および横行結腸切除が施行された．病理学的に虚血性壊死性大腸炎と診断された．

図6　腹部CT

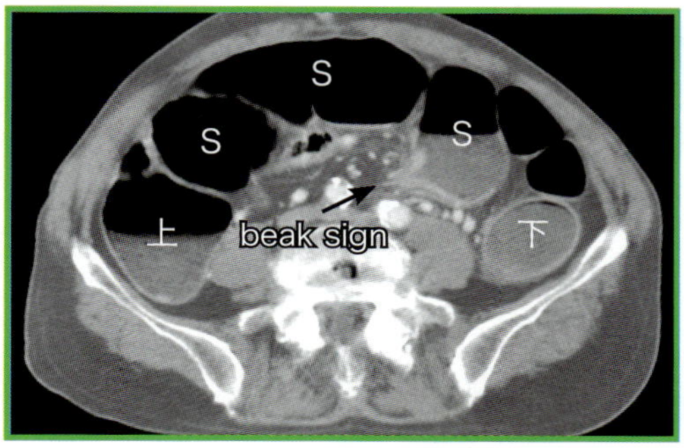

S: S状結腸　上: 上行結腸　下: 下行結腸
腸管は著明に拡張し，血流は乏しく阻血を疑う．
結腸はいずれも拡張しているが，S状結腸の内側にくびれ状の beak sign (嘴状の狭窄) を認める．

図7　切除標本

【手術所見】
貫壁性の虚血ではなく，粘膜の壊死だったため，漿膜面からは壊死部位の範囲が判断ができなかった．外科医は切除線の決定に迷い，追加切除を行った．

【解　説】
- 診断：S状結腸軸捻転（volvulus of the sigmoid colon）．緊急手術症例．
- 腹部単純X線：coffee bean sign を呈している．
- CTでは捻転の肛門側即ち直腸は虚脱していた．S状結腸の絞扼により，直腸へはガスが流れない状態であった．
- 直腸のガスの存在が確認され虚脱がなければ，絞扼や壊死はなく，急性の腸管拡張 Ogilvie 症候群（ACPO = acute colonic pseudo-obstruction，急性結腸偽性閉塞症）という診断になる．それでもガス抜きをしてあげないと，苦しい病態には違いない．イレウス，Hirshsprung 病とは絶対に間違えてはいけない．なぜなら，緊急手術の適応疾患だからである[8]．
- 本症例では手術までの待ち時間に内視鏡で捻転解除（detorsion）を行い，減圧した．
- 白血球の上昇はないが，CRPの上昇と生化学検査の異常値は危機的病態を表しているだろう．
- この症例でも，もちろん腹部コンパートメント症候群を念頭に入れておく必要がある．

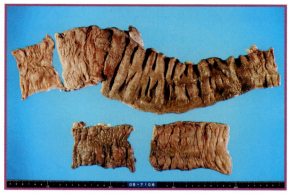

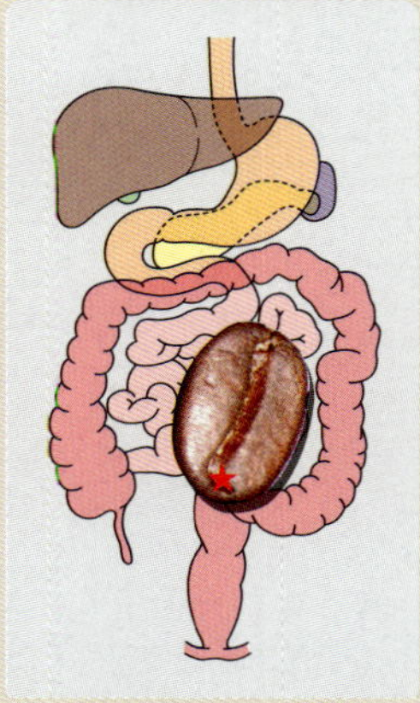

教訓　緊急手術の適応と保存的に加療ができるイレウスを混同してはならない．

〈関連する診療科〉　消内　救急　神経内科

8) 沖永功太，安達実樹，味村俊樹，他．イレウスの病態とその鑑別．イレウス診療の pitfall—いつ外科に送るか．臨牀消化器内科．2004; 19(9): 1221-8.

症例 10 関連症例：巨大結腸症　80歳，男性

難易度 ★☆☆
重要度 ★☆☆

〈現病歴〉
- 意識障害で救急搬送された．
- 福祉センターに入所中の方．
- お昼頃から血圧が下がり頻脈，意識レベル3桁になり救急要請．
- もともと意識レベル2桁．
- うなずき程度のコミュニケーション．
- もともと右麻痺あり．
- 誤嚥性肺炎で加療入院となる．

〈既往歴〉
- 前立腺癌，脳梗塞

〈身体所見〉
- 体温：36.8℃
- 血圧：141/78mmHg
- SpO_2：95%

〈来院時採血結果〉（紫／低値）

WBC	(/mm^3)	4940
RBC	(/mm^3)	288
Hb	(g/dL)	10.4
Hct	(%)	29.7

図1　読影してみましょう！

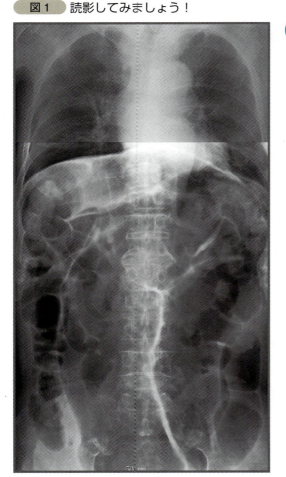

❗ 読影のしかた

全体のガスが多い．中央には著明に拡張したS状に蛇行したS状結腸が見える．coffee bean sign？……ではない．捻じれてはいない．腸管の走行を追える．

その口側を追っていくと下行結腸，横行結腸，上行結腸も見える．右季肋部には回腸も見える．便の停滞はほとんどない．大腸内視鏡でガス抜きをして，腸管安静して加療できるだろう．

しかし，本症例がそうであったように，横隔膜挙上により，呼吸障害や嘔吐により，誤嚥性肺炎を併発する可能性があるので注意が必要である．

図2 腹部単純 CT

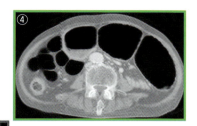
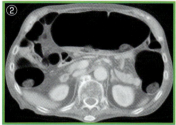
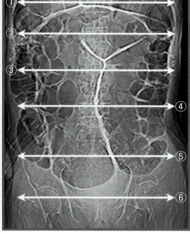
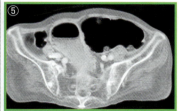
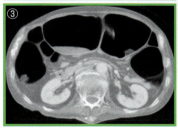
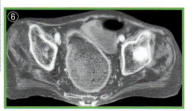

①−⑤著明なガスの貯留による結腸の拡張を認める．
⑥直腸には硬い便が溜まっていて，排ガス障害にもなっていたようだ．

【解 説】

- 診断：**腸管弛緩症．誤嚥性肺炎．**
- 腹部単純 X 線：一見 coffee bean sign に見える．
- よく見れば S 状結腸は通常の走行で，捻転していないことがわかる．
- 直腸のガスの存在が確認され虚脱がなければ，絞扼や壊死はない．発症が急性であれば Ogilvie 症候群（ACPO = acute colonic pseudo-obstruction，急性結腸偽性閉塞症）という診断になる．
- 慢性的にこの状態が持続すれば chronic intestinal pseudo-obstruction（CIPO）という診断になる（参考：http://www-user.yokohama-cu.ac.jp/~cipo/cipo.html）．
- でも，これだけ腸管が拡張していれば，食事の摂取はできない．さらに横隔膜の運動障害により，呼吸障害に陥る可能性がある．
- 本症例では，嘔吐し，誤嚥性肺炎を併発し，入院加療した．
- 本症例においても腹部コンパートメント症候群を考慮する必要あり．

教訓 一見イレウスのように見えるがそうではない．決して正常ではないが，このような症例があることも認識しておこう．

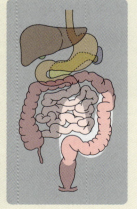

〈関連する診療科〉 救急　消内　神経内科

症例 11　関連症例：便秘

73歳，男性

難易度 ★★
重要度 ☆☆☆

図1　腹部単純X線/立位

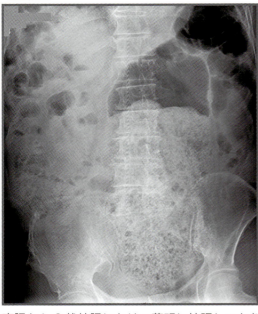

図2　腹部単純X線/臥位

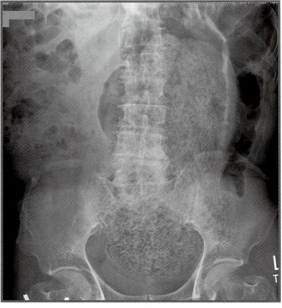

直腸からS状結腸にかけて著明に拡張しており，多量の便が停滞している．

図3　腹部単純CT/scanogram

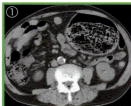
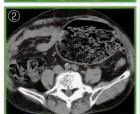
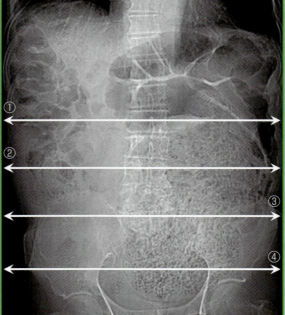
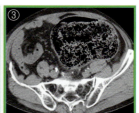
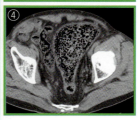

①②S状結腸
拡張したS状結腸に著明に便が停滞している．

③直腸S状部
④直腸

【解　説】
- 診断：**便秘**.
- 通常，便はX線不透過像として認識される．その中に空気を含むので黒い粒状影を呈する．
- 症例1のおむすびのイラスト（☞ p.26）を思い出してほしい．
- 直腸からS状結腸がまっすぐ上に伸びており，著明に拡張している（＞6cm）．よくこれで破裂しないものだと不思議なくらいである．その頂点（S状結腸）は胃を押し上げる位置に存在している！
- その割に下行結腸より口側の腸管は拡張や便の停滞はない．
- 慢性的な腸管拡張なのでCIPOと診断する．Auerbach神経叢が機能していないのかもしれない．
- このような方は排便困難となるので，下剤を増やしたり，浣腸により一時的に排便を促す．最終的には人工肛門の造設まで検討しなければならない症例もある．
- ちなみにすでに大腸内視鏡検査も行われており，直腸癌は否定されている．

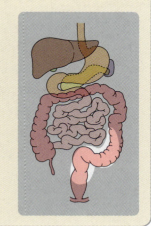

 便秘は立派な疾病である．

Quiz

A のタイルと B のタイルはどちらが濃いでしょう？

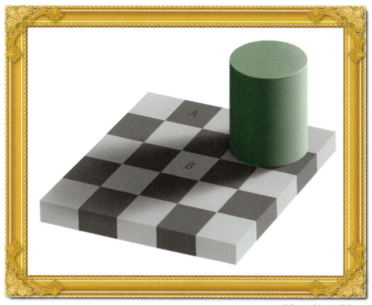

Edward H. Adelson

➡ 答えは p.115 に

Part 2 森編 主題症例 ❺

症例 12 　4カ月間連続する下痢

67歳，女性

難易度 ★★★★★
重要度 ☆☆☆☆☆

Dr.「いかがされましたか？」
　　（元気そう．恰幅もよい．病気ではなさそう？）
Pt.「下痢なんです．開業医から薬をもらったんですが，よくならなくて……．」
Dr.「いつからですか？」
Pt.「もう4カ月も続いているんです．」
Dr.「！？……そうですか．」
　　（高齢のCrohn病，潰瘍性大腸炎もなきにしもあらず……）

〈身体所見〉
　身長：150 cm
　体重：59.5 kg

〈既往歴〉
　高血圧，脂質異常症，交通事故（2年前），
　虫垂炎（18歳），帝王切開（2回），
　子宮外妊娠（手術施行）

Quiz

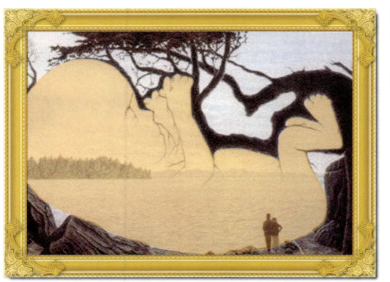

CoolOpticalIllusions.com「Can you find the Hidden sleeping baby?」

何が見えますか？①
解答（問題はp.31に）

胎児…に見えましたか？

図1　読影してみましょう！

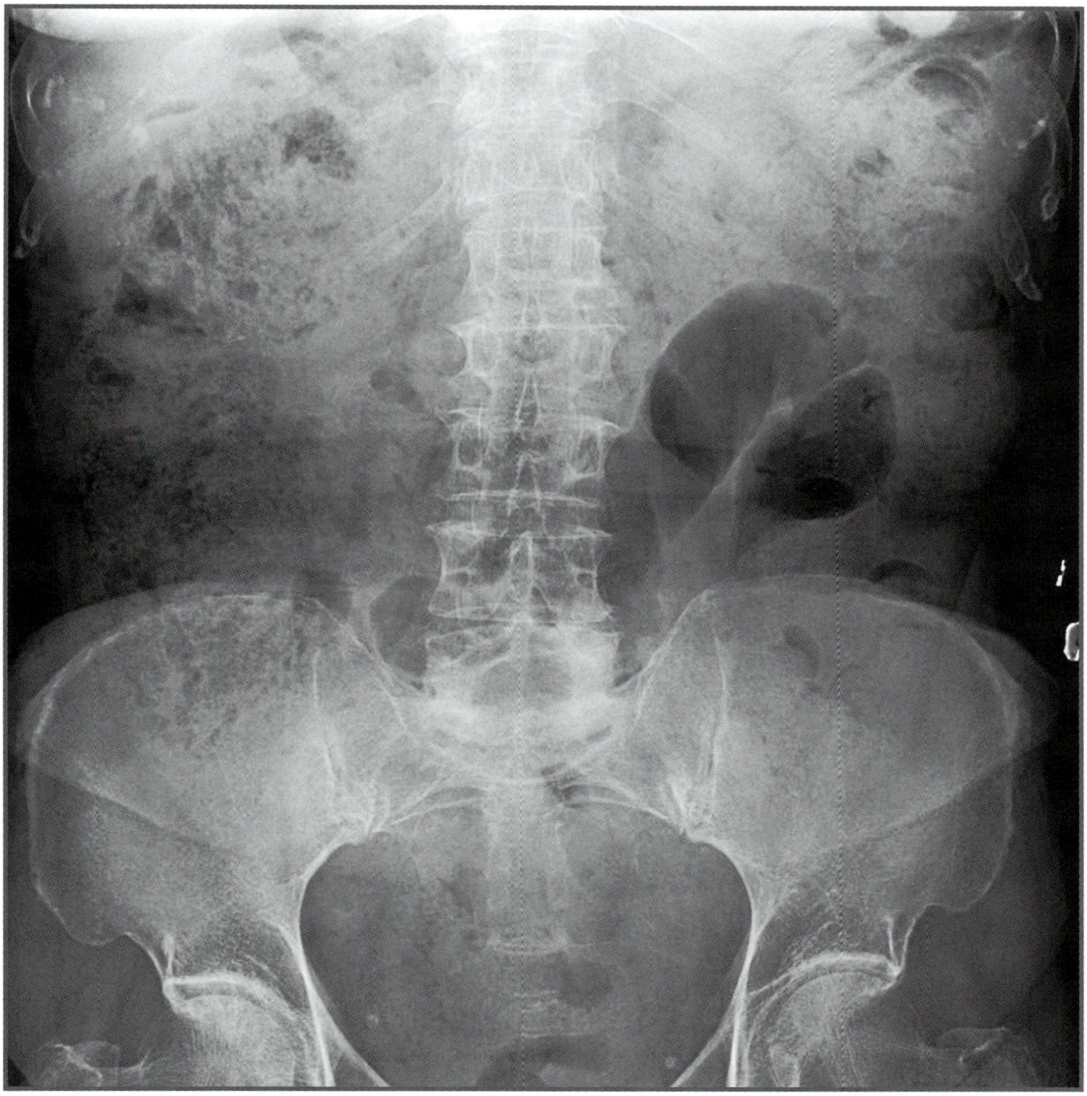

❓ 読影のヒント

- X線写真だけでなく，病歴と併せて考えると意外な解答が導き出される．
- 直感と印象で読む：結腸全体に適度に含気のある軟らかそうな便が多く停滞している．
- 肛門側は……S状結腸に少量のガス像あり．
- でも直腸にはまったくガスも便もない！？
- どうして？
- "慢性"下痢なのにどうして便秘？

X線の解説

読影のヒントが読影の解答でもある.

おなかの中は便で占められている. 便に含気が多く, さほど硬くなさそう. S状結腸にはわずかに空気があるが, 直腸には便はみられない.

直腸（RS）の gasless の部位が充実性の腫瘍を表している. S状結腸の空気が抜けない理由が病態を表している.

下痢は通常生体防御反応と考える. 消化しきれないもの, 排出したいものを出すわけだ. 脂肪分の多い食事をしたときや, 食中毒やO157感染でも下痢（下血）になる. 慢性の下痢の鑑別疾患に通常, 癌は入らないが, このような症例もあるので留意しておこう.

図2　注腸バリウム造影

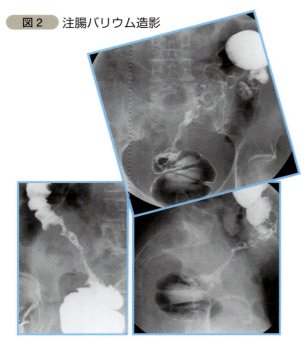

図3　病態のイメージ

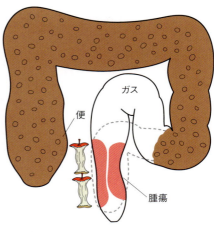

直腸（上部直腸から直腸S状部）にほとんど閉塞しそうな長い狭窄像を認める. リンゴ2個分の apple core sign[9]. これだけの状態でイレウスにならないのが不思議だ.

図4　腹部造影 CT/coronal 像

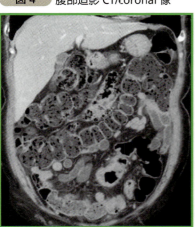

図5　angiocolonography

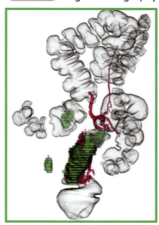

図6　腹部造影 CT/axial 像

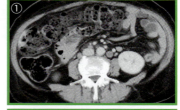
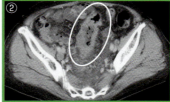

腹部の冠状断では横行結腸の便の著明な停滞を確認できる（図4）. 結腸に空気を入れて angiocolonography を作成すると腫瘍（直腸-S状結腸）と下結腸動脈との位置関係も把握しやすくなる.

①上行結腸と横行結腸に便が貯留しているのがわかる. ②直腸の著明な壁肥厚を認める.

---

9) Freyschmidt J. The apple core sign. Eur Radiol. 2002 Jan; 12(1): 245-7. Epub 2001 Nov 17.

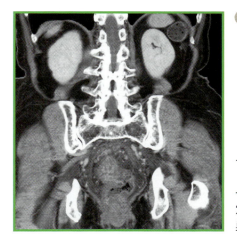

図7 腹部造影 CT/coronal 像

その周囲は脂肪織の density（吸収値）上昇（ dirty fat sign ）とリンパ節の腫大を認める．
一般にリンパ節は短径＞φ1cm でなければ有意な所見とは判定しないそうだが，腫瘍と判定できる病変の近傍リンパ節転移巣は，評価基準にそぐわなくても見逃してはいけない．

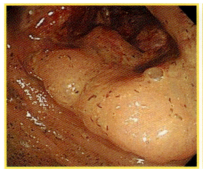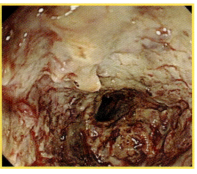

図8 大腸内視鏡検査

直腸の狭窄部および狭窄部の内腔は確認できる．狭窄が強く，これ以上奥には進めない．
このようなイレウス症例では，前処置は禁忌である．腸管破裂の危険がある．

図9 FDG-PET/CT

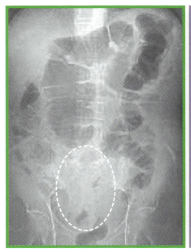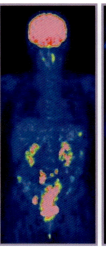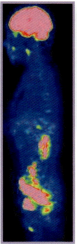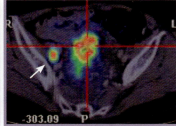

直腸癌に FDG が集積している（SUV = 24.7）．
近傍リンパ節にも FDG の取り込みが確認できる（矢印）．

【解 説】

- 診断：**直腸癌．緊急手術対応症例．**
- 腹部単純X線だけを読影するなら，普通「便秘」と診断する．
- 問診から4カ月持続する下痢と直腸がんは普通結びつかない．
- よく聞いてみると，体重減少もあった．67 kg ⇒ 59.5 kg．
- よくイレウスにならなかったなと感心してしまう．
- 慢性的に下痢のある患者に，どうしてこんなに便が残っているのか？　と考えたときに解答はすぐそばにある．もちろんこのような症例には下痢止めを出してはいけない．
- 診察⇒腹部X線⇒CT診断⇒前処置なしで大腸内視鏡⇒即日診断．
- 本症例がもし大腸内視鏡の前処置をされていたら，腸管は破裂していたかもしれない．このような症例に対しては，前処置薬の洗腸液は飲ませるべきではない．
- 大腸内視鏡検査の適応を決める際は，このような症例を確認するために腹部単純X線を撮影するべきである．

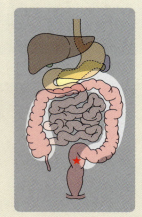

 症状だけで診断を決めつけてはいけない．客観的にそれを検証しなければならない．

〈関連する診療科〉 消内　消外

One Point Advice

臨床的推論 [10]

臨床的推論は以下のことを正しく決定する技能の名称である．

1) 患者が抱える問題の原因　　2) 最適な治療方法　　3) 治療がどのように効果的であったか

臨床的推論は問題解決の技術，推論，，情報の分析または解釈そして発見する内容や結果を予測する能力を含む．

これらの技術は患者の初期評価から治療終了までの検査や治療を通じて求められる．

これを腹部単純X線の読影にあてはめてみると，単に診断技術だけでなく，症状から，診断を類推することができるようになる．

1) 症状がどのように画像所見にあらわれているか？　を考え，そこから，原因疾患を考える
2) もっとも可能性のある疾患は何か？　そのために必要な検査は何かを考える
3) 診断が得られた症例の画像所見（CTやMRI）から，振り返って，腹部単純X線でその所見を読み取ることができるか？　を検証する

---

10) 杉本元信，編．臨床推論ダイアローグ．東京：医学書院；2010．

Coffee Break

Bonanza 宝の山

　腹部単純X線写真には多くの情報を有しています．
　ですが，多くの方に free air や niveau や異物などしか評価できないと思われてきました．実際の臨床においては消化器内科の医師ですら，あまり腹部単純X線の撮影をしていません．
　その理由は，今まではその情報の"引き出し方"を解説されてこなかったからです．腹部単純X線の診断において一番の問題はその情報をどのように引き出すかということなのです．本書では多くの症例を通してその診断手法を分析することにより，腹部単純X線写真からの情報の"引き出し方"を解説し，それを普遍化しようと試みています．
　腹部単純X線の読影とは，そもそも"〜所見"や"〜 sign"などのパターン認識で診断するのではなく，病態を理解しようとすれば，有用な資料となるのです．腹部単純X線から如何に情報を引き出すかによって，診断に近づけるのです．

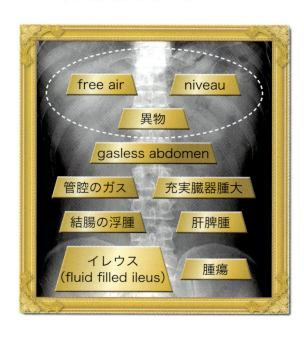

　多くの情報を"引き出す術"すなわち『診断技術』は診療科によらず，すべての医師が基本的診療知識として持つべきものだと思います．
　もちろん言うまでもありませんが，腹部単純X線だけですべての病気がわかるわけではないので，その診断を過信しすぎないことも大切です．

症例 13 関連症例：下血／直腸癌　54歳，男性

難易度 ★★★
重要度 ☆☆

〈半年前から時折排便後に出血を認める〉
Dr.「おなかは痛くないのですか？　便通はありますか？」
Pt.「痛くはないです．便は出にくいこともあります．」

図1 腹部単純X線（大腸内視鏡検査後）

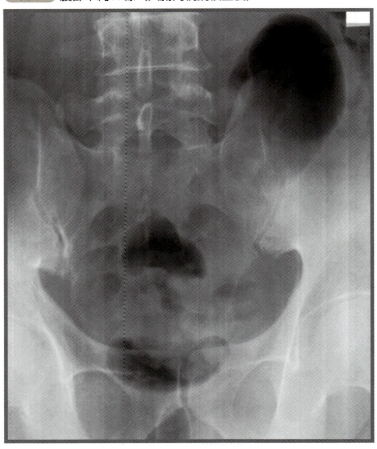

〈腹部所見〉
平坦，軟．圧痛なし．

〈来院時採血結果〉
（赤／高値）

WBC (/mm^3)		4910
RBC (/mm^3)		449×10^4
Hb (g/dL)		13.8
Hct (%)		41.3
Plt (/mm^3)		29.6×10^4
CA19-9 (U/mL)		1.5
CEA (ng/mL)		**6.0**

採血はほぼ異常なし．

❓ 読影のヒント

- 本症例は図1の写真の読影をしてほしい．
- 直腸・S状結腸に空気がたまっている．便はない．
- 実はこれは大腸内視鏡検査の前処置をしたあとの写真．
- ちなみに数日前の初診時の腹部単純X線では回腸に空気が多く見える．直腸に便が少々．それ以外は特に異常はなさそう．

図2　腹部単純X線（初診時）

初診時の腹部単純X線である．
この写真から閉塞寸前の「直腸癌の可能性」を診断することは難しい．
これが腹部単純X線の限界でもある．

図3　注腸X線/大腸内視鏡検査後

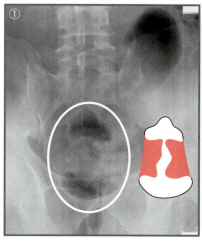 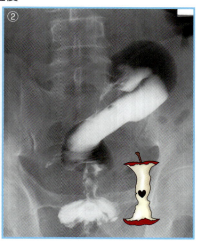

大腸内視鏡検査後に空気が入った状態で注腸バリウム検査を施行．

①これだけでも apple core sign が読影できるだろう．よく見るとリンゴの芯の上下の空気の中に腫瘍の辺縁を診ることができる．

②注腸バリウムX線．apple core sign となっているのがわかる．これでよくイレウスにならないものだと不思議だ．

主題症例 ❺ 71

図4 大腸内視鏡

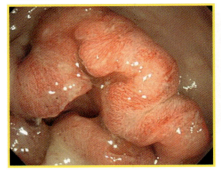

直腸に全周性の 2' 型進行癌を認め，内視鏡は通過しなかった．

図5 腹部造影 CT

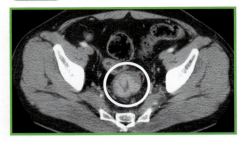

直腸に腫瘍を認め，造影剤で増強される．
中心は虚脱した管腔なのでよく見える．

図6 FDG-PET/CT

sagittal 像

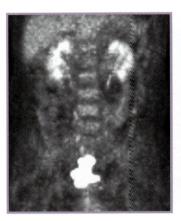
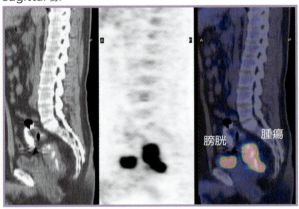

FDG は膀胱と直腸癌に集積しているのがわかる．

Coffee Break

X 線透過度の違い

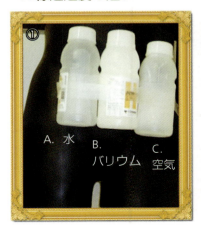
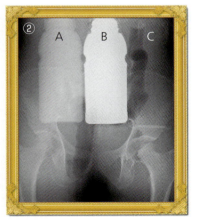

これは X 線撮影用のファントムの上にボトルをのせて撮影したものです．直腸から S 状結腸に相当するところには空気が入っており，①の画像ではボトルに A. 水，B. バリウム，C. 空気 を入れてあります．これを X 線で撮影すると②のような画像が得られます．

【解 説】

- 診断：**直腸癌**．待機的手術症例．
- 腹部単純 X 線：小腸ガスが多い程度でほぼ異常なし．
- 直腸診では全周性に腫瘍を触知する．
- 注腸バリウム造影で apple core sign と認識できる．
- これは大腸内視鏡後なので，直腸に空気が残っている特殊な状態だが，普通の腹部 X 線写真でも apple core と認識できることはある．
- 腹部単純 X 線で異常は指摘できるが，異常がないからといっても正常である証にはならない．
- しかし一方，初診時の腹部単純 X 線ではこれだけの閉塞がありながら，S 状結腸にガスの停滞はない．すなわち，腹部単純 X 線だけで診断を決めつけてはいけない．
- これが腹部単純 X 線の限界でもあるのだろう．

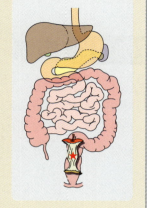

教訓 検査をするとイレウス寸前なのに，何ら症状のない症例もある．

〈関連する診療科〉 消内 消外

Quiz

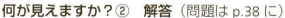

何が見えますか？②　解答（問題は p.38 に）

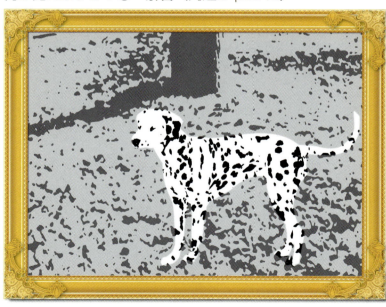

答えはダルメシアン．漠然と眺めるとわかりにくくても，ヒント（情報）があるとなんとなくわかるようになるでしょう？

腹部単純 X 線は，白と黒と灰色の情報しかありません．そこから情報を読みとることが大切ですが，それが読影の難しさでもあるのです

本書では多くの症例を紹介することで，その情報を引き出す手助けをしたいと思っています．

Part 2 森編 主題症例 ❻

症例 14 腹痛

60歳，男性

難易度 ★★★
重要度 ☆☆☆☆

〈腹痛と発熱で救急外来受診〉
Pt.　「先生助けてくれ．痛いんだ．吐き気もする．」
Dr.　「あれだけ言ったのに飲んだんですね．入院で治療ですよ．おなかの診察をします．」
Pt.　「うっ！」

〈身体所見〉
体温：37.8℃
血圧：94/64 mmHg（脈拍 113）

〈腹部所見〉
平坦，軟．ガス貯留多し．心窩部に圧痛あり．
反跳痛なし．前日・2日前に大量の酒を飲んでいた．

〈来院時採血結果〉（赤／高値）

WBC	(/mm^3)	13330	BUN	(mg/dL)	8.3	
RBC	(/mm^3)	500×10^4	Cr	(mg/dL)	0.75	
Hb	(g/dL)	16.7	Na	(mEq/L)	141	
Hct	(%)	48.9	K	(mEq/L)	4.0	
Plt	(/mm^3)	22.2×10^4	Cl	(mEq/L)	105	
			Ca	(mEq/L)	9	
CRP	(mg/dL)	10.17				
TP	(g/dL)	8.3	BS	(mg/dL)	126	
T-Bil	(mg/dL)	1.99				
AST	(U/L)	23				
ALT	(U/L)	33				
r-GPT	(U/L)	59				
ALP	(U/L)	336				
Amy	(U/L)	2468				
Lipase	(U/L)	3040				

図1 　読影してみましょう！

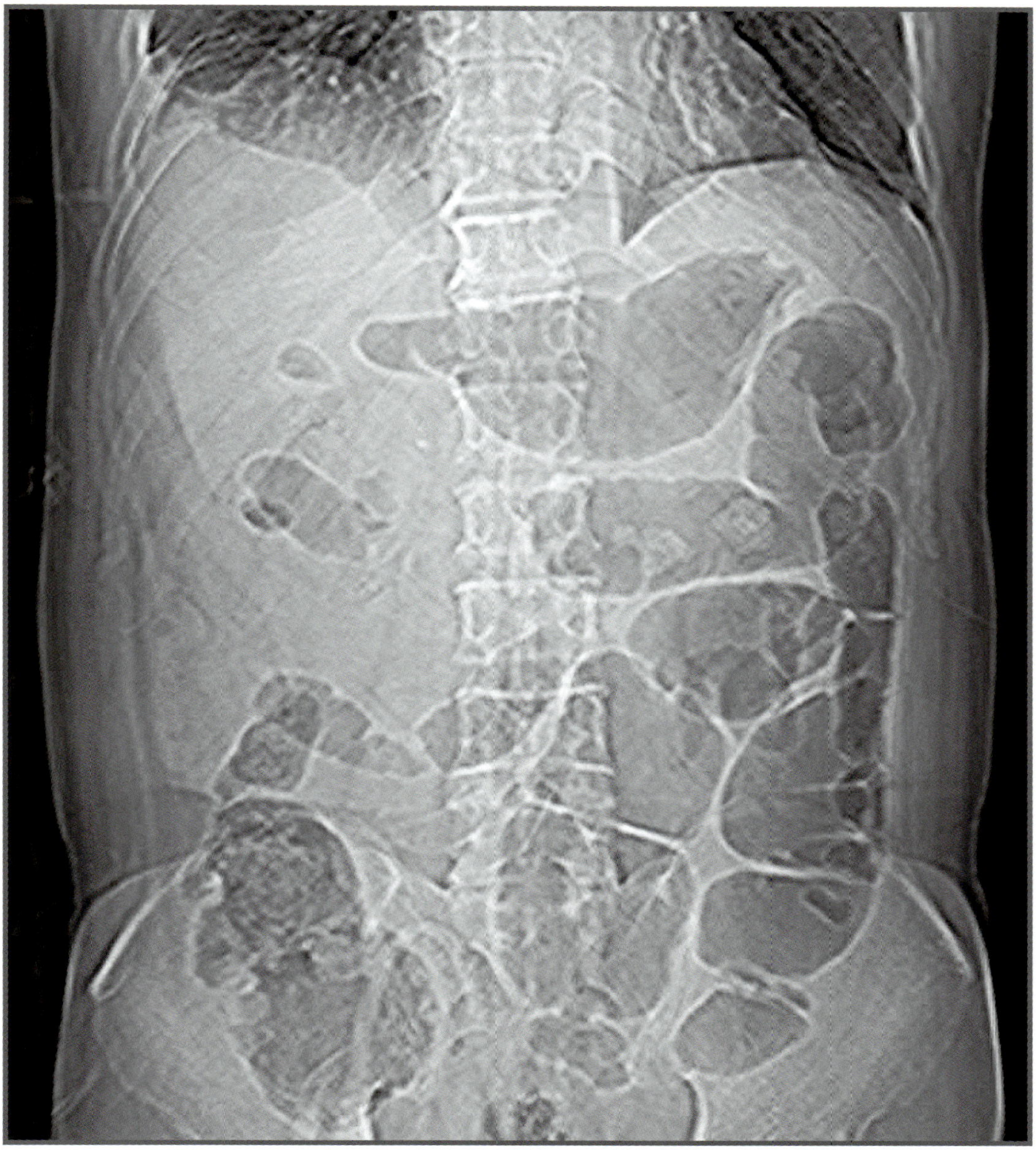

> **？ 読影のヒント**
>
> - 問診・採血結果から病態は想像がつく．
> - 腹部単純X線からは何を診断できるか？
> - 次に何の検査が必要か？

💬 X線の解説

ご覧になっての通り，colon cut off sign である．

結腸は腹壁のすぐ下に前に凸に横走している．実は膵臓も平坦ではなく前に凸になっている．膵臓が腫大したり，滲出液や脂肪壊死が近傍の結腸を圧排し，閉塞する所見である．

膵腫大が強いと，右半結腸にガスが溜まる．しかし，膵臓はもともと後腹膜臓器なので，横行結腸にまで影響することは多くない．肛門側の管腔径が 4〜5cm で，内圧が高いことが想定される．

しかし，本症例のように横行結腸にガスが多いが，膵頭部の腫大により結腸が圧排されていることが推定できる．即ち膵頭部の圧排で結腸が虚脱している状態と理解できる．

図2 病態のイメージ

colon cut off sign

図3 腹部単純X線

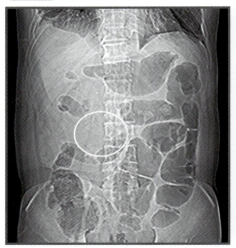

colon cut off sign
結腸の肝弯曲が虚脱している．

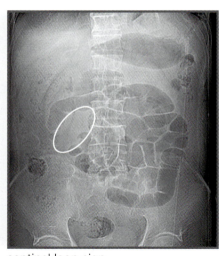

sentinel loop sign
十二指腸，膵頭部が浮腫により抜けている．炎症が腸管膜を介して空腸に波及し，限局性の麻痺を呈するもので，1本の拡張した長さ 10cm 程度の小腸ループを認める．

図4 腹部造影 CT

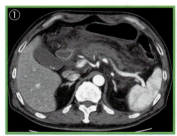

①膵周囲に fluid collection を認め，Grade 2 と診断する．

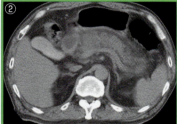

②③横行結腸のガスの停滞と拡張も認める．

図5 MRI/MRCP

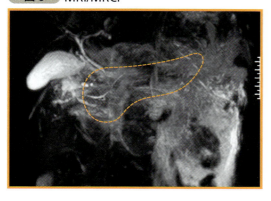

膵炎に伴う広範囲の腹水貯留のために，
上腹部が高信号域（high intensity）になっている．
左側腹部に腹水貯留を認める．

【解　説】
- 診断：急性膵炎．
- 腹部単純 X 線：colon cut off sign，sentinel loop sign．
- 飲酒に関連する心窩部痛で一番最初に考えるのが急性膵炎．
- 厚生労働省重症度判定：予後因子 0 点／CT grade 2．
- 採血結果や CT 撮影でも診断に迷うことはない．

教訓　腹部単純 X 線で捉えている所見が（膵炎に伴う）2 次的なものである場合がある．
もちろん，このようなときは CT にて確認する必要がある．

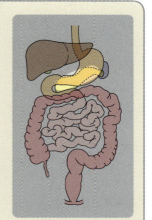

〈関連する診療科〉　消内　救急

One Point Advice

colon cut off sign

　成書[11]では結腸の閉塞部位は脾弯曲として紹介されているが，臨床でこのような例を経験することはあまりない．

　本症例のように，膵頭部での閉塞を呈する症例を経験することがある．

---

11) 蒲田敏文．急性膵炎の画像診断：診断のポイントは？　特集：改訂された「急性膵炎の診療ガイドライン」．日本腹部救急医学会雑誌．2008；28（4）：561-71．

Part 2 森編 主題症例 ❼

症例 15　腹部膨満 !?

50歳，女性

難易度 ★☆☆☆☆
重要度

> Dr.「具合が悪そうですね」
> Pt.「ええ，おなかが張って苦しくて．」
> Dr.「!?　こんなにおなかが張っているのは昨日今日ではないでしょう？」
> Pt.「ええ，でも家の仕事はできましたから……．でも最近は息切れもするし，胸もドキドキするし，ご飯も食べられなくて……．」
> Dr.「おなかを拝見しましょう!?」
> Dr.「超音波をあててみますね．」

〈腹部所見〉

　腹部膨満，下腿浮腫著明．

〈身体所見〉

　身長：154 cm
　体重：50 kg
　脈拍：138

〈既往歴〉

　40歳時アルコール依存症．

〈来院時採血結果〉　赤/高値，紫/低値

WBC	(/mm^3)	4780	BUN	(mg/dL)	19.2
RBC	(/mm^3)	393×10^4	Cr	(mg/dL)	0.39
Hb	*(g/dL)*	*6.6*	Na	(mEq/L)	139
Hct	*(%)*	*24.8*	K	(mEq/L)	3.7
Plt	(/mm^3)	22.0×10^4	Cl	(mEq/L)	104
			BS	(mg/dL)	**187**
CRP	**(mg/dL)**	**1.80**	尿検査		
TP	(g/dL)	6.5	Protein	(2＋)	尿蛋白
Alb	(g/dL)	3.2	Sugar	(－)	尿糖
T-Bil	(mg/dL)	1.97	Urobil	(1＋)	ウロビリノーゲン
AST	(U/L)	24	Aceton	(－)	アセトン
ALT	(U/L)	14	Occultblood	(－)	尿潜血
r-GPT	(U/L)	71	Gravity 1.030		比重
ALP	**(U/L)**	**395**			
AMY	(U/L)	27			

❓ 読影のヒント

- 直感と印象で読む：おなか全体が白く見えるのはどうして？
- 小腸のガスが目立つが，間隔も目立つ．
- それはどのようになっているのでしょうか？
- 二段腹に見える．

図1 読影してみましょう！

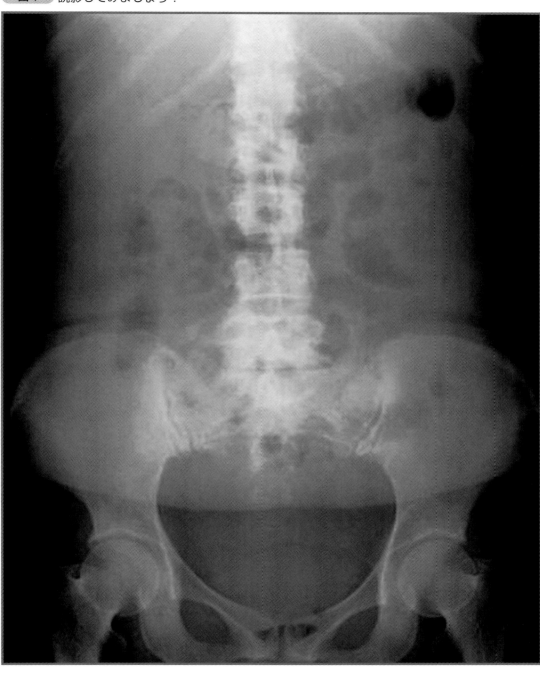

図2 胸部単純X線

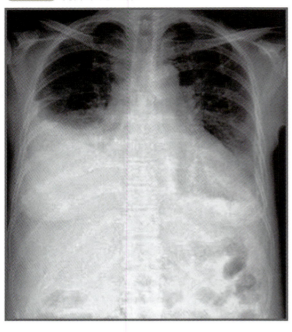

心拡大と胸水貯留を認める．
息切れ，呼吸困難はこのために起きていた．

図3 腹部単純CT/scanogram

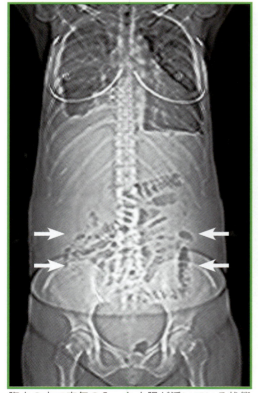

腹水の中で空気の入った小腸が浮いている状態（中心化 centralization）．

図4 胸部＋腹部単純X線

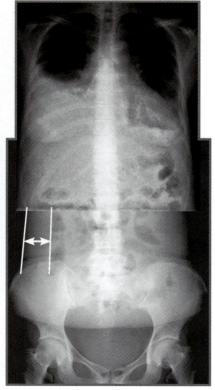

腹水の貯留（☞ p.83）のために flank stripe sign 陽性となっている．

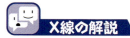 **X線の解説**

仰臥位で側腹部が膨隆するいわゆる蛙腹（ frog-belly ）を呈している．
X線透過が低下しており，大量の腹水が貯留していることが理解できるだろう．
その傍証として，以下のことが確認できる．

- 拡張した腹腔の中にガスを含む腸管が浮遊し，腸管の中心化（ centralization of intestine ）がみられる．
- また，通常なら肝下縁が三角形に見えるはずだが，腹水と肝臓とのコントラストが悪くなるため，見えにくくなっている（肝角徴候： hepatic angle sign ）．
- 腹壁と腸管（の中のガス）との間隙が拡がる所見，すなわち側腹線条徴候 flank stripe sign [12]（☞ p.83）を認める．

〈腹水の Grade 分類〉

Grade 1： ダグラス窩，モリソン窩に限局する腹水．
Grade 2： 腸腰筋レベルにまで認められる腹水．
Grade 3： 肝表面全体まで覆う腹水．
Grade 4： Grade 3 かつ触診上きわめて緊満している腹水．

図5 腹部単純 CT

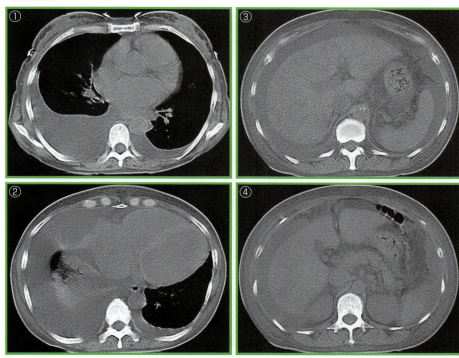

①右肺に優位に胸水が貯留．②–④腹水が著明に貯留．Grade 4．

---

12) Cimmino CV. ruptured spleen: Some refinements in its roentgenologic diagnosis. Radiology. 1964 Jan; 82: 57-62.

〈循環器診察所見〉

診断：うっ血性心不全，僧帽弁逆流症／乳頭筋断裂．
甲状腺機能亢進症（バセドウ病：Graves' disease）
心エコー所見：LVDd/LVDs = 56/47
    EF 34.8%
    LV enlargement
    LV motion: diffuse hypokinesia
    LAD/RAD dilated
    Pericardial effusion（＋）
    Pleural effusion（＋＋＋）
    MR moderate, Tr mild

〈追加採血〉（赤／高値）

BGA
  pH：7.520
  PCO_2：34.5
  PO_2：77.0
  BE：4.4
  Sat：98.9

hAMP：158
BNP：1090.0
CEA：2.0
CA19－9：<6
TSH：<0.02
FT4：7.61

腹部診察所見で波動を認め，腹水と診断した．すぐに腹部超音波検査を施行．多量の腹水を確認した．

肝臓を音響窓にして心収縮運動の低下も認め，酸素投与の上，すぐに循環器へ診察を依頼した．

【解 説】
- 診断：うっ血性心不全および腹水貯留（Grade 4）．
- 腹部単純X線：腹水貯留，腸管浮遊像．
- 当初はアルコール性肝硬変に伴う腹水と考えた．
- 初診時超音波検査で著明な腹水貯留を確認．
- 肝臓を音響窓にした心拍動が弱く，すぐに循環器内科へ診察依頼．
- 心エコーでは乳頭筋断裂による僧帽弁閉鎖不全症（MR）／心不全．
- それに伴う，胸水・腹水貯留．
- その原因は甲状腺機能亢進症！ 心悸亢進に伴う乳頭筋断裂だった．
- 腹部膨隆をきたした症例を診たら，5F (five "F"s) を考える．すなわち腹水（Fluid），鼓腸（Flatus），宿便（Feces），肥満（Fat），胎児（Fetus）である．実際には，まず視診で腹部膨隆が全体的か局所的かを見きわめることが重要で，そのためには腹部全体を十分露出させ，丁寧に順に視診，聴診，打診，触診を行うことが大切である（☞ p.166）．
- 腹水の診断に dog's ear sign などの古典的な名称をいまさら覚える必要はないだろう．

教訓　腹水の判断は難しくないが，その原因に言及できるかが肝心．

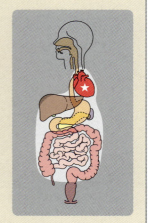

〈関連する診療科〉 消内 循環器

覚えておきたい用語

●flank stripe sign（側腹線条徴候）

側腹線条 flank stripe とは，側腹部の腹横筋膜と壁側腹膜との間に存在する腹膜外脂肪層のことである．正常では，この側腹線と上行（下行）結腸とのすき間（旁結腸溝：paracolic gutter）の幅は通常 0.1～0.3cm である．この間隙に腹水が貯留すると，結腸は内側に偏位し，旁結腸溝の幅が広くなり，0.5cm 以上で側腹線条徴候陽性と判断する[13]．逆に旁結腸溝の幅が狭くなる状態（症例1）は結腸の拡張や偏移を考慮する所見である．ただし，症例15（腹水：甲状腺機能亢進症）のように腹水が多量であれば，旁結腸溝そのものの認識が難しくなる．

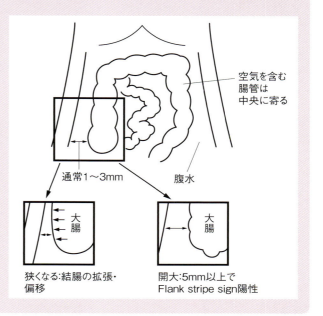

Quiz

いきなりですが診断をしてください　解答（問題は p.44 に）

- 児頭胎盤適合の計測のために，妊娠36週に産科で撮影された腹部単純X写真です．
- 正面だけでは胎児の確認は以外に難しい（画像の条件を変えて児頭を見やすくしています）．
- めったに見る写真ではありません．妊娠初期の器官形成期には撮影は避けたいものです．
- 若い女性の診察の際は，腹部単純X線を撮影する適応を，妊娠の可能性を最終月経を確認するなどして，確認してから依頼するようにしましょう！

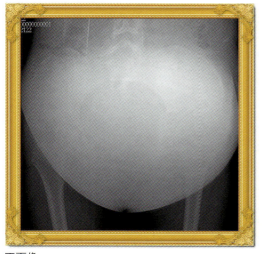

正面像

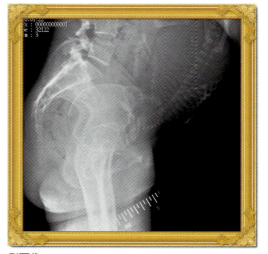

側面像

---

13) J Frimann-Dahl. Roentgen Examination in Acute Abdominal Diseases. 2nd ed. Springfield, IL: Thomas; 1960.

Part 2 森編 主題症例 ❽

症例 16 腹痛で救急外来を受診　　15歳，女性

難易度 ★★★
重要度 ☆☆

〈腹痛で近医受診．診断がつかず，当院の受診を勧められ救急外来受診〉
Dr.　「いつから痛いのですか？」
Pt.　「朝から急に痛くなったんです．」
Dr.　「今つらいのは痛みだけですか？」
Pt.　「朝は，吐き気があって，ちょっと下痢をしましたが，今は痛いだけです．」

〈身体所見〉
体温：37.2℃
血圧：122/68 mmHg

〈腹部所見〉
平坦，軟．心窩部痛，左腹部痛あり．反跳圧痛あり．

Dr.　「まずおなかの診察をさせてください．研修医にも診察させてくださいね．」
研修医「(先生！　急性腹症ですよ！　外科の先生に連絡しますね！！)」
Dr.　「まあ待て，手順を踏んで診察しよう．」
Dr.　「まずは，採血とおなかの写真を取らせてください．」

〈来院時採血結果〉（赤／高値）

WBC	(/mm^3)	17040
RBC	(/mm^3)	471 × 10^4
Hb	(g/dL)	11.7
Plt	(/mm^3)	29.3 × 10^4
CRP	(mg/dL)	0.49

❓ 読影のヒント

- 直感と印象で読む：腸管の陰影が目立つ．
- 左に見える腸管の空気は便も含んでいる．
- ここだけ？　他には？

図1 読影してみましょう！

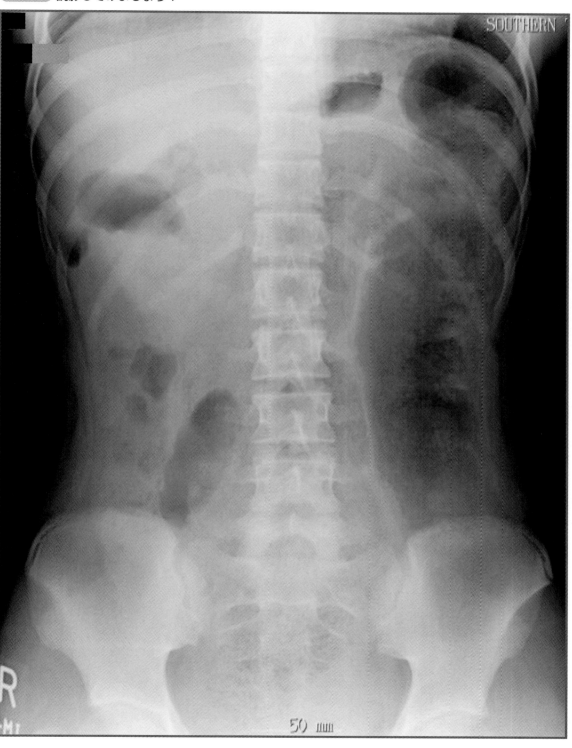

X線の解説

実はよく見ると psoas sign 陽性である．

しかし，腹水が溜まっているわけではなく，単に大量に便が溜まって，X線不透過となっているだけである．

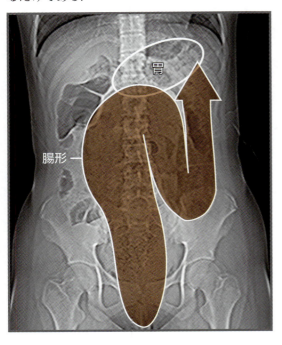

図2　腹部単純X線

よーく見ると左のガス像は下行結腸の便の停滞，便の中のガスであることがわかるだろう．それを肛門側に追ってみるとS状結腸と直腸まで続いているのがわかる．

S状結腸は胃に接していることもわかる．

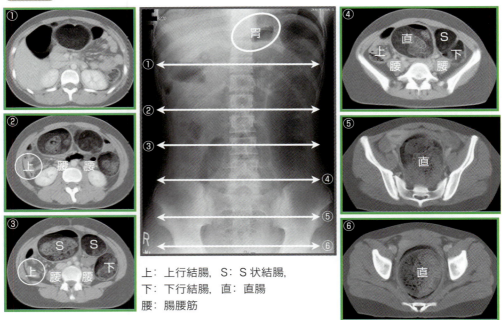

図3　腹部単純CT

上：上行結腸，S：S状結腸，
下：下行結腸，直：直腸
腰：腸腰筋

直腸から連続して見ると，S状結腸が胃の下までまっすぐ上に上がり，反転して左下腹部でSD junction となり，下行結腸へ続く．その中には膨大な量の便が確認できる．

【解説】

- 診断：**便秘**．CIPO（Chronic Intestinal Pseudo-Obstruction：慢性腸管偽閉塞症）としてもよいかもしれない．
- 腹部単純 X 線：**著明な便の停滞**．
- 急性腹症を思わせる症状だが，結局は**便秘**．
- たかが便秘．されど便秘．
- これだけ便が貯留していると，腹部の触診でも便塊がわかる．
- すなわち，偽腫瘍（pseudotumor）と認識されるかもしれない．
- もちろん CT にて病態を確認する必要がある．
- 便秘で排便できないと腸管穿孔に至る例もあるので留意が必要だ．そのような病態を stercoral perforation と呼ぶ [14]．

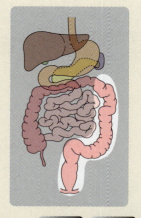

教訓 便秘をあなどるべからず．

〈関連する診療科〉 消内 救急

■臨床経過（6 年後，21 歳）

出産後に腹痛と便が出ないと救急外来を受診した．便は一週間以上出ていない．

腹部単純 X 線で体幹部に大きな便塊（点線）が見える．その大きさは胎児にも相当する．

CT で比較すると axial 画像では①−④に直腸から S 状結腸にかけて巨大な便塊を認める．下行結腸，上行結腸にも便を認める．

CT の coronal 画像では拡張した S 状結腸に便塊が貯留していることがわかる．

停滞している便はまだらでモザイク状．一週間分の宿便を物語るものでもあるのだろう．

10 回以上の浣腸と摘便を繰り返し，大半の便を排出した．

図 4 腹部単純 CT

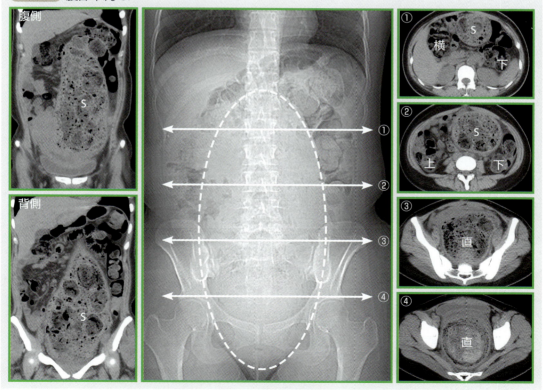

14) Mazzocconi G, Sbaffi E, Campli M, et al. Stercoral perforation of the colon. Coloproctology. Vo.15 Number 3 May-June 1993 1986.

症例 17　関連症例：腹部不快感（便秘）　74歳，女性

難易度 ★★
重要度 ☆☆☆

〈現病歴〉

主訴：腹部不快感．
下剤なしでも便通良好．

〈腹部所見〉

触診：腹部圧痛あり．
……腹部単純X線を撮影するか？

図1　腹部単純X線

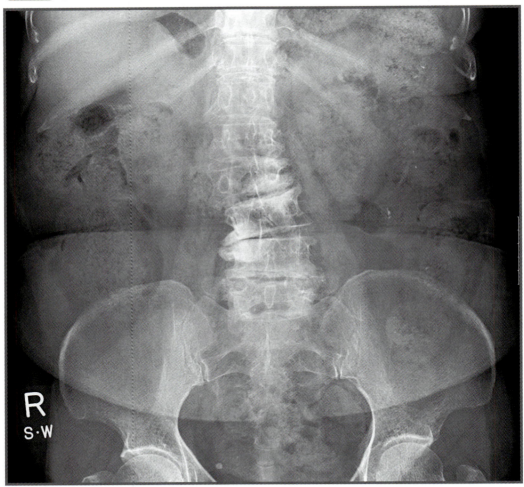

? 読影のヒント

- 腹部全体にもやもや見えるものは？
- 大切なことは，患者のことばにだまされないこと．
- 患者自身が病態を自覚していないことがある．

図2　腹部単純X線の比較

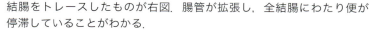

結腸をトレースしたものが右図．腸管が拡張し，全結腸にわたり便が停滞していることがわかる．

内服治療後．改善しましたね！

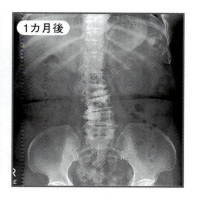

【解　説】
- 診断：便秘．
- 腹部単純X線：宿便．
- 患者自身が自覚していないこともある．
- 腹部単純X線は，診断だけでなく改善の評価にも役立つ．

 便の停滞を評価するためには，腹部単純X線が役に立つ．

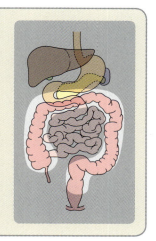

One Point Advice

糞便形成のしくみ

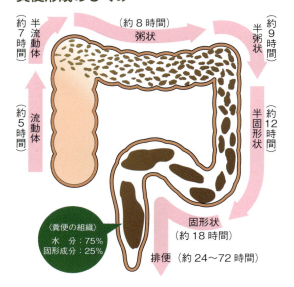

回腸から上行結腸に泥状の便が流れ込む．結腸では腸管に水分が取り除かれ，半固形から固形くらいに変わり，直腸で便の停滞がある．

（平塚秀雄．便秘―そのメカニズム・診断・治療．In：平塚秀雄，編．便秘―そのメカニズム・診断・治療．東京：ライフサイエンス出版；2000．p.8．より引用改変）

Part 2 森編 主題症例 ❾

症例 18　逆流性食道炎？

49歳，女性

難易度 ★★
重要度 ☆☆

〈自称「hospital shopping」，「dental shopping」〉

Pt.　「胃液が上がるような感じがするんです．逆流性食道炎かもしれない．」
Dr.　「いつ頃からですか？」
Pt.　「もうずーとなんです．胸痛，しめつけられるような感じ，胸焼けもあるんです．」
Dr.　「では胃内視鏡検査をしましょうか？」
Pt.　「いや，最近受けたばかりで，異常はありませんでした．いろいろお薬ももらっているんだけど，よくならないんです．」
Dr.　「なるほどおっしゃっていた hospital shopping の意味がわかりました．」
Pt.　「いろいろストレスもあるし，神経質なんです．」
Dr.　「ええ，なんとなくわかります．ではおなかを拝見しましょう．」
Dr.　「便通はいかがですか？」
Pt.　「快調です．1日3回は行きますから．」

〈腹部所見〉

平坦，軟．下腹部に圧痛あり．
下腹部に腹腔鏡の瘢痕あり：不妊のため腹腔鏡検査施行．

☕ Coffee Break

「見えないと始まらない．
　見ようとしないと始まらない」

「真実はすべてひとたび発見されれば
　容易く理解される．
　問題はそれを発見するという事にある」
　　　　　　　　（ガリレオ・ガリレイ）

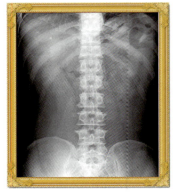

進行結腸癌（症例 1）

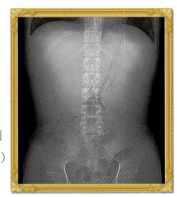

肝脾腫（症例 4）

図1 読影してみましょう！……おや?!

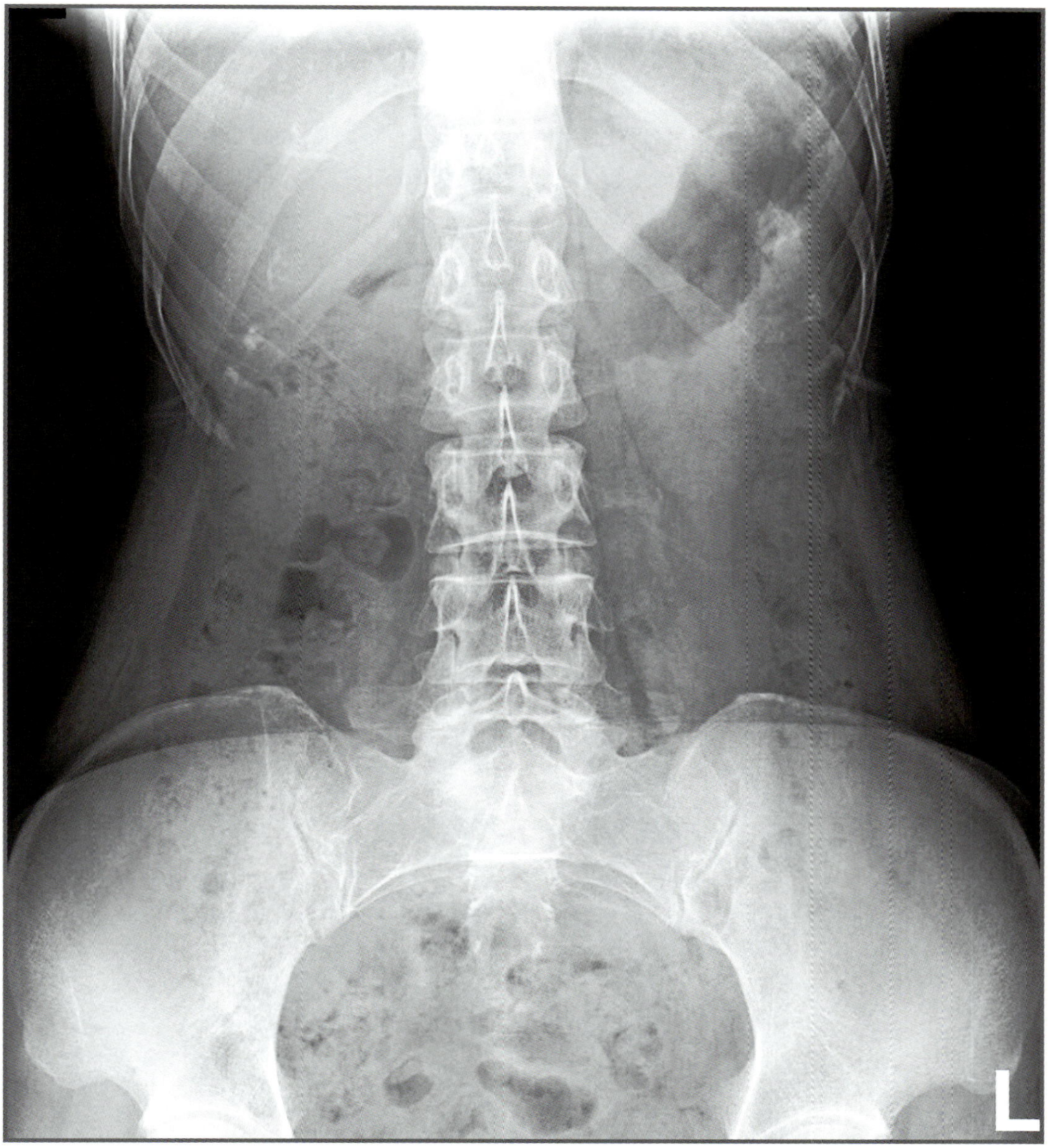

❓ 読影のヒント

- 見える情報を整理すると，胃の空気と便の貯留．
- それが患者の訴えと矛盾しないか？

X線の解説

- 鍵はこの問診から腹部単純 X 線を撮影するかどうか．
- 全結腸に便が停滞しているのがわかる．
- 日常の診療の中で便の停滞／便秘診断をすることは多くないかもしれない．
- 便は上行結腸では泥状で，肛門側に移動するに従い，水分が吸われて固形化する．泥状や軟便では小さな空気の気泡を含むので，腹部単純 X 線では黒い微細粒状影が見られる．しかし，便が固形化してくると空気が抜けて，硬くなり，X 線不透過となる（☞症例 1, p.26）．
- この患者さんは日に 3 回便が出ているのに，これだけ便が停滞しているなら，立派な便秘と言っていいだろう．
- 腹壁と便が詰まった上行結腸との隙間：正常の flank stripe のイメージがもてるだろう．

図 2　腹部単純 X 線

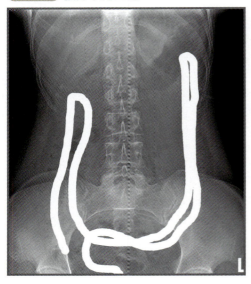

結腸の走行をトレースしている．
横行結腸は骨盤内へ落ち込んでいる．

One Point Advice

結腸の走行のバリエーション

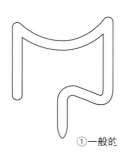

①一般的

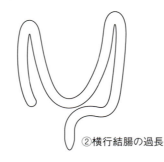

②横行結腸の過長

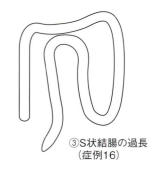

③S状結腸の過長
（症例16）

■治療経過

　2週間後ではあまり変化が見られないが，1カ月後には左半結腸には便の停滞は見られない．患者の自覚症状も改善している．しかし，上行結腸の便はやはりあまり含気がなく固そうだ．

図3　腹部単純X線

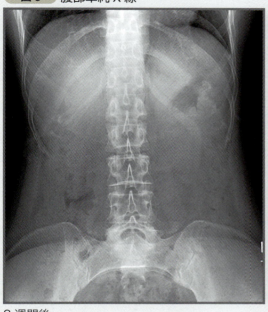
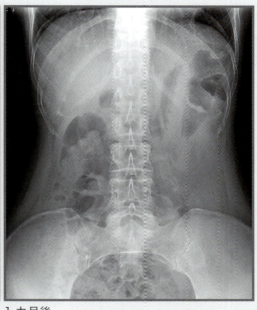

2週間後　　　　　　　　　　　　　　　　　1カ月後

【解　説】
- 診断：習慣性便秘（宿便）．
- 腹部単純X線：便の停滞．
- 腹部不定愁訴で来院，自称 hospital shopping．
- すでに前医で種々の検査はしており，腹腔鏡検査もしている．癒着もあるのかもしれない．
- 腹部単純X線検査を提案したところ，今まで一度も撮影されたことがない!? と．腹部単純X線検査で，すぐに診断がつくのに．
- 経過は整腸剤と下剤を処方し，改善した．
- 患者からお礼を言われた．「先生は名医だよ」!?
- なんのことはない．普通の診察をしたまでなのに．

便秘の診断は最初に疑うことがすべて．

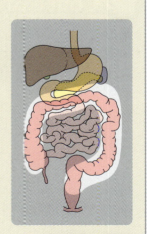

〈関連する診療科〉　消内　内科

Part 2 森編 主題症例 ❿

症例 19　急性腹症，一時 CPA

84歳，女性

難易度 ★★★★★
重要度 ☆☆☆☆☆

〈救急外来で対処〉
- 腹痛で救急車にて搬送される．
- ショック状態．
- 一時 CPA（cardio pulmonary arrest）となり，CPR（cardiopulmonary resuscitation）施行．
- 蘇生が成功し，家族への informed consent が得られ，緊急手術となった症例．

❓ 読影のヒント

- 急性腹症症例なので，いきなり CT でもかまわない．
- この腹部単純 X 線だけでは診断できなくてもよい．
- 本症例は CT との見較べをしてその違いを認識してほしい．

☕ Coffee Break

便のたまりと排便

便の停滞がどの程度なのかを判定するために，腹部単純 X 線を活用したいですね．

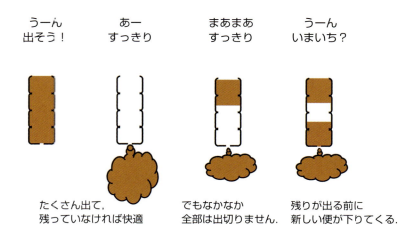

うーん　出そう！／たくさん出て，残っていなければ快適
あー　すっきり
まあまあ　すっきり／でもなかなか全部は出切りません．
うーん　いまいち？／残りが出る前に新しい便が下りてくる．

図1 読影してみましょう！

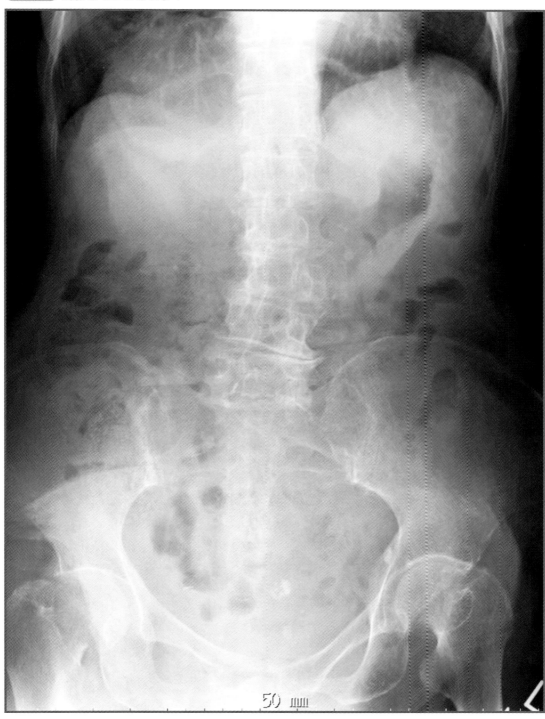

図2 腹部単純CT

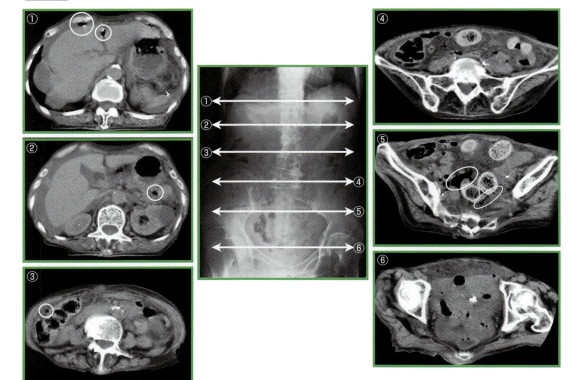

腸管の管腔側と漿膜側の両方にガスを確認することを double wall sign（Rigler sign[15]）と呼ぶ（⑤）．腸管穿孔に伴うfree airの所見である．○内にfree airを示す．小さな空気の気泡がおなか全体に分散して存在している．もし本症例を立位で腹部単純X線を撮影してもfree airの確認はできないであろう．

糞石と認識できる（④⑤）．一方，腹部単純X線ではこの糞石は評価できない．これが腹部単純X線の限界でもあるのだろう．

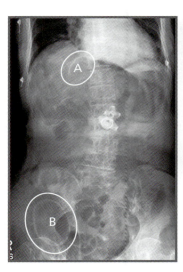

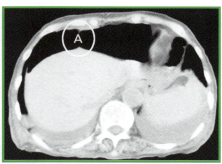

図3 胃瘻造設時の腹部単純X線と単純CT

胃瘻造設時に腹腔内に空気が漏れてしまった．

A：falciform ligament sign（肝鎌状靱帯）
　　肝臓の前面に多量の空気を認める．
B：人工肛門のパウチ

■治療経過

　S状結腸穿孔閉鎖術後に体調は回復したものの経口摂取ができず，退院前に胃瘻を造設することになった．腹部単純X線で横隔膜下から頭側矢状方向に白い構造物が見えるだろう．CTでも確認できる．これは肝鎌状靱帯である．その両側に遊離ガスが存在するときには，上腹部の脊椎の右側を矢状方向に走る軽度に弯曲した線状影として白く描出される．これを falciform ligament sign と呼ぶ．胃瘻造設時もしくはその後に大量の空気が腹腔内に漏れて貯留してしまった．臥位なので空気はおなか全体に拡がっている．通常 free air は立位で評価されるが，これだけ大量の Free air があれば臥位でも評価可能だ．

【解　説】
- 診断：**宿便性穿孔（stercoral perforation：穿孔部位はS状結腸）**[16]．
- 一時心肺停止し，蘇生後に緊急手術を施行した．
- 腹部単純X線：便と空気の停滞．
- 単純CTでも free air，糞石は確認できる．
- 腹部単純X線は仰臥位しか取れなかったが，もし立位で撮影してもこの程度の free air しか存在しなければ横隔膜下の free air としては認識できないだろう．下部消化管の穿孔では，CTでなければ読影は難しい．
- 下部消化管の穿孔による free air は腸間膜に分散するため，横隔膜下に free air を確認することはあまりない．
- 本症例は腹部単純X線はショックとなった方なので，必ずしも腹部単純X線撮影は必要ではない．しかし，腸管穿孔前に外来受診をしていたら，その時診察に何をすべきだろうか？

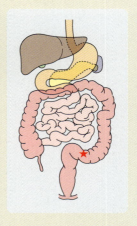

 便秘が腸管穿孔の原因となることを忘れてはいけない．

〈関連する診療科〉　救急　消内　消外

---

15) Lewicki AM. The Rigler sign and Leo G. Rigler. Radiology. 2004 Oct; 233（1）: 7-12. Epub 2004 Aug 27.
16) Mazzocconi G, Sbaffi E, Campli M, et al. Stercoral perforation of the colon. Coloproctology. Vol.15 Number 3 May-June 1993 1986.

症例 20 関連症例：宿便性穿孔 / S状結腸穿孔

80歳，男性

〈現病歴〉
前夜から腹痛を訴え受診．嘔吐3回あり．排便は4日間ない．元来便秘気味で処方は受けている．

〈既往歴〉
結腸過長症との診断で，5年前にS状結腸切除を受けた．

〈腹部所見〉
平坦，軟．全体的に圧痛あり．

〈来院時採血結果〉（赤／高値）

WBC	(/mm^3)	10300
RBC	(/mm^3)	434 × 10^4
Hb	(g/dL)	13.9
CRP	(mg/dL)	2.14

〈処置〉
浣腸するが排便なし．

図1 腹部単純X線

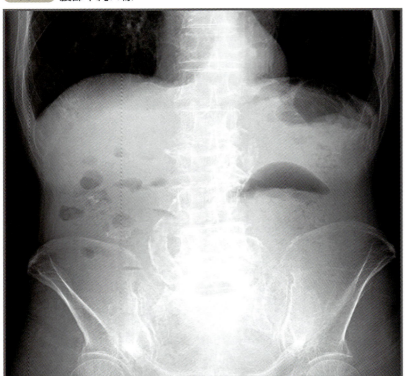

❓ 読影のヒント

- 動脈硬化を伴う大動脈の蛇行を認める．その他の異常所見は？
- ガスの存在や偏位は？

図2 腹部単純X線所見

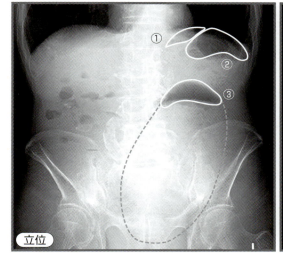

横隔膜下にはっきりした free air は指摘できない．左上腹部には①-③のガス像を認める．

これらのガスを評価すると①は胃泡? free air? ②は結腸脾弯曲のガス，③はS状結腸変曲部のガス．左季肋部に③の弧状のガスを認めるが，これは水平ではないので，niveau ではない．弧状の線は便塊の上端となっている．このS状結腸の拡張所見を異常と捉えられるか否かが問題だ．

この部分の結腸の径は右に位置する椎骨よりも拡張しており，過度の拡張所見は腸管破裂の危険を疑わなければならない．このような所見は便秘として見過ごされがちだが，決して看過してはならない．腸管径，便とガスの溜まり具合と free air の有無を確認するのが目的なので，CT は単純でもよい．

図3 腹部単純 CT/coronal 像

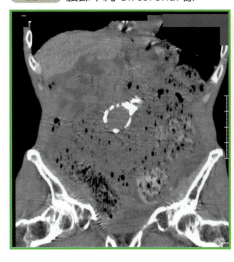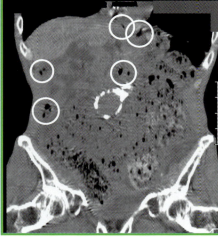

腹部全体にガスを含んだ便が見られる．S状結腸には吸収値（density）の高い，"糞石"と言えるような便も見られる．

一部腸管外と思われる部位にガスが見られる（○）．詳細を評価するためには，CT の精細な読影が必要である．

図4　腹部単純 CT/axial 像

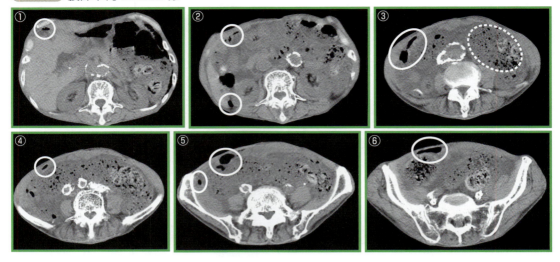

　S状結腸は便で満たされ，その腸管径はφ5.5 cm程度に拡張している（破線○）．

　肝臓の前面に小さな free air を認める．本来腸管のないところにガスが見られる（○）．free air の所見である．CT における free air は腹部前方に確認される．下部消化管の穿孔に伴う free air は本来腸管のガスが少量のため，CT でしか確認できないことが多い．立位の腹部単純X線でも free air は腸管に閉じこめられ，分散されるため，横隔膜下にあまり溜まることがないので，認識できないのだ．骨盤腔には多量の腹水の貯留を認める．

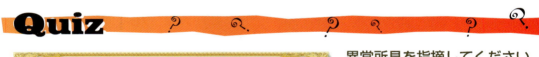

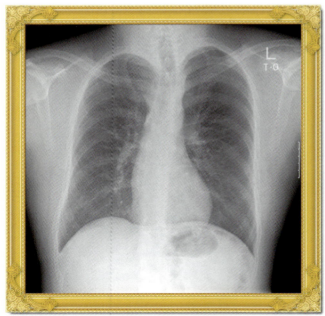

異常所見を指摘してください

36歳，男性．
胸部単純X線写真です．
体重減少と呼吸困難で来院されました．この写真で異常を指摘できるでしょうか？
（病態にまで言及しなくても結構です）

➡ 答えは p.116 に

【解 説】
- 診断：宿便性穿孔（穿孔部位：S状結腸）．
- 腹部所見も筋性防御（defense）はなく，stercoral perforation と判断した症例である[17]．急性腹症（腸管穿孔）を疑わせるものではなかった．
- 腹部単純X線の所見からS状結腸の拡張を認め，CTを撮影した．
- 腹部CTにより腸管穿孔を診断できるが，腹部単純X線ではわからない．
- 腹部単純X線だけで安易に「異常なし」と判断することは避けよう．必要ならCT撮影を！

教訓　下部消化管の穿孔では，立位の腹部単純X線でfree airと認識できないことが多い．

〈関連する診療科〉 消内　内科

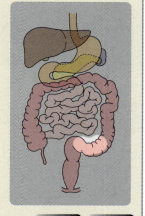

One Point Advice

糞石ってなに？

便が停滞して，石のように硬くなったもの．

大腸は便の水分を吸収する．小腸から上行結腸に届いた便は泥状だが，上行⇒横行⇒下行⇒S状結腸に進むにつれ水分が吸収され，硬くなる．

しかし，便の停滞時間が長くなると水分が吸われて，石のように硬くなる．

これは腹部単純X線で確認することは難しい．CTでは単純で撮影しても一目瞭然で，石灰化に近い像として描出される．

硬い便は当然，排出も難しくなる．それが高じると，"糞詰まり"となり，さらにstercoral perforationをきたしてしまう．腹部単純X線で硬そうな便を見たときには，緩下剤で排便を促すようにすることが大切だ．もちろん必要に応じてCTを撮影することも考慮すべきである．

腸管穿孔例（症例19）

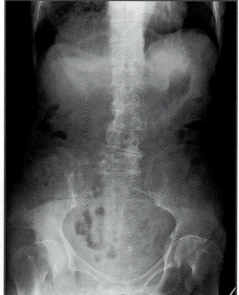

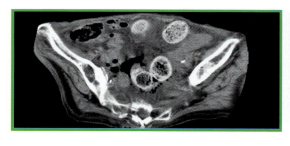

17) Mazzocconi G, Sbaffi E, Campli M, et al. Stercoral perforation of the colon. Coloproctology. Vol.15 Number 3 May-June 1993 1986.

Part 2 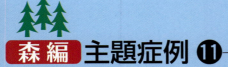 主題症例 ⓫

症例21　頻回の嘔吐

80歳，男性

難易度 ★★★★
重要度 ☆☆☆

〈ベッド診察：患者さんは苦しそうに寝ている〉
Dr.　「どうされましたか？」
Pt.　「どうも吐気が止まらない．」
Dr.　「吐いてはいないのですか？」
Pt.　「もう何回も吐いているけど，それでも治らない．」
Dr.　「2日前に胃カメラをしていますよね．」
Pt.　「それで薬をもらったけど，よくならない．」
Dr.　「わかりました．おなかの診察をさせてください．」

〈腹部所見〉

全体に膨隆，圧痛はなし．

Quiz

何が見えますか？ ③　解答（問題は p.54 に）　　　いくつ読めましたか？

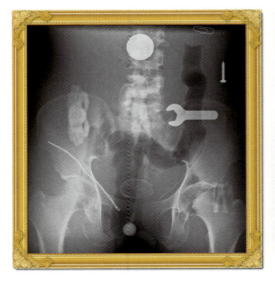
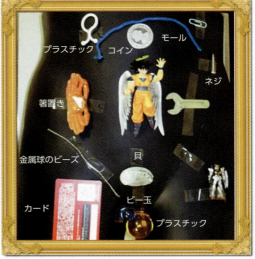

プラスチック　コイン　モール
ネジ
箸置き
金属球のビーズ　貝
カード　ビー玉　プラスチック

102　主題症例 ⓫

図1 読影してみましょう！

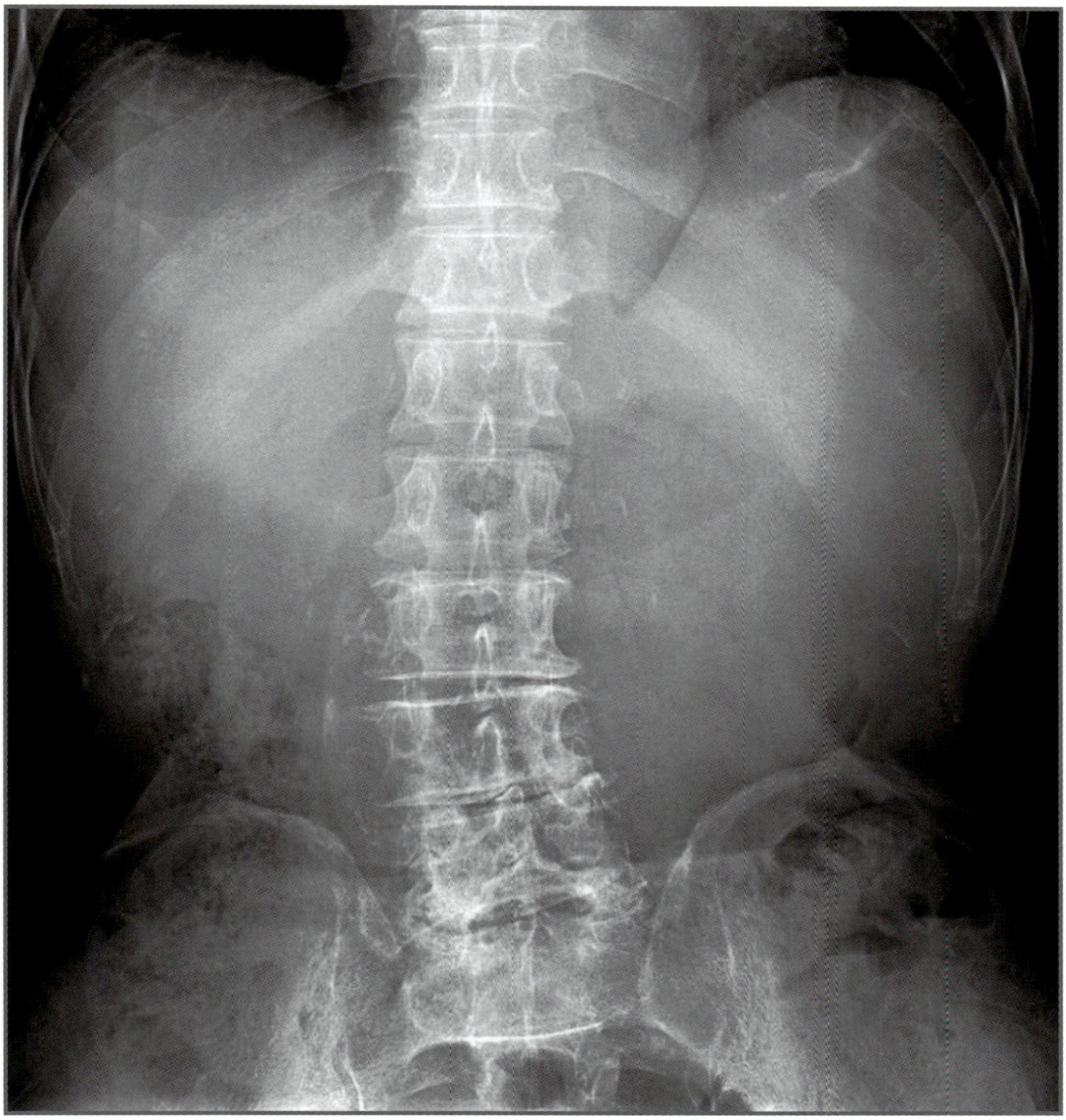

? 読影のヒント

- 直感と印象で読む：腹部の上半分（2/3 ぐらい）は gasless になっている．どうして？
- この部分にある臓器は？
- よく見ると上腹部の中央にわずかに空気の存在を示す，黒い部分が見える．この空気はどこ？
- 胃，肝臓，小腸，結腸など臓器の位置関係を考えながら読影してほしい．

X線の解説

上腹部が gasless なのがわかるだろう．

psoas sign も陽性（psoas が見えない）．

しかし，psoas 以外にも肝臓の下面，腎，「胃」との境界が不明瞭である．

本症例では動脈硬化のために動脈の石灰化と蛇行も読影できる．

腸管穿孔であったとき，臥位の腹部単純 X 線で，肝の前面に free air がドーム形陰影として描出される．これを air dome sign（cupola sign）と呼ぶ．本症例は位置が少しずれるが，air dome sign に似ている．さてこれが free air なのかどうか？

図 2 病態のイメージ

肝臓
胃
空気

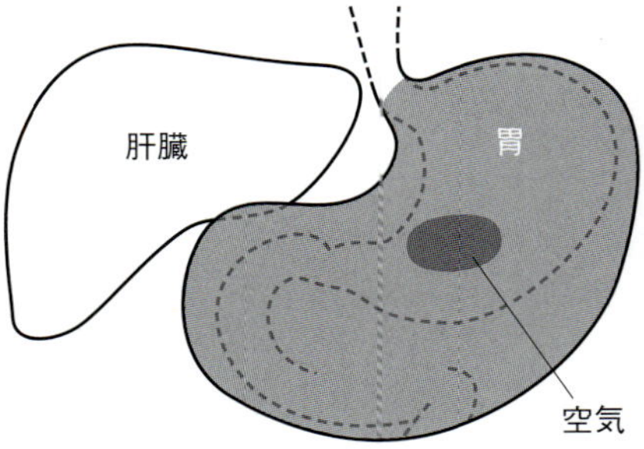

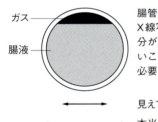

図 3 ガスが少ないときの腸管イメージ

ガス
腸液
腸管ガスが少ない場合は，X線写真で見えている部分が腸管と同じ直径でないことがあるため注意が必要である．
見えている部分
本当の直径

図 4 X 線所見

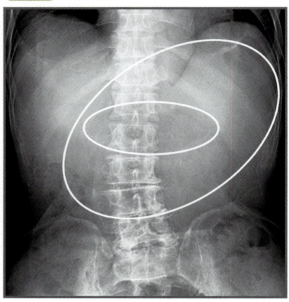

覚えておきたい用語

●air dome sign

遊離ガスが腹壁（臥位像）や横隔膜（立位像）を丸屋根（ドーム）として見られる所見（☞■腹部単純 CT ①②，p.10）．

●cupola sign

もとはヨーロッパの寺院などの丸屋根（ドーム）のこと．その形から転じて，遊離ガスの存在により，立位で肝臓の上部に円形にスペースができ，上腹部中央部の横隔膜下面に半月状のスペースが描出されることを指す．

図5 腹部単純CT

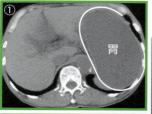
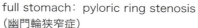
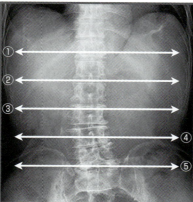
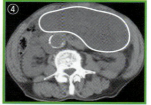
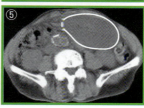
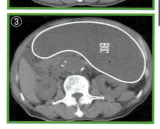

full stomach: pyloric ring stenosis
（幽門輪狭窄症）

①胃の中は胃液と食残で占められて，著明に拡張している．
②拡張した胃の前方に空気を認める．腹部X線で認められた所見に相当する．
③-⑤拡張した胃はほとんど空気を含まず残渣で占められ，下端は骨盤内腔まで達する．大動脈の偏移および石灰化も確認できる．

図6 胃内視鏡

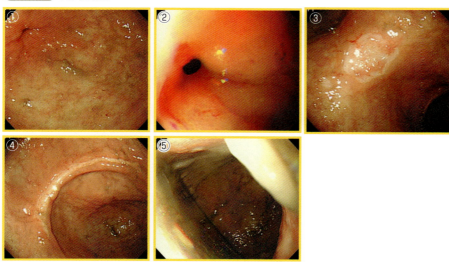

①②幽門輪は狭小化し，内視鏡は通過しない．
③④前庭部小弯側，胃角部にも潰瘍が存在する．
　これらからの生検診断はgroup I，胃潰瘍であった．生検ではかなり硬く，潰瘍瘢痕が線維性に硬くなっているものと思われた．
⑤胃内容物を吸引して観察したが，観察可能になるまで，10分以上かけて洗浄した．

図7 切除標本

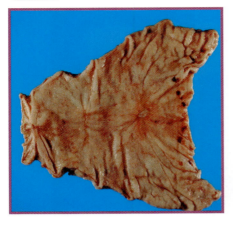

幽門側胃切除術施行.
病理学的には良性の潰瘍であった.
線維化が強かった.

【治療経過】
　幽門輪の狭窄は線維化を伴っており，内科的に加療は困難と判断し，幽門側胃切除を施行した.

Coffee Break

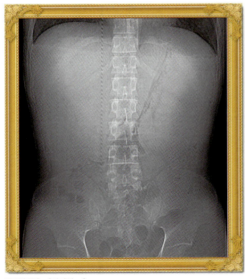

肝脾腫（症例 4）

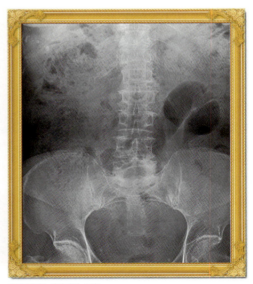

直腸癌（症例 12）

「私たちに必要なものは，信じようとする意志ではなく，真実を見い出そうとする意志である」

（バートランド・ラッセル）

【解　説】
- 診断：**胃潰瘍瘢痕による幽門輪狭窄症**．
- 腹部単純X線：上腹部の gasless abdomen/ 占拠性病変．full stomach の中に，わずかなガスが読影できる．
- 実は2日前の胃内視鏡で，すでに幽門輪狭窄が認められていた．
- この状態では原因が癌であろうとなかろうと入院のうえ，絶食が必要．
- 繊維性瘢痕狭窄が強く，内科的治療を断念．外科的治療を依頼した．

 上腹部の gasless 所見は肝腫大もしくは full stomach を疑う．

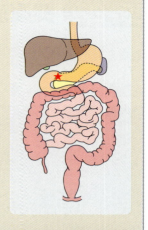

〈関連する診療科〉 消内　救急　消外

One Point Advice

profiling の手法を使う

　犯罪の捜査をする criminal profiling とまではいかないまでも，読影に"なぜ"を問うことにより，正解に近付くことができる．"どうしてこういう所見があるのか"その"なぜ"を読み解く過程で，"だから"が理解できることがあるのだ．

　腹部単純X線の読影は単なる"写真"の評価でもなければ，"読影"が最終目標でもない．臨床医の目的は患者の診断のために腹部単純X線を利用して，最終診断に至ることである．臨床推論を応用するということは，診断の際に視診，問診，触診をして，病態のイメージを掴み，採血をして，鑑別診断を絞りこんでゆくことである．そして診断をより確実にするために腹部単純X線を撮影し，読影することなのだ．ただ度を超すと over diagnosis になる．それを修正するのが，超音波やCTなどの他の検査であり，経験である．

　腹部単純X線の読影のしかたを"所見（徴候）"で説明することは『teaching』である．本書が目指していることは，これら profiling の手法を駆使することによる読影の方法論を伝える『coaching』である．読者諸兄が，自ら接する患者に対して，自らの答を導き出す手助けをする，それこそが本書の目的である．

　症例の主訴や臨床経過に加え，腹部単純X線などの諸検査を読み解くことで診断ができるようになれば，それは立派な臨床推論になるだろう．

症例 22 関連症例：SMA症候群 | 16歳，女性

難易度 ★★★
重要度 ☆☆☆

腹痛と嘔吐で来院．

図 1 腹部単純X線

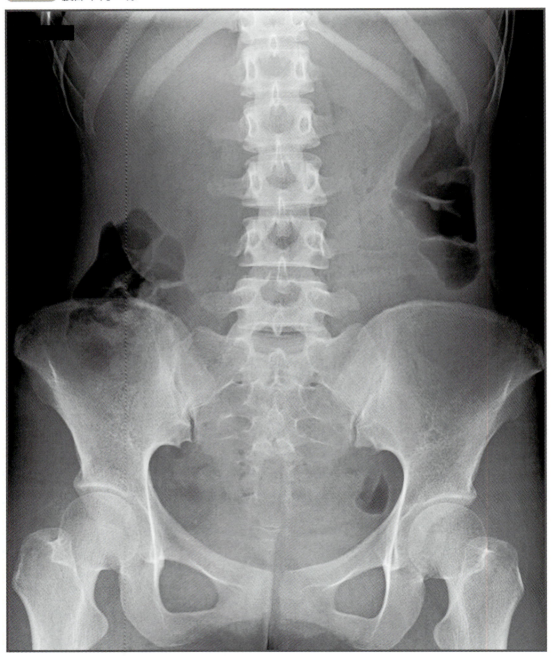

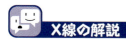 **X線の解説**

上行結腸および下行結腸が側方へ押しやられている．体幹部は gasless になっているので，中心に粗大な占拠性病変を疑う．

図2　腹部造影 CT

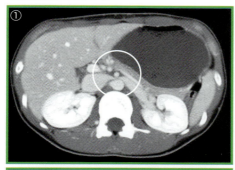
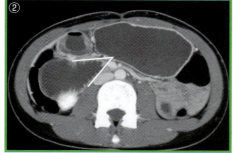
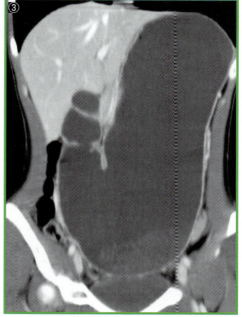

axial 像　　　　　　　　　　　　　　　coronal 像

①胃は胃液で充満している．左腎静脈の圧排所見：**nut-cracker 現象**（○）[18]．
②十二指腸水平脚の拡張が細くなり，**beak sign**（実線）のようになっている
③おなかが著明に拡張した胃で占められている．CT は臥位なので，少量の空気は腹側に存在するので，この像では空気は見えない．

図3　胃十二指腸造影（経鼻胃管からガストログラフィンにて）

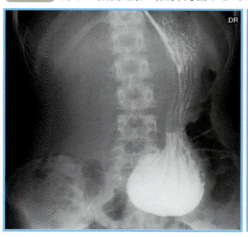
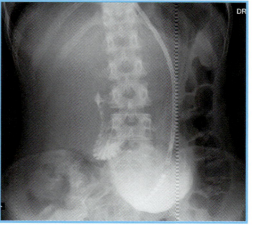

胃液を吸引排液した後の造影検査だが，胃下垂を呈し骨盤腔に入り込んでいるのがわかる．

---

18) Cuéllar i Calàbria H, Quiroga Gómez S, Sebastià Cerqueda C, et al. Nutcracker or left renal vein compression phenomenon: multidetector computed tomography findings and clinical significance. Eur Radiol. 2005 Aug; 15(8): 1745-51.

図4 腹部単純X線とCTの比較

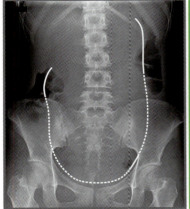
左骨盤回腸の圧排所見

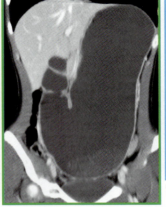
腹部造影CT/scanogram（臥位）

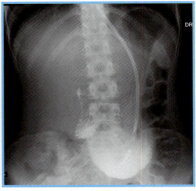
胃十二指腸造影（立位）

腹部単純X線とCTを見較べてみると，X線写真が何を映し出しているかがわかるだろう．

【解 説】
- 診断：SMA症候群[19-21]．
- これだけ画像所見で典型的な症例もめずらしいだろう．
- 本症は痩せている若い女性に多い．
- 嘔気を訴える場合，本疾患を念頭に置き，精査を勧めるべきだ．神経性無食欲症（anorexia nervosa）と決めつけてはいけない．

 このような症例が不定愁訴として看過されてはいけない．

〈関連する診療科〉 消内

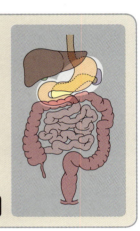

覚えておきたい用語

●上腸間膜症候群（SMA症候群）

十二指腸が大動脈Aortaと上腸間膜動脈SMA（supericr mesenteric artery）に挟まれることにより，通過障害となる病態．診断基準はCTと超音波による診断基準は，十二指腸がSMA背側を通過する部位でSMA-Aorta distance：0.8cm以下，SMA-Aorta angle：22度以下とされている[22]．

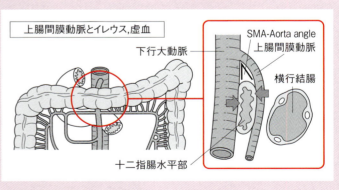

---

19) Unal B, et al. Superior mesenteric artery syndrome: CT and ultrasonography findings. Diagn Interv Radiol. 2005; 11: 90-5.
20) Baltazar U, Dunn J, Flo-esguerra C, et al. Superior mesenteric artery syndrome: an uncommon cause of intestinal obstruction. South Med J. 2000 Jun; 93(6): 606-8.
21) Unal B, Aktas A, Kemal G, et al. Superior mesenteric artery syndrome: CT and ultrasonography findings. Diagn Interv Radiol. 2005 Jun; 11(2): 90-5.
22) 増尾光樹, 熊谷一秀. 5. 上腸間膜動脈性十二指腸閉塞. Ⅱ. 胃・十二指腸. 消化器外科疾患 診断と治療のフローチャート. 外科. 2000 Nov; 62(12): 1403-6.

症例 23 関連症例：呑気症

9歳，女児

難易度 ★☆☆
重要度

おなかの違和感を訴えて来院．

図1 腹部単純X線

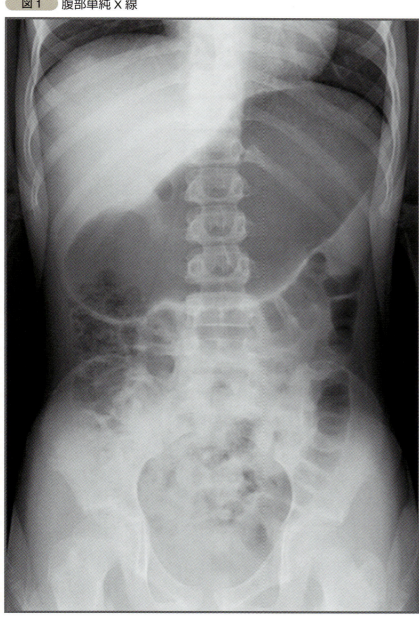

寝たきりの方でもこのような full stomach を見ることはある．当然経鼻的に胃管を挿入し，減圧治療が望ましい．

本症例は小さなお子さんであり，胃管を挿入し，脱気による治療を考慮したが，理解が得られず様子をみることとした．

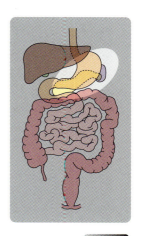

〈関連する診療科〉 消内

症例 24　関連症例：嘔吐（full stomach）

80歳，男性

難易度 ★☆☆☆☆
重要度

主治医（電話依頼）：
　「腰椎圧迫骨折で入院中の方ですが，おなかが張って痛いと言っています．往診をお願いします．」
Dr.「わかりました．後ほど伺います．」
〈30分ほどして診察に伺うと，すでに患者さんは嘔吐していた．その後に腹部単純X線を撮影した〉

図1　腹部単純X線

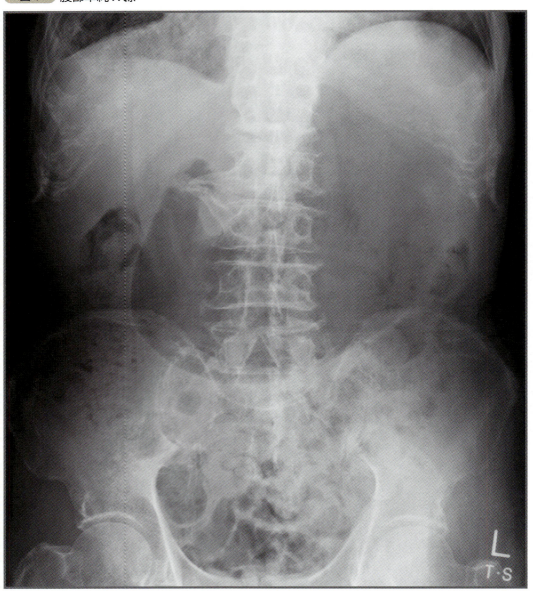

X線の解説

胃が著明に拡張しているのがわかる．

図2　腹部単純X線

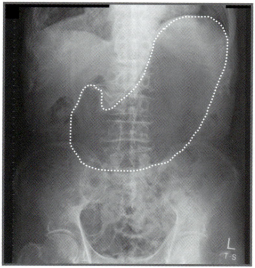

図3　腹部単純CT/axia image

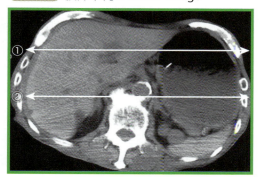

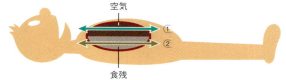

図4　腹部単純CT/coronal像

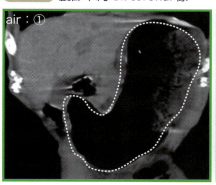　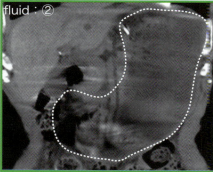

胃は著明に拡張しており，腹側では空気（①）と背側では食残（②）が溜まっているのがわかる．
SMA症候群に近い病態．

【解　説】

- 診断：嘔吐．（幽門輪狭窄？）
- 腹部単純X線：full stomach.
- 本症例は寝たきりの入院中の方．
- 腹部不快の診察依頼があり，診察時にはすでに嘔吐後だった．
- 嘔吐前にはもっとガスがあったはず．
- 麻痺性イレウスの所見はないが，胃が空気で一杯なのがわかる．
- これだけ溜まっていれば，嘔吐するのも仕方がない．
- できれば嘔吐前に胃管を挿入し，脱気してあげたかった．

教訓　腹満時に腹部単純X線を撮影することで，何をすべきかの情報を提供してくれる．

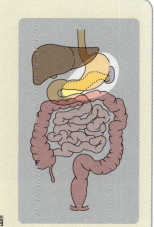

〈関連する診療科〉 消内

One Point Advice

腹部単純 X 線で胃や腸を診る！

　腹部単純 X 線で胃や腸を読影することもできる．バリウム検査でなくとも胃は見える．空気の充満像（図 1），これは検査用に胃をふくらまして撮影している．このような正常の位置を理解しておくと，腹部単純 X 線を読影する時に理解しやすい．

　胃に内容物が充満している症例である（反転イメージ）（図 2）．実際には食残よりも空気の透過像が胃の形を形成している．でも，これは眼を凝らさないと見えない．

　結腸や小腸も同じだ．空気（図 3）や便で充満しても見える．

　ただ，fluid filled ileus 症例ではよく診ないと見えない．（図 4）しかし，小腸に腸液が溜まるために X 線不透過になり，腸が"白く"見えるために，周囲と区別がつけられない．それを異常と読めるかどうかが問題．読める読めないは別にしても，gasless abdomen を呈しているので，異常と読んだ方がよい所見だ．

　大切なことは"見えるかもしれない"と思って見ることである．どうせ見えないと思って見ると見えるはずのものも見えなくなる．腹部単純 X 線を恣意的に読影してはいけないのだ．

図1　腹部単純 X 線：61 歳男性

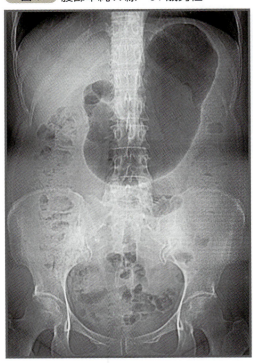

胃と十二指腸球部が見える．

図2　腹部単純 X 線（反転イメージ）：40 歳女性

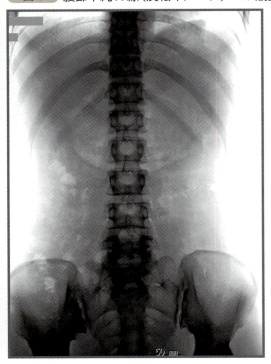

反転イメージではガスも見えにくい．

図3 腹部単純X線

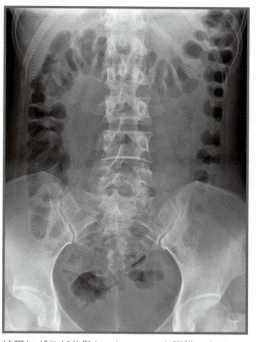

結腸にガスが分散し，haustraを認識できる．
33歳男性．

図4 腹部単純X線

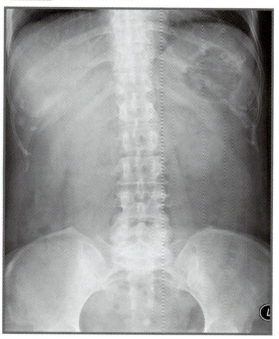

gasless abdomen
61歳女性（症例27）．

Quiz

AのタイルとBのタイルはどちらが濃いでしょう？

解答（問題はp.63に）　　A＝Bです．

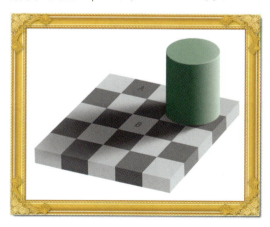

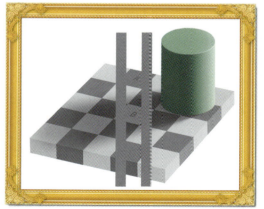

Edward H. Adelson

Quiz

異常所見を指摘してください　解答（問題は p.100 に）

診断　胸腺リンパ体質

〈主訴〉
体重減少（1 カ月間で 10kg），労作時呼吸困難

〈身体所見〉
身長：171cm
体重：77kg ← 89Kg/1Mo
血圧：101/60mmHg
脈拍：117/ 分

〈既往歴ほか〉
先天性横隔膜ヘルニア（根治術），虫垂炎（切除術）
睡眠時無呼吸症候群（CPAP 使用），喫煙 20 本 / 日，飲酒なし

〈L/D〉
TSH：<0.01　（μIU/mL）
FT3：>7.77　（pg/mL）
FT4：>32.55　（ng/dL）
TR-Ab：>30.0　（IU/mL）
甲状腺は超音波で高度の腫大

〈ECG〉HR 117/bpm: 洞性頻脈

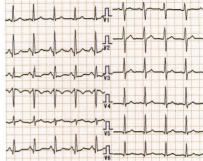

〈病理解剖所見〉
本症例は甲状腺クリーゼを起こしており，治療の甲斐なく亡くなられた．ご遺族の同意が得られ剖検が行われた．

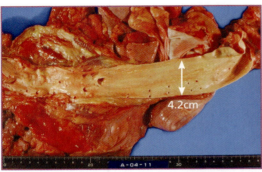
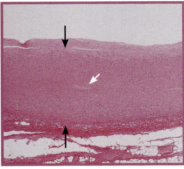

大動脈の低形成（大動脈径 ≒ 1.3cm = 4.2cm/π）を呈していた．
中膜が通常の半分ほどに薄い．内膜，中膜に粘液変性し，弾性動脈としての機能は低下していたが，炎症所見はなかった．

診断　本症例は胸腺リンパ体質は潜在性に副腎皮質機能が低下している病態に甲状腺機能亢進症を併発していた．

【覚えておこう】
胸腺リンパ体質は全身のリンパ節や胸腺が肥大する体質．抵抗力が弱く，わずかの刺激に強く反応し，急死することがある．ときに大動脈狭小化・低形成を伴うことがある．

【胸部単純 X 線の比較】
左の本症例と右の症例と比較すると，左第一弓（大動脈弓）が小さい（見えない）．病態がわかってしまえば容易に了解可能だが，それを自身の眼で前向きに読影することは決して簡単ではない．腫瘍など「あるはずのないものがある」ことの判断よりも「本来あるはずのものがない」ことを判断することの方が難しいのである．
一種の騙し絵（トロンプ・ルイユ Trompe-l'œil：フランス語で「眼を騙す」の意）のようなものだ．X 線診断においては胸部でも腹部でも騙されないようにしよう！

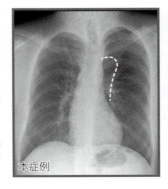
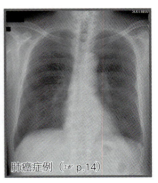

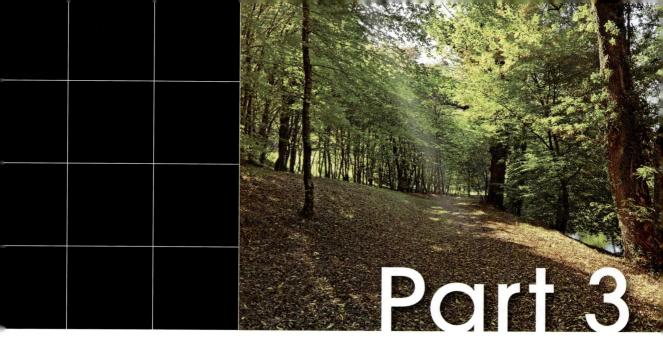

Part 3

林編

Part 3 林編 主題症例 ⑫

症例 25　腹痛・嘔吐

55歳，女性

難易度 ★★★★★
重要度 ☆☆☆☆☆

〈救急外来を受診．その2日前にも救急外来受診している〉

Pt.「一昨日からすごくおなかが痛かったんです．救急の先生に入院させてほしいっていったんですけど入院する必要はないって言われました．浣腸と下剤だけ出されて……．でも，おなかの痛みはよくならないし，吐き気もしてきたのでまた診てもらいにきました．」

Dr.「わかりました．では入院で治療させていただきます．診察させていただきます．」

Pt.「よろしくお願いします．」

Dr.「その時の腹部単純X線検査の結果も拝見しましょう．……！」
　　「もしかしたら手術をしなければならないかもしれませんね．」

Pt.「そうなんですか……．」

〈身体所見〉

身長：151 cm
体重：46 kg
血圧：137/75 mmHg（脈拍 104）
SpO$_2$：98％

〈腹部所見〉

平坦．軟．圧痛あり．

〈既往症〉

40歳時に子宮内膜症にて子宮全摘術を施行されている．

図1　読影してみましょう！（初診時）

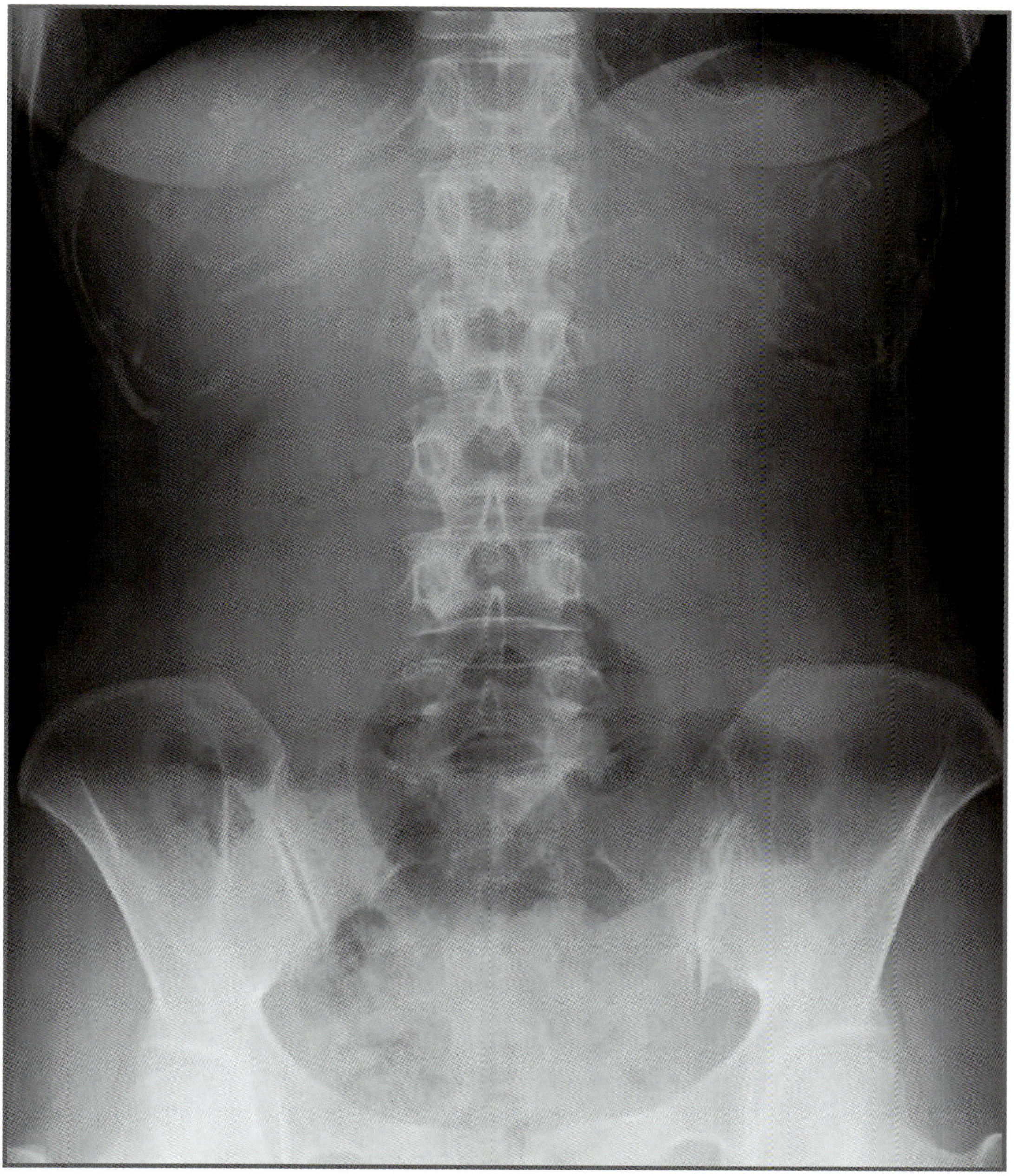

> **？ 読影のヒント**
>
> - 読影のポイントは一つ．骨盤部にある空気が異常なのか？　ガスは結腸か回腸か？
> - どうして"ここだけ"に空気があるのか？
> - 当直医はS状結腸の空気と判断し，浣腸の施行を指示した．処置により便もガスも出なかったが，下剤を出して帰した．

読影のしかた

読影のポイントはこのガスの評価. これがS状結腸なのか, 骨盤回腸なのか？
どちらにしても, "この部分"だけ拡張（管腔径≒5 cm）で, 口側にも肛門側にもガスがないことからこの部分は closed loop を形成している. すなわち, 腸管が回腸でもS状結腸であっても, 絞扼性イレウスを示唆する. 従って, 緊急手術を視野に入れながら検査を進めなければならない.
キャンディの両絞り状態をイメージすると病態を理解しやすい.

図2 病態のイメージ

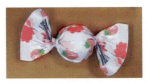

両端絞りのキャンディのようだ.

図3 腹部単純X線（再診時/2日後）

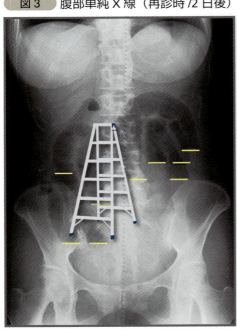
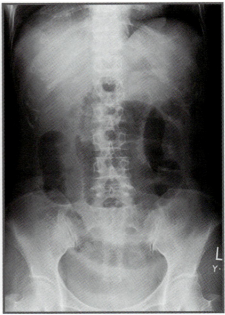

小腸のガスは niveau を形成している. air fluid level は階段状になり, step ladder（踏み台, 脚立）を形成している. 一日半が経過して, 腹痛が収まらないと再来院. 典型的なイレウス像を呈している.

〈初診時・再診時採血結果〉（赤/高値）

初診時			再診時		
WBC	(/mm^3)	11540	WBC	(/mm^3)	28120
RBC	(/mm^3)	496 × 10^4	RBC	(/mm^3)	529
Hb	(g/dL)	15.6	Hb	(g/dL)	17.0
Hct	(%)	46.4	Hct	(%)	47.4
Plt	(/mm^3)	29.0 × 10^4	Plt	(/mm^3)	26.1 × 10^4
CRP	(mg/dL)	0.00	CRP	(mg/dL)	12.38

わずか1日半でこんなにも変化している. その意味するところは？

図4 腹部単純CT

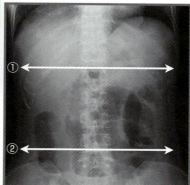
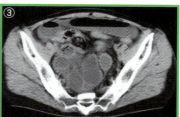
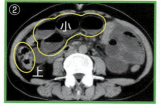
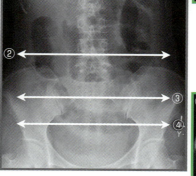
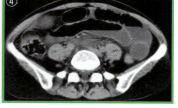

肝：肝臓，小：小腸，上：上行結腸

①肝臓前面に腹水が見られる．手術施行時に血性腹水であったことが判明した．
　イレウスのため，胃は内容物が停滞している．
②小腸は管腔が拡張している．結腸の拡張はなく，上行結腸には便が見える．
③④回腸の拡張を認め，骨盤内での閉塞が疑われる．

図5 腹部造影CT/coronal像

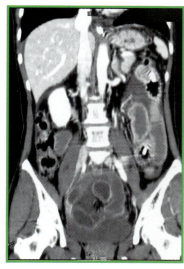
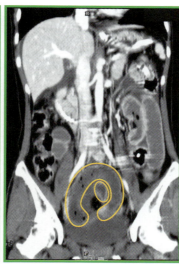
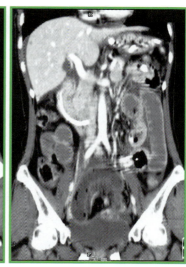

　骨盤腔に逆U字の回腸が見える．その両端は連続性が追えない．その内側には別な回腸が入り込んでいる．小腸内に便が貯留しているのがわかる．このような所見を小腸内糞便（small-bowel feces）と呼び，閉塞部位近辺を意味することが多い[1]．

1) Lazarus DE, Slywotsky C, Bennett GL, et al. Frequency and relevance of the "small-bowel feces" sign on CT in patients with small-bowel obstruction. AJR Am J Roentgenol. 2004; 183: 1361-5.

図6 腹部造影CT（coronal像）

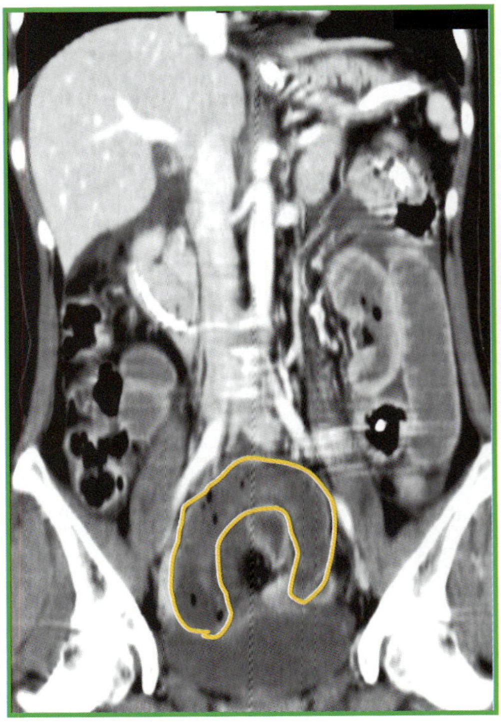

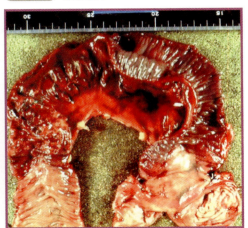

図7 切除標本

小腸の切除標本．上半分は壊死しているため変色している．
病理診断は回腸の出血性壊死．

　血性腹水が見られた．癒着のバンドに回腸が嵌まり込みclosed loopを形成した絞扼性イレウスであった．回腸はすでに壊死していた．

図8 絞扼性イレウス（strangulation）の腹部単純X線

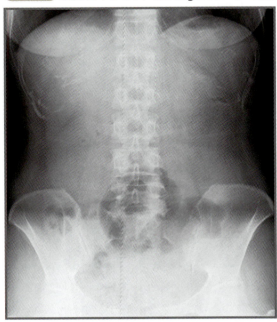

癒着によるバンドで絞扼されていた．
closed loopを形成していた．

図9 病態のイメージ

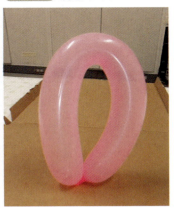

風船をイメージするとわかりやすいだろう．
片方でも開放していれば，圧は低い方に流れる．
すなわち，孤立性に拡張することはない．
一方，両方が閉塞することにより，closed loopを形成し，このような状態を起こす．

【解　説】
- 診断：絞扼性イレウス．緊急手術症例．
- 腹部単純 X 線：骨盤回腸の closed loop．
- 腹部単純 X 線ではイレウスは臥位でも十分に診断可能．かえって臥位の方が腸管の部位の特定がしやすい場合がある．
- 拡張した腸管のガス像は S 状結腸か回腸かわからなくても，その部分だけに限局しているのは不自然．両端を絞ったキャンディを思い浮かべてほしい．もし両端どちらかに交通があれば空気はそこだけに溜まらず，圧の低い方へ分散するはずである．
- 腸管の回転方向を考えても S 状結腸としては不自然（症例 9 参照）．
- ほとんどの医師はイレウスになる前段階を見ることはない．本症例では結果的にイレウスの自然史を観察できた症例．
- 裏を返すと，このような前兆を捉えたら，患者の病態が重篤でなくても速やかに対処すべきだ．結果的に治療が手術になるとしても，患者の診断・治療その過程が疎かにされていいわけがない．
- 全国集計では，イレウスは癒着性が 30.5％，腫瘍性 20.5％，絞扼性 14.9％，腫瘍の転移や播種が 11.2％などであった[2]．
- この症例では触診で closed loop を認識することはできなかったが，このような絞扼性イレウスでは，偽腫瘍（pseudotumor）として認識されることがある．もちろん CT で病態の確認が必要だ．

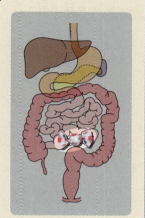

 教訓　closed loop を呈するイレウス症例は緊急手術の適応．

〈関連する診療科〉　消内　救急　消外

☕ Coffee Break

文字でなく色で答えてください

| purple　orange　red　blue green　red　blue　purple |

色を日本語で答えてください．

| orange　blue　red　green purple　orange　red　blue |

今度は色を英語で答えてください．

文字を読むのは左脳，色を認識するのは右脳です．脳内で葛藤がある（left-right conflict）．画像診断は右脳と左脳の強調（left-right co-ordination）が必要．

---

2) 恩田昌彦, 高崎秀明, 古川清憲, 他．イレウス全国集計 21,899 例の概要．日本腹部救急医学会雑誌．2000 Jul; 20(5): 629-36.

Part 3 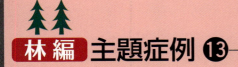 主題症例 ⓭

症例 26　腹痛

46歳，男性

難易度 ★★★
重要度 ☆☆☆

〈救急外来で対応〉
Pt.「おなかが痛くて．」
Dr.「横になってください．おなかの診察をしましょう．この傷は？」
Pt.「胆石の手術です．」

〈腹部所見〉
心窩部に圧痛あり．

One Point Advice

腹部単純X線の読影の意義

- 直感と印象で診ることが大切．
- 難しいことを考えないで，素直に見て，疑問をもつべき写真かどうかを判断する．それが異常なのかを考える．
- その所見を病態の理論として説明できるか？　そして，その傍証を他の画像診断（超音波，CT，MRI，内視鏡）で確認すべきか？　を考える．
- 例えば症例25のように，どうして骨盤に拡張した腸管が限局して存在するのかを考える．どうして空気が口側もしくは肛門側に逃げないのか？　もしかしたら逃げられないのではないか？　closed loopではないか？　するとCTを撮影しなければならないということが理解できるはずだ．

図1 読影してみましょう！

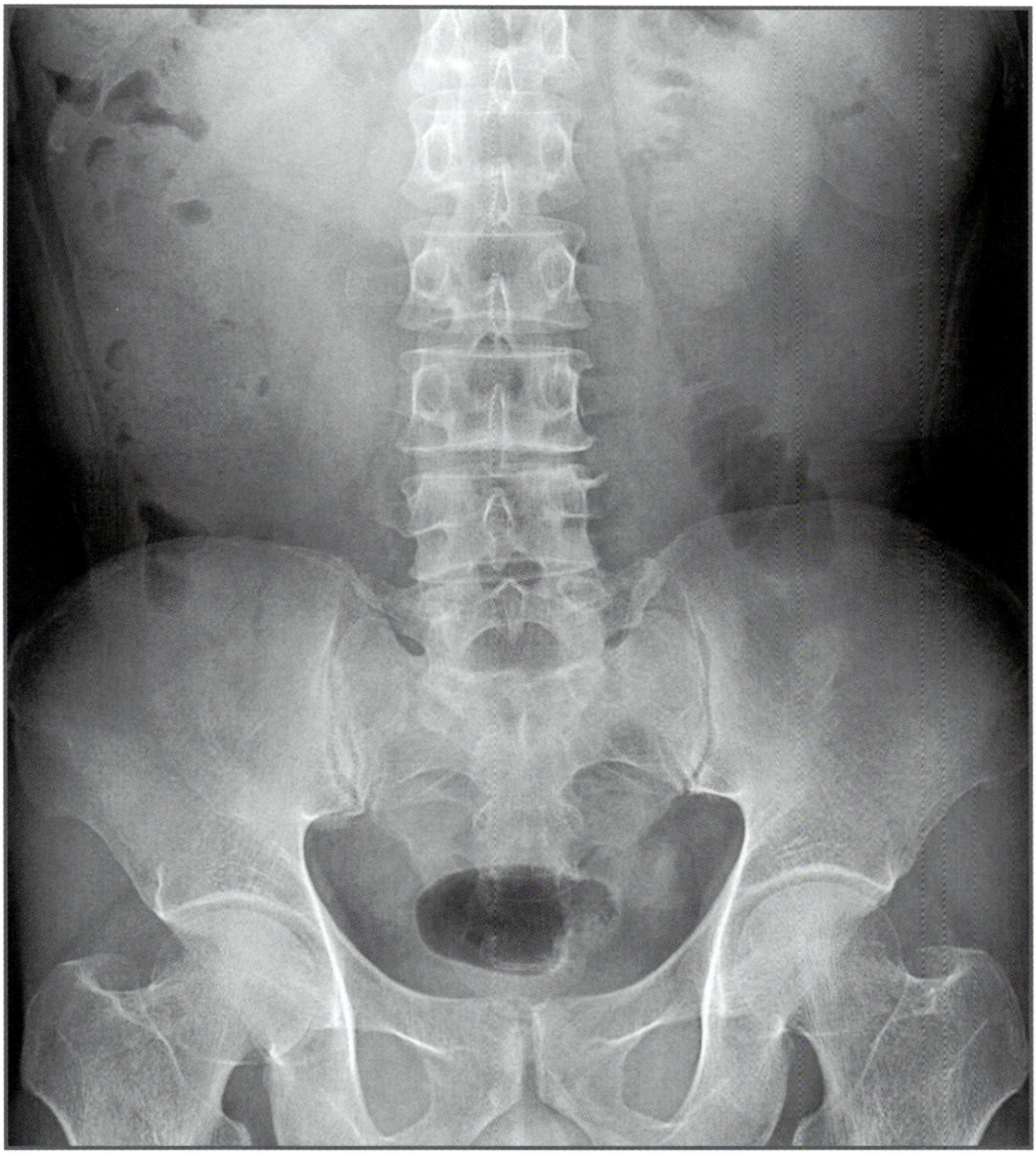

> **読影のヒント**
> - 読影してほしいのは左側腹部の空気像．これが回腸なのか，下行結腸なのかを読む．
> - haustra に見えるので，下行結腸？ それとも Kerckring 襞？ 空腸？
> - 他に有用な情報はないか？

> **読影のしかた**
> - scanogram では腹部が全部入っているので，上腹部の空腸の空気も写っている（図4）．
> - これだけ空腸が拡張していれば，腹部単純X線でもイレウスを診断できる．
> - でもこの腹部単純X線で読影してほしいのは，小腸のKerckring 襞が延びているところ．
> - 一見 haustra にも見えるが，これは下行結腸よりも内側に位置する．
> - やはり，場所は空腸．だとすればKerckring 襞の間隔が空きすぎている．だとすれば腸管内圧が高くなっている状態，すなわちイレウスであると．
> - 空気量が少ないのは，腸管内には fluid collection があり，空気は少量しか存在しないため．

図2　病態のイメージ

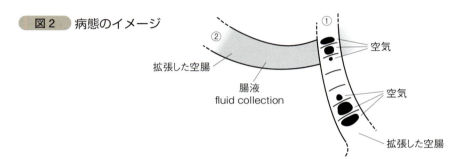

図3　腹部単純X線

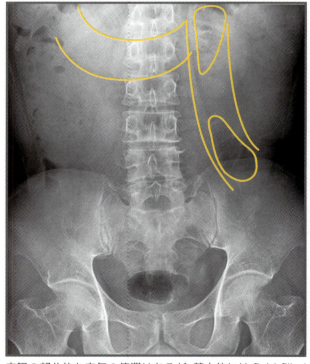

空腸の部分的な空気の停滞はあるが，基本的には fluid filled ileus．

図4　CT/scanogram

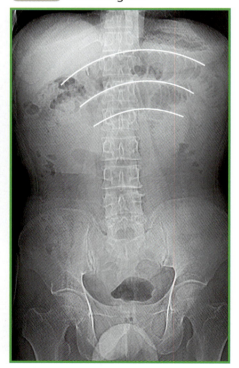

時間経過があるので，空気が動いたようだが，こちらを見れば拡張した空腸であることを理解できる．

図5 腹部単純CT

空：空腸　回：回腸

①胃内は胃液で充満している．
②回腸は拡張し，air-fluid level を形成している．
③-⑥は拡張した小腸内には空気は存在せず，fluid filled ileus となっている．

図6 腹部単純X線を内臓のイメージと合わせて診断する

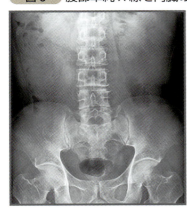
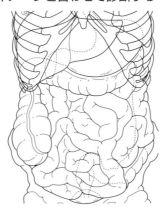

　まずは腸管の位置関係から小腸なのか，結腸なのかを判定する．Kerckring 襞？ haustra？ 腸管径も参考になる．
　腸管内圧が上昇すると，圧は均等にすべての方向に働くので，横径だけでなく長径も拡大する．
　すなわち小腸径は拡張するが，Kerckring 襞も間隔が拡がる．一見すると結腸と見えてしまうが，腸管の存在部位から小腸であることを理解したい．

主題症例⓭　127

図7　小腸のイメージ（イレウス≒腸管内圧の上昇）

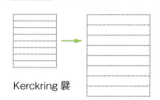

- 空気は黒く写る
- 水は白く写る
- 腸管内圧が上昇すると，短軸にも長軸にも拡張する
- 逆に言うと Kerckring 襞の間隔が開くことは腸管内圧上昇⇒イレウスを疑う所見となる

図8　腸管拡張による襞の見え方の変化

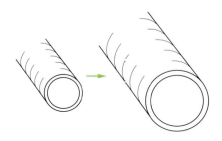

腸管の拡張により小腸の Kerckring 襞が結腸の haustra と迷うほど広い間隔で見えることがある．内圧はすべての方向に均一に加わる（パスカルの定理）．

図9　空気と水の割合の違いによる腸管イメージ

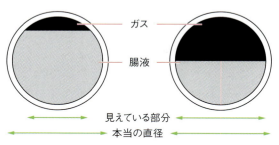

腸管ガスが少ない場合は，X線写真で見えている部分が腸管と同じ直径ではないことがあるため，注意が必要である．

■治療経過

診断は癒着性のイレウス．
治療はイレウス管の留置により，保存的に加療した．1日の排液は 3000mL 以上であった．
5日間のイレウス管留置の後，排ガス排便を認めたため抜去した．

図10　腹部単純X線/イレウス管によるドレナージ後

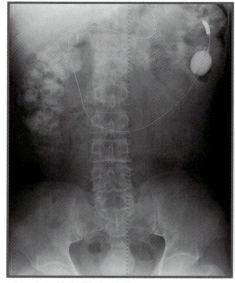

イレウス管留置2日目
造影剤は上行結腸にまで流れている．

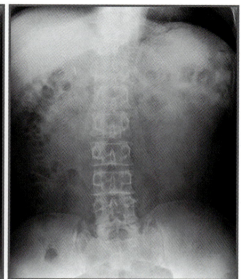

退院時
小腸にガスはほとんどみられない．

【解　説】
- 診断：イレウス（fluid filled ileus）．
- 腹部単純X線：腸液の貯留による腸管の拡張．
- イレウスの診断は niveau/air-fluid level を確認することではない！
- イレウスとは何らかの閉塞病変があり，空気や腸液が移動できず，停滞すること．そのため口側の腸管内圧が上昇する．したがって，イレウスの診断は腸管内圧の上昇を確認することである．すなわち，臥位でも腸管の拡張を確認すれば，イレウスの診断（疑いを含む）は可能．
- また，空気像の少ないイレウス症例があることも認識すべき．このような症例では立位で腹部単純X線撮影をしても niveau や air fluid level を評価することはできない．
- この症例でも，もちろん腹部コンパートメント症候群を念頭に置いておく必要がある．

教訓 Kerckring 襞の開大は小腸の内圧上昇，すなわちイレウスと診断できる．fluid filled ileus に注意！

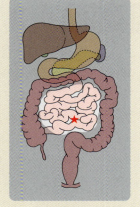

〈関連する診療科〉 消内　救急

覚えておきたい用語

●fluid filled ileus
小腸の閉塞により小腸が拡張した状態で，内腔には空気がなく，胃残や消化液で充満している状態である．腹部単純X線では腸液の貯留により透過性が低下する（症例26，27）．

☕ Coffee Break

何に見えますか？②

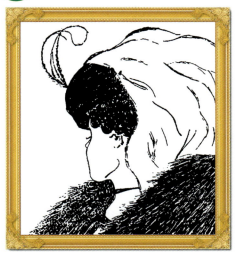

有名な絵なので，御存知の方も多いでしょう．
きれいな？　向こうをを見ている淑女と，ワシ鼻であごの突き出た老婆？　の横顔．
両方が見えて，はじめてこの絵を「理解」したことになるのです．

Part 3 林編 主題症例 ❶

症例 27　腹痛，嘔吐

61歳，女性

難易度　★★★★★
重要度　☆☆☆☆☆

〈20：00頃救急車にて搬送された〉

救急隊「搬送中に車内で一度嘔吐しています．」
Dr.　「どうされたんですか？」
Pt.　「おなかが急に痛くなって，何回も吐いたので，救急車を呼んだんです．」
Dr.　「いつから痛くなったんですか？」
Pt.　「今朝方からおなかが痛くなってきたんですが，お昼は食べられたし，ふつうに便も出ました．16：00頃から痛みが強くなって我慢できなくて……．」
Dr.　「わかりました．おなかの診察をさせてください．」

〈身体所見〉

体温：35.7℃

血圧：139/79mmHg（脈拍 47）

〈腹部所見〉

平坦，軟．臍周囲に圧痛あり．反跳痛なし．

〈既往歴〉

虫垂炎手術

図1 腹部単純X線

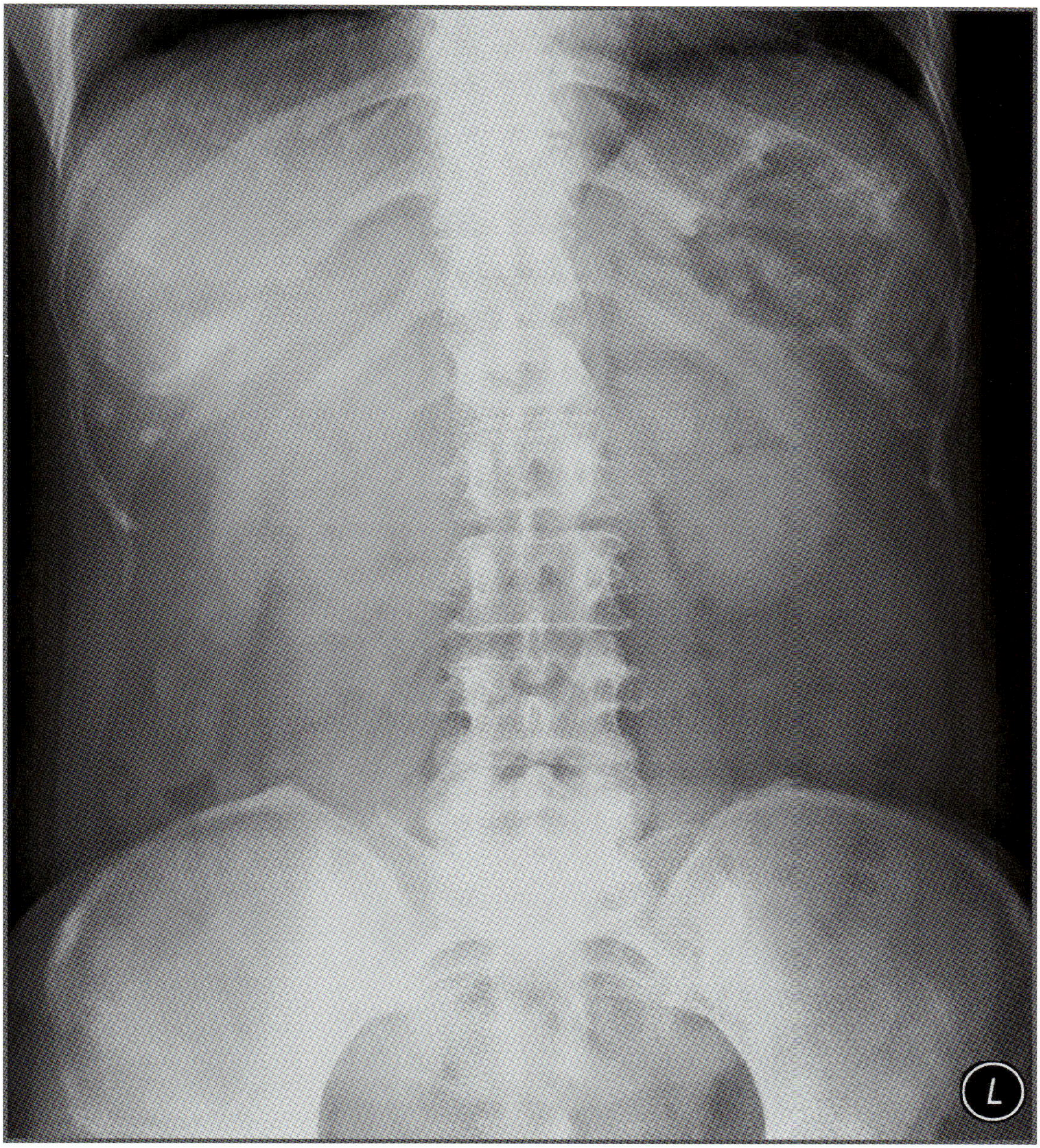

読影のヒント

- 直感と印象で読む：gasless abdomen なので要注意！
- 胃泡は異常ない．
- よーく見ると左下腹部に小さなガス像が見える！
  これは結腸？ 回腸？
- 腸管の走行と特徴を考えよう！

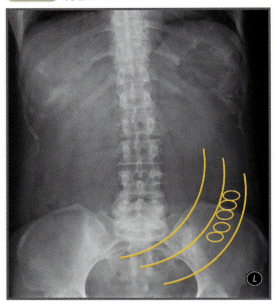

図2 病態のイメージ

読影のしかた

- この写真を見てイレウスと診断できるだろうか？
- 小腸が拡張して，内部には水が貯留し，立派なイレウスだ．このような症例をfluid filled ileusと表現する．
- しかし，小腸にはほとんど空気が存在しないため，立位でもniveauの形成は確認できない．
- この病態はCT画像と比較するとよく理解できるだろう．
- イレウスと診断することはniveauを確認することではなく，腸管の閉塞のために口側の腸管内圧の上昇を評価することだ．
- psoas lineも見えにくくなっている．

X線の解説

細かな空気が連なっている．腸管の走行からは回腸と思われる．とするとKerckring襞の拡張？ 小腸内圧の上昇？ イレウス？ CTを撮らなくては！

覚えておきたい用語

● string of beads sign

小腸のKerckring襞は少しだけビーズのような玉の空気が溜まり，それが連なる状態を指す．イレウスの状態で蠕動により空気が動くとき，このような病態となる．臥位では気泡は腸管の中央に位置する．

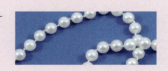

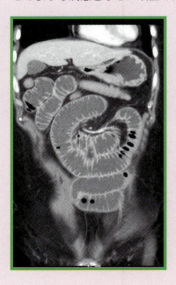

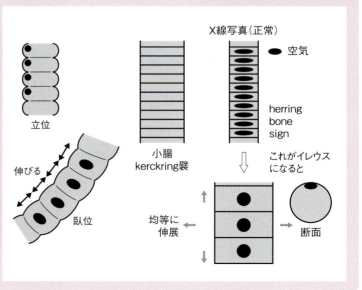

図3 腹部造影 CT

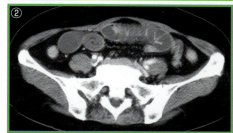
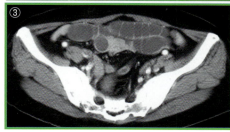
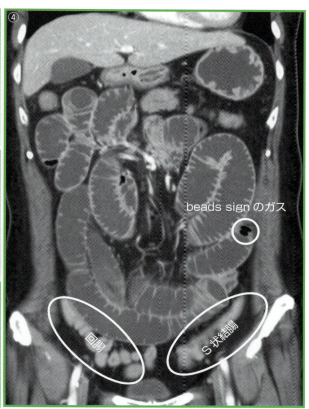

①拡張した空腸にわずかに空気が見える．
②③回腸も水しかなく，fluid filled ileus を呈している．
④腹部単純 X 線で空気が見えたところ小腸には水しかない．終末回腸，S 状結腸は空気も便もなく，虚脱している．円形の空気が見える．string of beads sign だ（前頁の下段の写真参照）．

【解説】
- 診断：癒着性イレウス．
- イレウス管留置により減圧にて保存的に加療．
- 腹部単純 X 線：一見 gasless abdomen，よく見ると空腸・回腸の拡張あり．
- CT で fluid filled ileus と診断．
- 腹部単純 X 線で一見異常がないように見えても，患者の状態を考慮して，他の検査で補完すべきかどうか判断しなくてはならない．

教訓 一見 gasless abdomen だが，よく見ると string of beads sign と診断できる．

〈関連する診療科〉 消内　救急　消外

Part 3 林編 主題症例 ⑮

症例 28 潰瘍性大腸炎症例の臨床経過 | 29歳, 女性

難易度 ★★★★★
重要度 ☆☆☆☆

> Dr.「下血は何回ぐらいありますか？」
> Pt.「1日10回以上です．たぶん潰瘍性大腸炎が再発したんだと思います．貧血のせいかふらつきます．」
> Dr.「なるほど，いつから下血があるんですか？」
> Pt.「出産後から出血し始めたんです．潰瘍性大腸炎は12歳で，診断され加療後はしばらく治っていたんです．もう10年以上も正常でしたが，今回出産後から再燃したみたいなんです．」
> Dr.「診察させてください．」
> Dr.「治療の方針決定のために大腸内視鏡検査をさせてください．」
>
> 〈大腸内視鏡では左半結腸型でMatt's Ⅱと診断（図4，大腸内視鏡参照）．5-ASAを投与し，治療を開始．その後に，下血は悪化し，10日後に再診した〉

〈身体所見〉
- 身長：165cm
- 体重：49.0kg
- 体温：36.5℃
- 血圧：93/70mmHg（脈拍 110）

〈腹部所見〉
- 平坦，軟．圧痛なし．

〈来院時採血結果〉（赤／高値）

WBC	(/mm^3)	9290	Hb	(g/dL)	12.6	Plt (/mm^3)	45.4×10^4
RBC	(/mm^3)	500×10^4	Hct	(%)	39.0	CRP (mg/dL)	02.51

? 読影のヒント

- 造影CT撮影後の臥位の腹部単純X線．
- 直感と印象だけでは読めない．いくつかの読影すべきポイントがあるので，全体を見回して，見たことのない所見（異常と思われる所見）を探す．
- まずは空気（ガス像）を読んでほしい：右側の中部に三角のガスを認める，少し正中よりに縦長のガスを認める．これらの空気がある臓器を考える．
- よく見ると空気のまわりに白色の不透過像が確認できる．
- 左側には空気はまったく見えない．
- すでに潰瘍性大腸炎と診断はついているので，その病態との関連性を考える．

図1 腹部単純X線（造影CT撮影後）

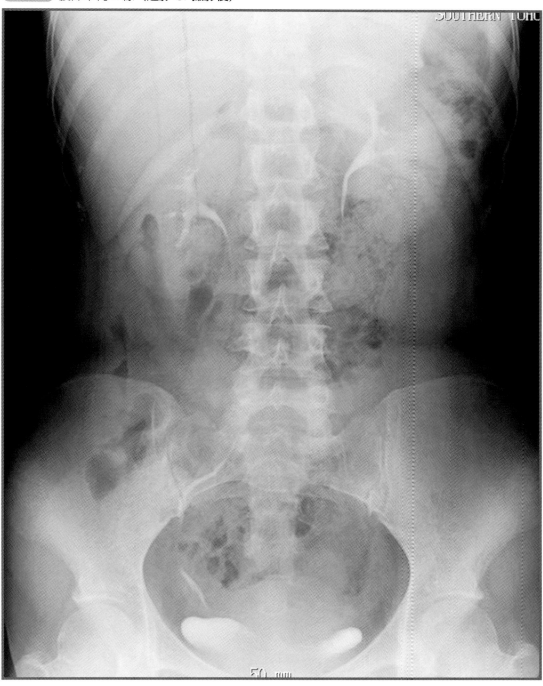

読影のしかた

- 造影CT後の腹部単純X線である．造影後に撮影すると，腎臓・腎盂・尿道・膀胱を確認することができる．
- 本症例では上行結腸に三角の空気（ガス像，図2）を確認できる．
- 場所から考えれば上行結腸である．普通，腸管内に三角のガスが貯留することはない．
- なぜか？　よく見るとその周囲に白色の領域が見られる．腸管の壁肥厚/浮腫？
- さらによく見ると右半横行結腸も鉛管状のガス像が見える．同様に壁の肥厚を確認できる．
- 本症例は軽症の左半結腸炎型の症例なはず！？
- しかし，腹部単純X線では全結腸炎型，炎症の程度は重症に見える？
- すぐにCTを撮影しなくてはならない！

図2　病態のイメージ

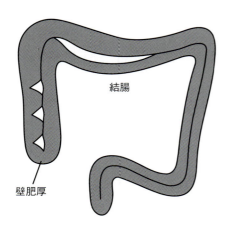

腸管は全体にわたり浮腫状で，内腔は虚脱している．上行結腸，横行結腸にわずかに内腔の空気（ガス像）がみられる．

図3　腹部単純X線（初診時）

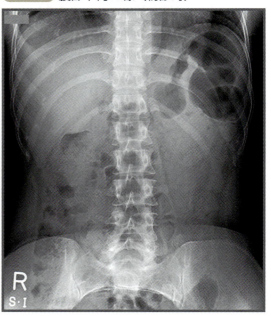

X線の解説　（初診時）

　上行および下行結腸に便が停滞している．

　脾弯曲部はガスで腸管の拡張がみられる．内側に見えるのは胃．

　脾弯曲部のガスはやや拡張気味だが，下行結腸の便のために排出不良となっているものと考える．概ね異常のないX線像である．

　腹部単純X線における腸管のイメージについては，One Point Advice「腸管のイメージ」（☞p.156）を参考にしてほしい．

図4　大腸内視鏡

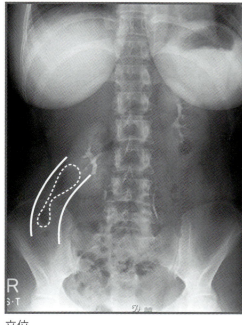

大腸内視鏡では，深部結腸（①）は瘢痕病変のみで下行結腸（②）はびらんを認める．

S状結腸（③④）は浅い白苔を伴った潰瘍を認め，色素撒布では浅い潰瘍にわずかにたまりができる．

左半結腸型，Matt's Ⅱと診断した．

図5　腹部単純X線

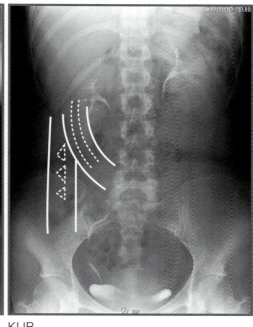

立位　　　　　　　　　　KUB

　空気は腸管の内側をみている．それを取り囲むX線不透過部分が炎症による浮腫状の腸管壁をみているので，漿膜側を想定する線を引くとこのようになる．

図6　腹部造影CT

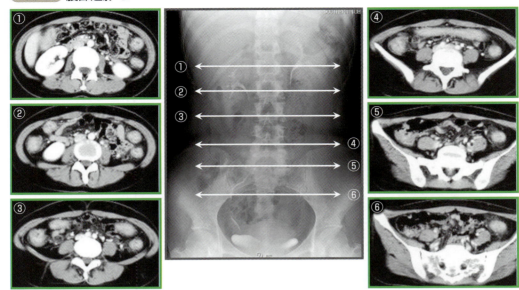

　上行結腸（①-③），横行結腸（②-④），下行結腸（④-⑥），いずれも浮腫状で内腔は虚脱し空気も便も見えない．盲腸だけは便と空気が見える．内腔は虚脱し，粘膜はよく造影される（⑥）．漿膜側の毛羽立ちも見える（②）．貫壁性の強い炎症と判断する．

　CT所見では特徴的な所見として腸管浮腫をdouble halo sign（target sign），漿膜側の脂肪織炎をproliferation of perirectal fat，血管新生をhyperemic mesenteric arteries[3]と表現することもある．

図7　初診から再診時までの病態の変化

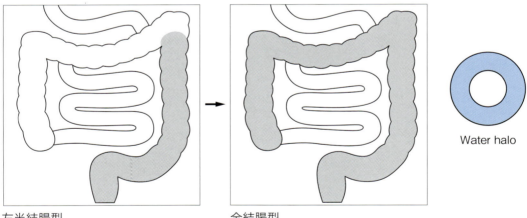

左半結腸型　　　　　　　　全結腸型

- 初診時の炎症が軽症であったにもかかわらず，わずか2週間の間に全結腸炎型に増悪した症例．
- 内視鏡での経過観察は行っていない．
- 腹部単純X線とCTでその病態が理解できるので，内視鏡で確認する必要はないと判断した．
- もし大腸内視鏡を施行していれば，少なくともMatt's Ⅲ～Ⅳ程度にはなっていたものと思われる．

---

3) Thoeni RF. CT imaging of colitis. Radiology. 2006; 240: 623-38.

図8 腹部単純X線（LCAP 4回終了時）

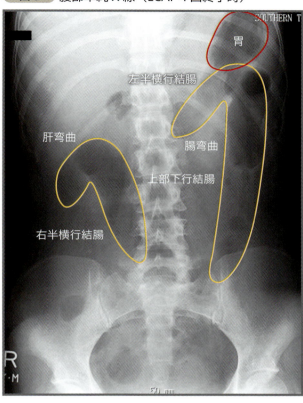

白血球除去療法（leukocytapheresis: LCAP）4回終了時の腹部単純X線である．上行結腸上部から右側横行結腸，下行結腸上部の腸管が内腔は拡張しているのがわかる．
腸管の浮腫は改善していると考えられる．

【解　説】

- 診断：潰瘍性大腸炎/全結腸炎型，急性増悪症例．
- 腹部単純X線：腸管の浮腫．
- 10日間ほどで急性増悪し，CTでも連続性に腸管浮腫を認める．左半結腸炎型から全結腸炎型へと変化した．
- CTにて病態を充分に評価できたため，大腸内視鏡検査を再検していない．
- 治療はLCAPを導入し，改善した．
- 炎症の強い時期に，不必要に内視鏡をすべきではない．

教訓 腹部単純X線で腸管の浮腫を評価することで診断の一助とすることもできる．

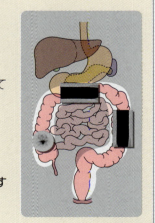

〈関連する診療科〉 消内

症例29 関連症例：虚血性腸炎　　56歳，女性

下血で救急外来を受診した症例．gasless abdomen に近い．特に左はガスも便も確認できない．

図1　腹部単純 X 線（腹部造影 CT 検査後の撮影）

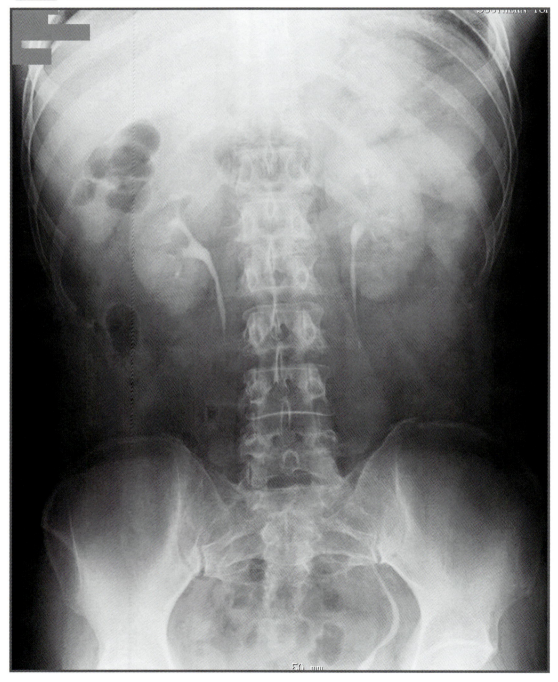

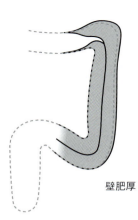

図2　病態のイメージ

gasless abdomen であるが，病変は下行結腸にある管腔は虚脱し，内腔はガスも便もない．壁は浮腫状で肥厚している．CT では water halo と認識される．

内視鏡から虚血性大腸炎と診断した．送気により管腔は広がるが，潰瘍とびらんが強く，通常の状態では虚脱するのだろう．

壁肥厚　なお，腹部単純 X 線における腸管のイメージについては，One Point Advice「腸管のイメージ」（☞ p.156）を参考にしてほしい．

図3　画像所見の比較（腹部単純 X 線，造影 CT，大腸内視鏡）

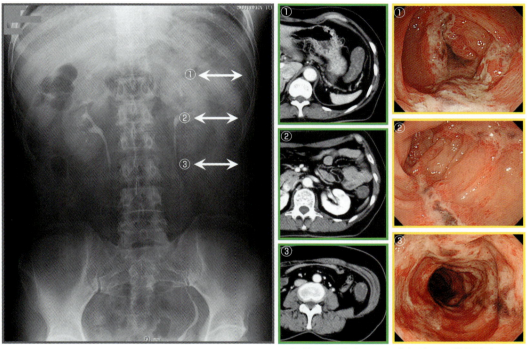

下行結腸の浮腫を認める（①−③）．　内視鏡では線状潰瘍とびらんを認める（①②）．

【解 説】

- 診断：**虚血性大腸炎**．下行結腸から S 状結腸まで．
- 腹部単純 X 線：gasless abdomen．
- 注腸造影検査では thumb printing を確認することもあるが，施行は必須ではない．
- 本症例においては加療後，ある程度の改善を待って，大腸内視鏡検査を施行した．内視鏡所見は回復期のものである．

 gasless abdomen は異常をきたしていると考える方がよい．

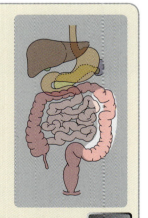

〈関連する診療科〉　消内

症例 30　関連症例：腸管嚢腫様気腫症

85歳，女性

難易度 ★★
重要度 ☆☆

胆石の術後症例．便秘の精査のため大腸内視鏡の依頼があった．

図1 腹部単純X線

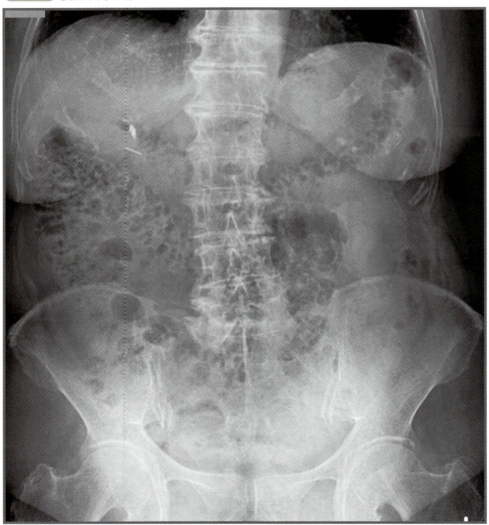

❓ 読影のヒント

- 直感と印象で読むと，まず肥満であることがわかる．
- 次に結腸のガスが目立つ．上行結腸から横行結腸にかけて φ 0.3～0.5 cm 大の気泡状のガスが見える．これが便の中の空気なのか？ 便の停滞を思わせるX線透過度の低下はあまりない．

図2 大腸内視鏡（上行結腸）

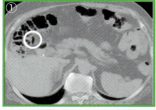
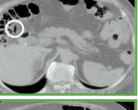

大腸内視鏡では上行結腸までの観察で，全周性に小隆起を認め，粘膜は発赤しているのが確認できた．粘膜の一部は粘膜が菲薄化している．

穿刺すると気泡は破れ，虚脱した．

図3 腹部単純CT

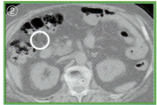
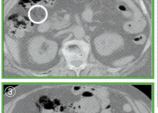
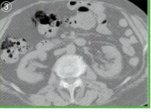
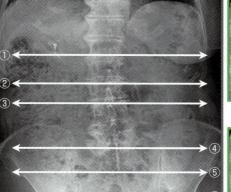
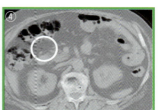
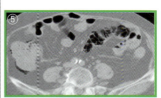
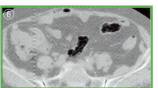
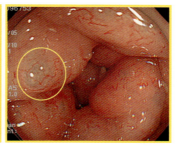

①−⑥ S状結腸から盲腸まで結腸は小さな気腫で占められている．便の停滞はほとんどない．

腸管膜側に気泡を認める．

free air でも，腹膜炎ではない．

【解 説】

- 診断：腸管嚢腫様気腫症[4]．
- 大腸内視鏡で上記と診断し，腹部 CT を撮影した．
- CT では上行結腸，腸管膜側に気泡を確認し，free air と診断した．しかし自覚症状はなく，採血結果からも腹膜炎ではないと診断した．
- 穿通（penetration）であって，穿孔（perforation）ではないのだろう．
- 絶食，点滴投与の上保存的に加療した．
- 腹部単純X線でも，病態に見合う所見は得られていた．

 本症例では，CT を撮影すると無症候性遊離ガス（free air）がみられることがある．

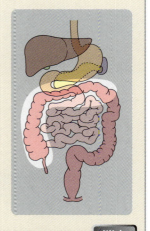

〈関連する診療科〉 消内

---

4) 腸管嚢腫様気腫症：pneumatosis intestinalis（壁内気腫：intramural gas）
Pear BL. Pneumatosis intestinalis: a review. Radiology. 1998 Apr; 207 (1): 13-9.

Part 3 林編 主題症例 ⓰

症例 31　腹部膨満感

68歳, 男性

難易度 ★★
重要度 ☆☆

〈既往に脳梗塞, 症候性てんかんがあり, 会話にての意思疎通が難しく, ご家族が同伴されて説明される. 右不全麻痺があり, 右手が腹部に添えられている〉
Dr.　「どうされましたか？」
家族　「4日前ぐらいから, おなかが張っているみたいなんです.」
　　　「昨日近くの医院で診てもらったら, おなかに腫瘍があると言われて, 精密検査をお願いします.」
Dr.　「それではおなかの診察をさせていただきましょう.」
　　　「確かにおなかは張っていますね……硬い.」

〈身体所見〉
脳梗塞後遺症のため右不全麻痺. 右上肢は拘縮もあり, 腹部に置かれている.

〈腹部所見〉
腹部膨満. 緊満感あり, 圧痛あり. ガスはない.

？ 読影のヒント

- 直感と印象で読む：骨盤部は gasless になっている.
- gasless の範囲は上端は第二腰椎ぐらいまで.
- ほぼ正中に位置し, 周囲の回腸を圧排している.
- 小腸のガスの貯留は異常か？
- 何が？　どの臓器が？　どうして？　このように見えているのか？

図1 読影してみましょう！

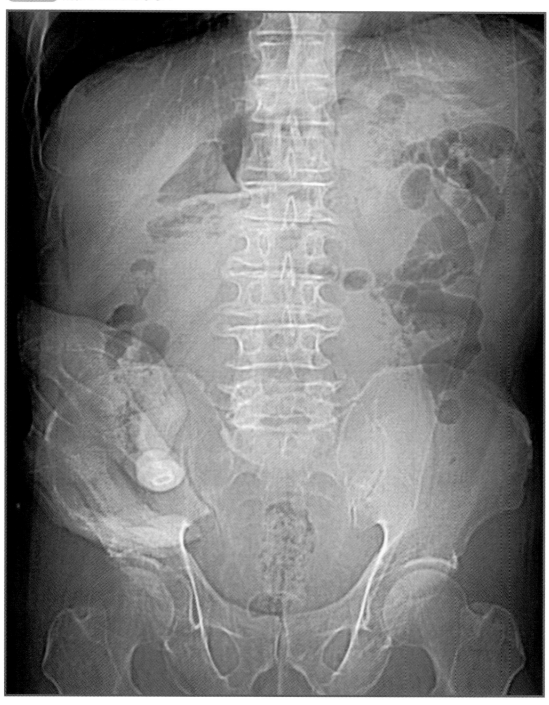

図2 腹部単純CT

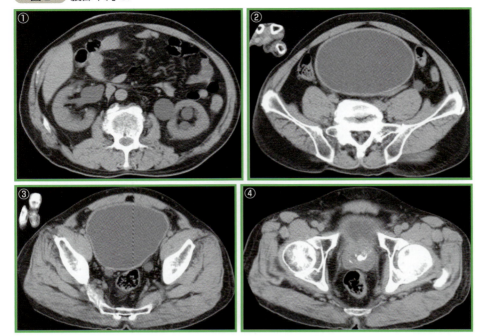

①両側尿管および腎盂の拡張を認める．水腎症と診断できる．
②③腹部の膨隆が膀胱によるものであることがわかる．
④石灰化を伴う前立腺肥大も確認できる．

図3 腹部単純X線と腹部単純CT/coronal像の比較

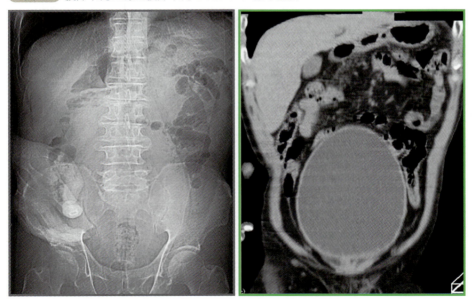

腹部単純X線とCT/coronal像（冠状断）と比較すると，膀胱の腫大が理解できるだろう．

【解　説】

- 診断：尿閉．前立腺肥大症．
- 腹部単純 X 線：膀胱拡張．
- 偽腫瘍（pseudotumor）!?．
- 腹部膨満感，腫瘤疑いにて精査依頼を受けた症例．
- 石灰化を伴う前立腺肥大症で，導尿が難しく，泌尿器科の医師に処置を依頼した．1400mL もの尿が排出された．
- 処置をしてくれた医師も導尿でこれだけの排尿はかつて経験したことがないと．
- 尿閉の持続により，水腎症も呈していた．
- 空腸ガスの偏位は膀胱の圧排によるものであった．
- この症例でも，もちろん腹部コンパートメント症候群を念頭に置いておく必要がある．
- これだけ膀胱の拡張があると，腫瘤として触知されおなかは硬くなる！

 gasless 所見から腹部への占拠性病変を疑うべき症例．

〈関連する診療科〉 消内　泌尿器科

Coffee Break

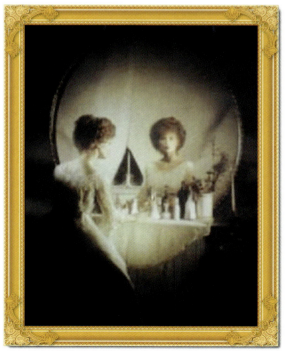

何に見えますか？③

御存知の方も多いでしょう．

遠目に見るとどくろに．よくみると鏡台に座る貴婦人に見えますね．

両方が理解できないと，本当の理解ではないのです．

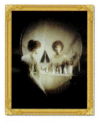

遠目で見ると…

症例 32　関連症例：尿閉

75歳，女性

難易度 ★★☆☆
重要度

同じく尿閉症例である．一般的に女性に尿閉は少ないとされるが．

図1　腹部単純X線

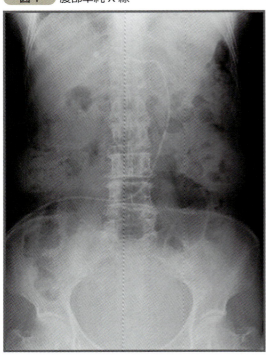

図2　腹部単純X線（造影CT撮影後）

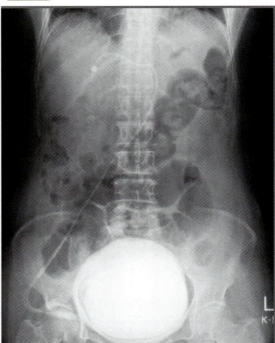

【解　説】
- 診断：尿閉．
- 腹部単純X線：S状結腸のガスの貯留が著明．
- 黄疸の加療のため，PTBD（経皮経肝胆道ドレナージ）のカテーテルが留置されている．
- おなかが張る：腹部打診では下腹部に鼓音あり．
- 骨盤部に gasless 像を認める．
- 膀胱の腫大によるS状結腸の圧排・閉塞に伴いガスの停滞あり．

教訓　女性の尿閉は多くはないが，頻度で決めつけてはいけない．

〈関連する診療科〉　消内　救急　泌尿器科

One Point Advice

ALARA 原則

「ALARA[5]」とは"As low as reasonably achievable"の頭文字で，国際放射線防護委員会が1977年勧告で示した放射線防護の基本的考え方を示す概念である．「すべての被ばくは社会的・経済的要因を考慮に入れながら合理的に達成可能な限り低く抑えるべきである」という基本精神に則り，被ばく線量を制限することを意味している．

2000年以降，小児医療におけるCTなどによる被ばく過多に対する反省から，このALARA原則が普及し，小児科領域ではX線撮影の診断的価値が再認識されている[6]．

不必要な被ばくを避けるのは決して小児に限ったことではない．大人でも，必要最小限の被ばくで最大限の情報を引き出すべきである．そのために腹部単純X線を活用すべきだと思う．

腹部X線写真は多くの情報を有している．その情報から，CTを撮影するかどうかを判断すべきだと思う．けっして腹部X線写真は放射線科医のためのものではないし，一部の専門職にしか読影できないものでもない．いろいろな"～sign"という用語を覚えていなくても，真摯にX線に向き合えば，情報を引き出すことはできる．

それが医療技術と医療の質の向上につながるし，患者にも恩恵が得られるだろう．ひいては医療費の抑制にも貢献するものと思う．

---

5) Slovis TL, et al. ALARA conference executive summary. Pediatr Radiol. 2002; 32: 221.
6) 宮崎 治．単純X線写真で診断できる疾患，診断すべき疾患．1．小児．臨床画像．2011; 27: 138-51.

Coffee Break

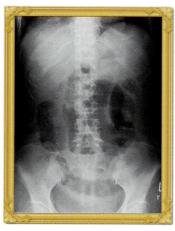

絞扼性イレウス（症例25）

「多くの人は，自分が見たいと
　欲することしか見ていない」
　　　　　　（ユリウス・カエサル）

「すべての放射線医は
　見たいものしか見ない．
　自分の知っていることしか見ない」
　　　　　　（放射線医ソスマン）[7]

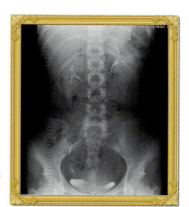

潰瘍性大腸炎（症例28）

---

7) 大場 覚．腹部単純X線のよみ方（序文より）．東京: 中外医学社; 1990.

症例 33　関連症例：慢性膀胱炎・前立腺肥大症

76歳，男性

〈開業医さんからの紹介：大腸内視鏡の依頼〉
- Pt. 「2週間便が出ないんです．食欲もありません．」
- Dr. 「なるほど，それで大腸検査を勧められたのですね．まずはおなかの診察をさせてください．」
- Pt. 「お願いします．」
- Dr. 「2週間便が出ていないと，もしかすると便が詰まっているかもしれません．大腸検査前におなかの写真撮影をしましょう．」
- Pt. 「わかりました．」

〈既往症〉
糖尿病，高血圧，脂質代謝異常，胆石，前立腺肥大症，便秘

〈身体所見〉
身長：157 cm
体重：76 ← 73 kg
血圧：148/93 mmHg（脈拍 89）

〈腹部所見〉
平坦，圧痛なし．

〈来院時採血結果〉
貧血なし，腫瘍マーカー正常．

図1　腹部単純 X 線（造影 CT 撮影後）

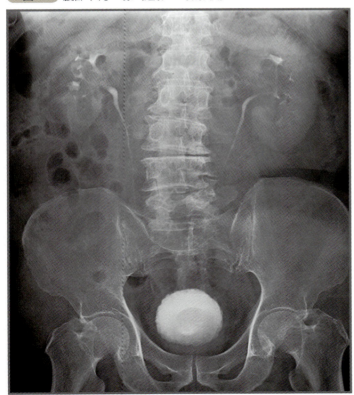

これは造影 CT 後に撮影されている．先に泌尿器科も受診し，造影 CT が撮影されていた．

2週間排便がない．結腸癌で閉塞？　イレウス？　緊急手術？　最悪のシナリオを想定していた．

しかし，一見してそれほど便もガスも停滞していない．少なくともイレウスではない．

膀胱が異常と認識できるだろうか？

めったに診ることはないと思うが，異常であることを認識してほしい．

図2　腹部単純X線　他症例との膀胱の比較

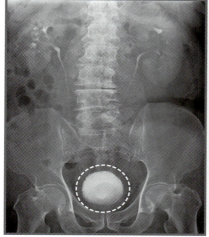
本症例

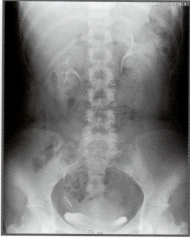
症例28　潰瘍性大腸炎

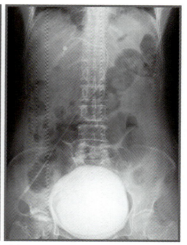
症例32　尿閉

　膀胱（壁）は膜なので可塑性が高く，容易に変形する（症例28）．症例32の尿閉症例のように，よほど拡張しなければ球形になることはない．膀胱容量はたぶん50 mL程度で，通常なら症例28のような形を呈するはずだ．膀胱内腔も通常は平滑である．このようなごつごつした夏ミカンの皮のような形になることはない．よく見ると造影剤の周りに膀胱壁が見える！ 膀胱壁がX線不透過で白く厚くなっている．また膀胱の中央に窪みが見える．これは前立腺腫大による圧排のためだ．これらのことをCTで確認しよう．

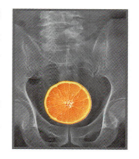

図3　腹部造影CT

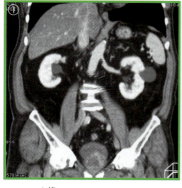

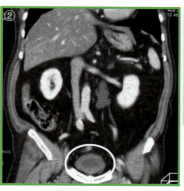

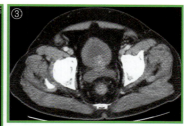

③ axial像．
尿と膀胱壁のコントラストはあまり良くないが，壁肥厚は確認できる．

coronal像．
①腹部単純X線はCT後に撮影されているので膀胱に造影剤が見えるが，CTでは造影剤はまだ尿管に流出していないので，膀胱にも届いていない．恥骨の直上に前立腺と壁肥厚を伴う膀胱を確認できる．
②膀胱の壁の肥厚がわかる．厚さは1cmほどだろう．内腔に尿はほとんど溜まっていない．

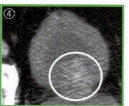

④前立腺の肥大と石灰化も確認できる（③の拡大）．

【解　説】

- 診断：**慢性膀胱炎，前立腺肥大症**．
- 膀胱の形が円形！　これは正常ではありえない．慢性膀胱炎のためである．
- 膀胱が夏ミカンのようにゴツゴツしている．真ん中に凹みがあるが，膀胱が硬くなっていることと，前立腺肥大症で膀胱を圧排しているのがわかる（著者はこれを orange peel like cystic bladder と名付け，使用している）．
- 泌尿器科へ診察の併診を依頼したところ，膀胱鏡で前立腺の膀胱内への突出と左壁の炎症所見があり，膀胱癌の鑑別が必要ということで精査．
- 診察理由の便秘はあるのかもしれないが，CT 所見を加味しても臨床上問題となるイレウスではない．
- まずは服薬から開始して，2～3 週間後に大腸内視鏡検査をすることにした．

教訓 見えているものが異常と認識できるかが問題．

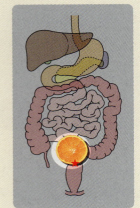

〈関連する診療科〉　消内　泌尿器科

Quiz

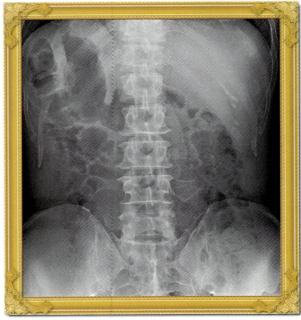

さて，どう読影しますか？

この症例をどう読み解きますか？

➡ 答えは p.185 に

One Point Advice

結腸病態モデル

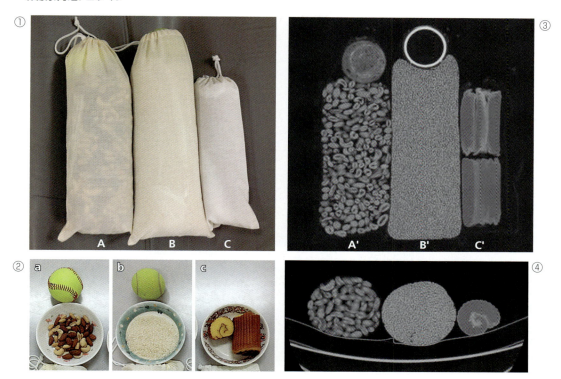

症例1における，肝弯曲に腫瘍がある状態の上行結腸の閉塞モデルを作ってみた．
ボールが腫瘍を表す（②）．

写真①

A：閉塞してすぐは，便に含気（隙間）がある．
　　アーモンド / カシューナッツ / ピーナッツで表現．
B：経時的に便は圧縮され，含気がなくなる状態．
　　お米を詰めた状態．
C：潰瘍性大腸炎や虚血性腸炎で腸管壁が浮腫となり，腸管内腔が虚脱している状態．
　　伊達巻．

写真②

a：野球のボール（腫瘍）とアーモンド / カシューナッツ / ピーナッツ（便）
b：テニスボール（腫瘍）とお米（便）
c：伊達巻（腸管）

CT 画像：axial 像（③），coronal 像（④）

A'：肝弯曲にある腫瘍により，腸管は閉塞し，上行結腸は拡張している．便の中には含気（隙間）がある．
B'：便は圧縮され，含気（隙間）がなくなっている．上行結腸は余計に拡張している．
C'：腸管壁は浮腫状に肥厚し，内腔は虚脱している．

症例 34　関連症例：前立腺肥大症　79歳，男性

難易度 ★★
重要度 ☆☆

膵腫瘍精査中に超音波検査で指摘された前立腺病変．自覚症状はない．

図1　腹部単純X線（造影CT撮影後）

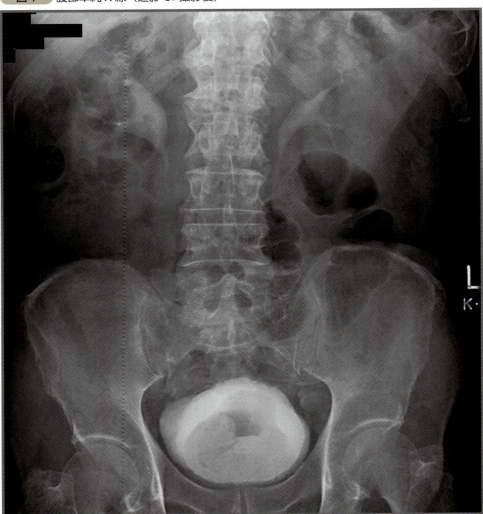

? 読影のヒント

- 造影CT検査後に腹部単純X線を撮影した．
- 膀胱に造影剤が溜まっている．
- S状結腸にガスが見える．
- 膀胱内が黒く見える．これはガスか？
- ではなぜ黒いのか？

図2　腹部超音波

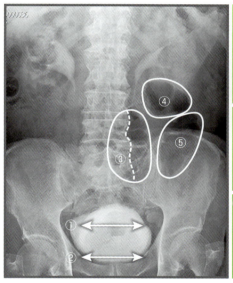

超音波検査では膀胱（白点線）はほとんど認識できず，8cm 程の巨大な腫瘤で占められている（黒点線）．腫瘤は一部 hypoechoic に見える．

図3　腹部単純 X 線/腹部造影 CT

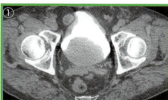
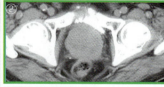
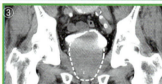

①② axial 像．
③ coronal 像．
膀胱内に造影剤が貯留している．
病変により圧排あり．
前立腺肥大である．

【解説】

- 診断：**前立腺肥大症**．
- 一見，「膀胱内にガスが溜まっている」「前方にガスが重なっている」ように見えるかもしれない．
- しかし，実は膀胱内の占拠性病変をみているのだ．前立腺肥大による圧排所見である．
- これは CT を見比べればよく理解できる．
- S 状結腸（③）のガスをみると椎骨に重なるので，黒いガス像は点線のように見えるかもしれない．しかし実際には実線のトレース部分にある．それは S 状結腸部分（④⑤）の腸管径を参考にすれば理解できるだろう．骨の石灰化は X 線不透過なので，ここにガスが重なっても黒く抜けないのだ．
- 膀胱内には造影剤がある．ここが黒く抜けているのは，ガスが存在するのではなく造影剤がないから．すなわち占拠性病変と考えるべき所見なのだ．膀胱の下方向からの圧排で 79 歳男性を考えれば前立腺肥大症を疑ってあまりある．もちろん，癌との全鑑別診断も必要だ．

Part 3 林編 主題症例 ⓱

症例 35　腹痛？　苦悶

73歳，男性

難易度 ★★★★★
重要度 ☆☆☆☆☆

肺炎で入院中の患者．
既往に30年ほど前の脳出血あり，右不全麻痺．自発語はなく寝たきりの方．
主治医からおなかの診察を依頼された．

One Point Advice

腸管のイメージ

- 腹部単純X線の読影は慣れないと難しいかもしれない．
- まずは腸管のイメージをモデルで確認しておこう．トイレットペーパーが腸管壁を表す（a）．
- 上行結腸はやや拡張している（b）．
- 横行結腸から下行結腸までは腸炎を起こしている状態を表し，浮腫を表している．ここまでの浮腫になるとすでに管腔臓器ではなく，充実臓器と認識しなければならない．
- S状結腸はやや浮腫状だが，管腔は保たれている．
- 直腸は正常．

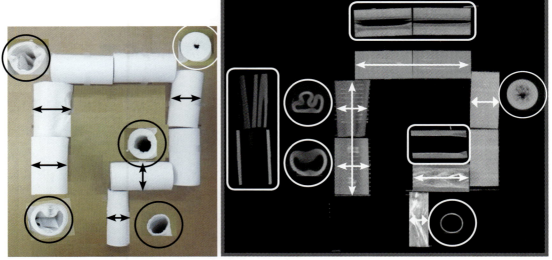

a) トイレットペーパーの厚さで腸炎の程度を再現
b) X線透視画像

図1 読影してみましょう！

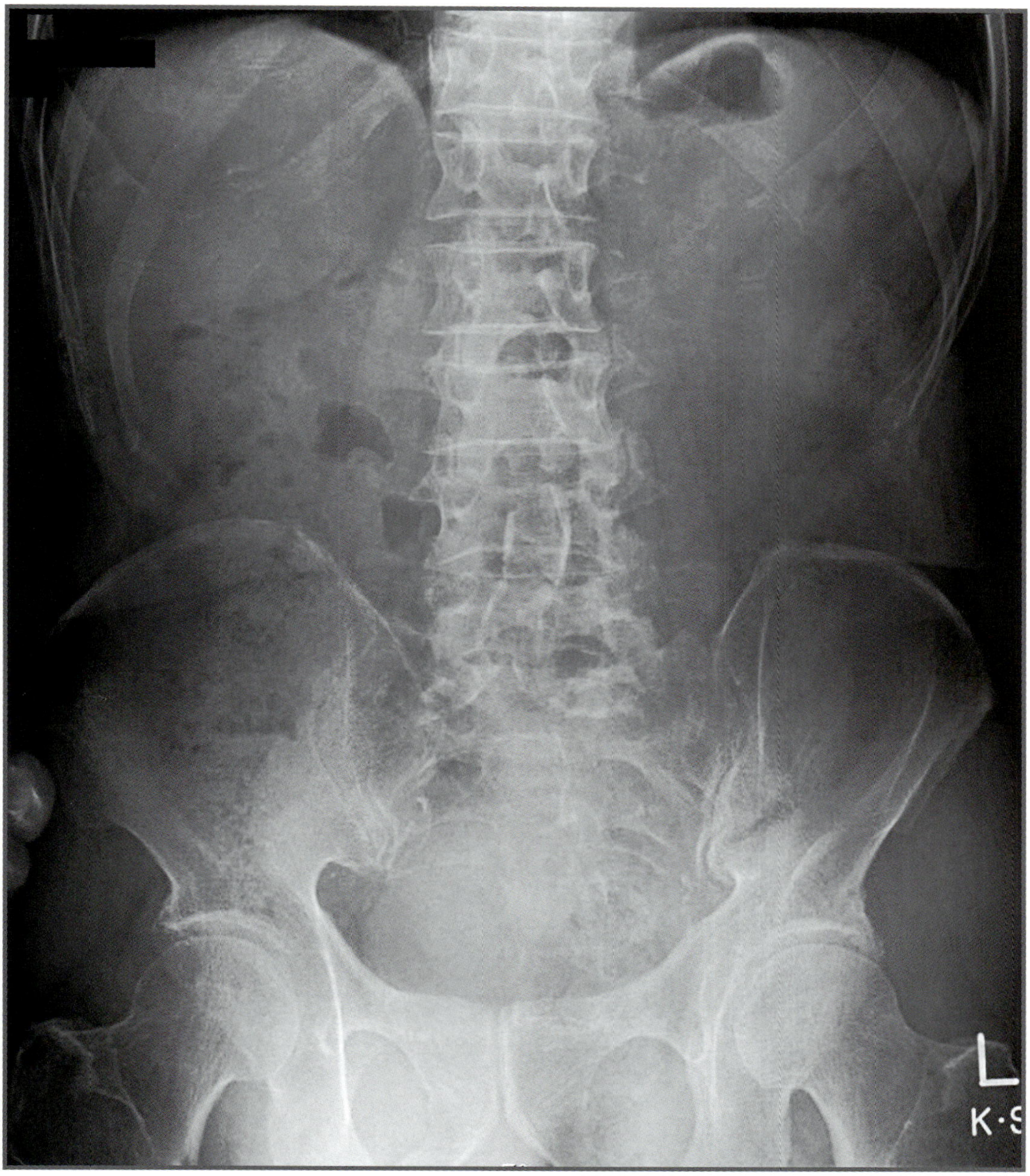

読影のヒント

- 直感と印象で読む：gasless abdomen に近い．
- 下腹部に注目．何か見えないか？　何が見えているのか？

図2 腹部単純X線

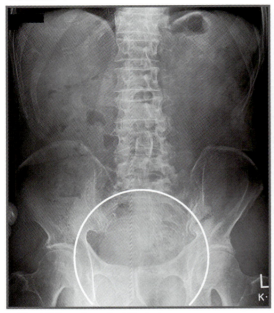

X線不透過の"モノ"が存在する．

図3 腹部単純CT/scanogram

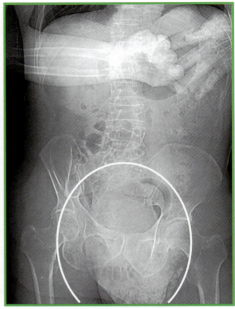

X線不透過の"モノ"は鼠径部まで存在する．

図4 腹部単純CT

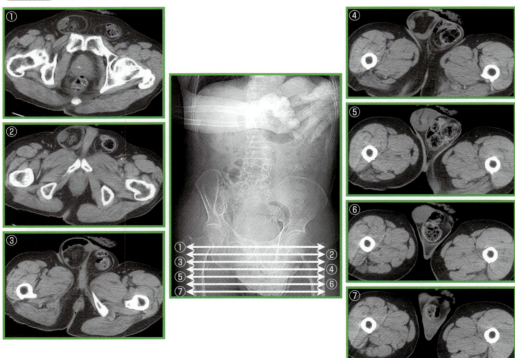

陰嚢内に腸管が入り込んでいるのがわかる．

【解　説】
- 診断：鼠径ヘルニア．
- 鼠径部ヘルニアⅡ-3.（ヘルニア間≧φ3cm）[8]
- ヘルニアなので，丁寧な腹部の診察をすれば診断は難しくない．しかし，腹部だけを診断するだけなら診断ができないかもしれない．
- 実は病変は写真の下方にありよく見えていない．骨盤部，恥骨にも病変の一部はかかっており，X線不透過の部分そのものが病変である．
- その左方はやや黒く，空気を含むようにも見える．
- 図3はCTのscanogramだが，こちらを見ると病変は理解できるだろう．陰嚢の腫大が確認できる．この中に腸が入り込んでいて鼠径ヘルニアを呈している．
- 明らかなイレウスは起こしていないが，起こしていてもおかしくない．
- 外科治療が遅れると結腸が阻血になり，壊死を起こす．
- 適当な時期に外科治療が必要である．

教訓 X線不透過所見は目を凝らさないと見えにくい．

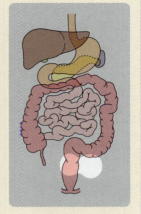
〈関連する診療科〉
消内　泌尿器科　消外

One Point Advice

ヨード造影剤投与について

造影剤を投与するときに，常に年齢や腎機能を確認し，適応を評価し投与する．できるだけ不要な投与は避けたい．

1）禁忌

ヨードまたはヨード造影剤に過敏症の既往のある患者．重篤な甲状腺疾患のある患者（バセドウ病の増悪期）．

2）原則禁忌

- 一般状態が極度に悪い患者
- 気管支喘息のある患者
- 重篤な心障害のある患者
- 重篤な肝障害のある患者
- 重篤な腎障害がある患者
- 急性膵炎の患者
- マクログロブリン血症の患者
- 多発性骨髄腫の患者
- テタニーのある患者
- 褐色細胞腫のある患者，またはそのおそれがある患者

注意
ビグアナイド系糖尿病薬（メルビンなど）との相互作用により，尿酸アシドーシスが現れることがある．

また造影剤は腎臓から排泄されるが，造影剤腎症は造影剤が腎へ1回通過し完成するといわれている．最近の報告では，その予防目的で血液透析しても腎障害の発現率に影響を与えないとされている[9-11]．

---

8) 日本ヘルニア学会．鼠径部ヘルニアの分類．http://www.med.teikyo-u.ac.jp/~surgery2/hernia/page1/page1.html
9) Vogt B, Ferrari P, Schönholzer C, et al. Prophylactic hemodialysis after radiocontrast media in patients with renal insufficiency is potentially harmful. Am J Med. 2001 Dec 15; 111 (9): 692-8.
10) Kawashima S, Takano H, Iino Y, et al. Prophylactic hemodialysis does not prevent contrast-induced nephropathy after cardiac catheterization in patients with chronic renal insufficiency. Circ J. 2006; 70 (5): 553-8.
11) 腎障害患者におけるヨード造影剤仕様に関するガイドライン2012．http://www.jsn.or.jp/guideline/pdf/CIN_2012.pdf

症例 36　関連症例：巨大膵囊胞

54 歳，女性

難易度 ★★
重要度 ☆☆☆

> Pt.　「痛いというか張りみたいな感じです．もう半年くらいになります．最近はあまり食欲もないんです．」
> Dr.　「おなかの診察をさせてくださいね．」

〈身体所見〉
- 身長：149 cm
- 体重：61.5 kg
- 体温：36.5℃
- 血圧：176/100 mmHg

〈腹部所見〉
- 平坦，軟．左腹部痛あり．

〈来院時採血結果〉
- おおむね異常なし．

❓ 読影のヒント

- 直感で印象で読むと gassless abdomen.
- 胃泡は上に押されている．
- 造影 CT 後なので，腎盂・尿管・膀胱が見える．これは異常？

Quiz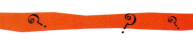

何が見えますか？④

我々が守らなければならない大切な"いのち"に見えますか？

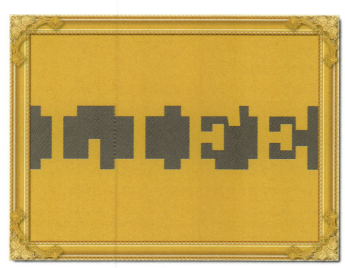

➡ 答えは p.201 に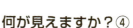

図1 腹部単純X線

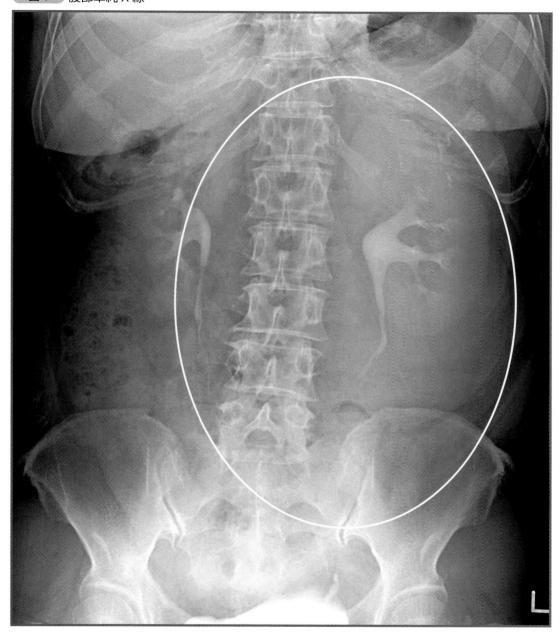

主題症例 ⑰ 161

図2 腹部造影 CT（①②）と MRI/MRCP（③④）の比較

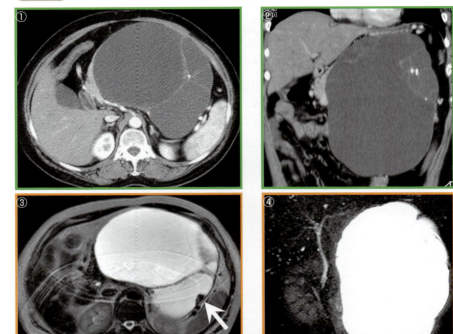

axial 像　　　　　　　　　　　　　　coronal 像

①②ほとんど造影されない巨大嚢胞性病変．膵臓を圧排している．
　ここまで大きいと原発が膵臓か後腹膜か鑑別が難しい．
　またここまで大きいと原発部位の鑑別が難しいだけでなく，胃を圧排して，胃が膨らまない．食思不振，嘔吐などの症状になる．
③嚢胞内に隆起性病変あり（矢印）．
④嚢胞の大きさはわかるが，膵臓との位置関係はわからない．

【治療 / 嚢胞切除】
　膵臓から発生した嚢胞性病変であった．矢印に隆起性病変を示す．

図3 切除標本

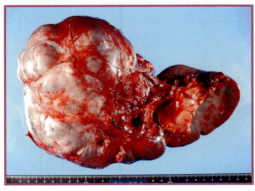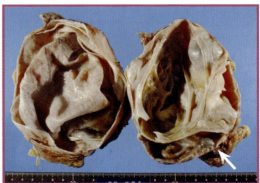

【解 説】

- 診断：mucinous cystadenocarcinoma of pancreas（膵粘液性嚢胞腺癌）/ carcinoma in mucinous cystadenoma minimally invasive〔粘液性嚢胞腺腫内癌（微小浸潤癌）〕.
- 腹部単純 X 線：占拠性巨大腫瘤，gasless abdomen を呈している.
- 病変はもちろん超音波でもわかる：待機的手術症例.
- 腹部単純 X 線でもわかると思われるが，CT や超音波に比べてどれだけ診断的意味があるかは疑問である．まず，触診でわかるであろう．

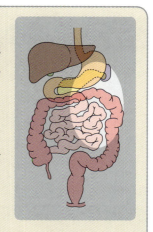

 gasless の所見は大きな占拠性病変の存在を疑う．

〈関連する診療科〉 消内 消外

☕ Coffee Break

ラットマン ―多義図形―

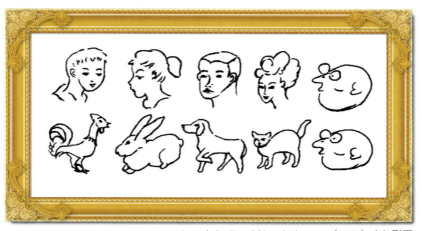

A study by Bugelski and Alampay（1961）より引用

右端の上下の絵画を見比べてください．
あまり違わないと思われるでしょう．
次に，上の列を右に順に見てみると……禿頭のおじさんに見えるはずです．
そして次に，下の列を右に順に見てみると……太ったねずみに見えるはずです．
もともとは似たものなのに，思い込みが結果を変えてしまうことになりかねません．
人間は何かを知覚する過程で，結果を変化させてしまうのです．
それを修正しなければいけないときがあります……特に医療においては！

症例 37 関連症例：馬蹄腎

80歳，男性

難易度 ★★
重要度 ☆

右下腹部痛．

これは読めなくても実害はない．

　馬蹄腎そのものは病気と考える必要はない．CTおよびその後の大腸内視鏡では症状に見合った疾患は診断されなかった．

図1 腹部単純X線

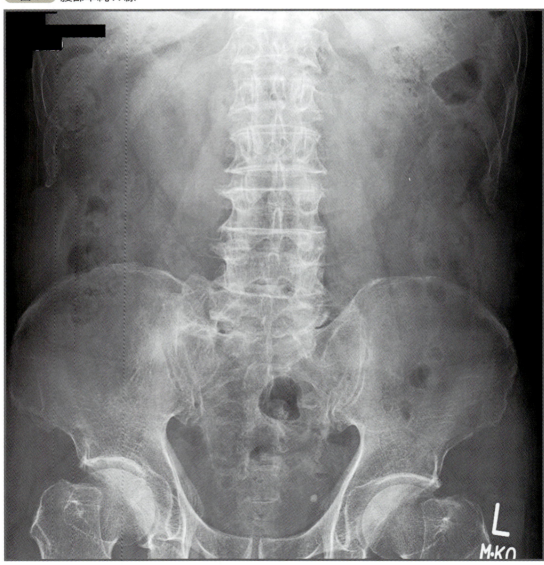

読影のしかた

- CT/coronal 像では腹部から背部に並べてある．(①-④)
- 腎臓の峡部 (isthmus) が見える．徐々に左右の腎が描出されているのがわかる (①)．
- 特段治療の必要はないが，水腎症や尿管結石の合併を伴うことがあるので，一度精査をしておく方がよい．

図2　腹部単純 CT/coronal 像

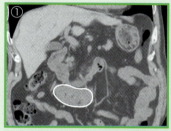
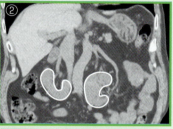
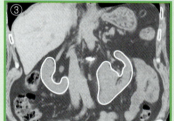
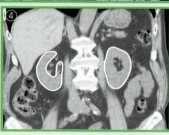

図3　病態のイメージ

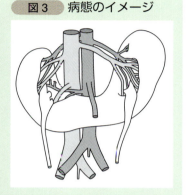

【腹部単純 X 線における腎臓の見え方の違い】

通常（左：症例28）腎臓は『ハ』の字に位置する．本症例では『ソ』の字になっている．

図4　腎臓の位置の比較

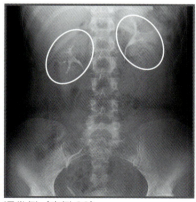
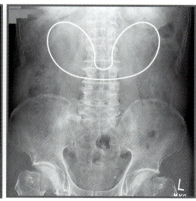
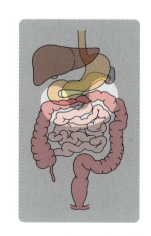

通常例（症例28）　　本症例

〈関連する診療科〉　泌尿器科

One Point Advice

腹部膨隆をきたす病態：5つのF（five "F"s）＋α

- まず視診と触診で腹部膨隆が全体的か局所的かを見極める．腹水は仰臥位で側腹部が膨隆するいわゆる蛙腹（frog-belly）を呈し，波動 fluctuation を確かめることで，大凡の診断はつく．
- 古典的に留意すべき疾患は以下の5 "F"s と説明されている．
- 腹水（fluid）（図1），鼓腸（flatus）（図2），宿便（feces）（図3），肥満（fat）（図4），胎児（fetus）（図5）．
- これに加え，臓器腫大（organomegaly）（図6），臓器拡張（図7, 8），腫瘍（neoplasm）（図9），嚢胞（cyst）（図10）などにも留意する．
- これらの病態は注意深く読影すれば，多くの場合腹部単純X線でも診断は可能だ．

図1　腹水　50歳女性（症例15）

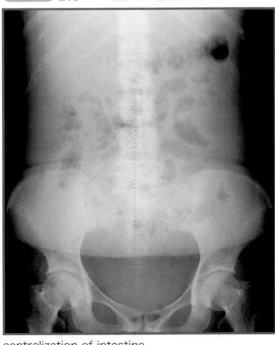

centralization of intestine

図2　S状結腸軸捻転　78歳男性（症例9）

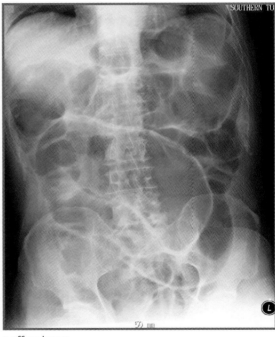

coffee bean

図3 便秘 15歳女性（症例16）

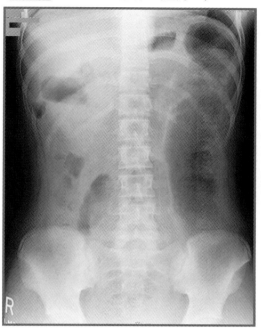

図4 肥満 69歳男性

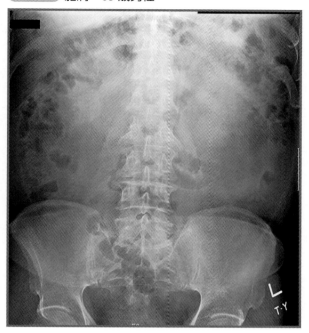

図5 妊婦 30歳代女性（☞ Quiz, p.44）

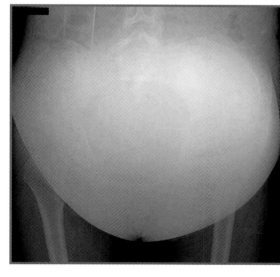

図6 肝脾腫：LAHS 25歳男性（症例4）

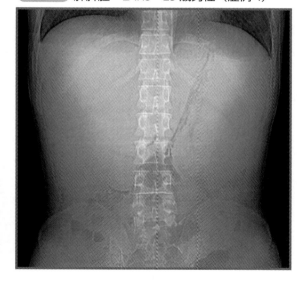

図7　膀胱腫大：尿閉
68歳男性（症例31）

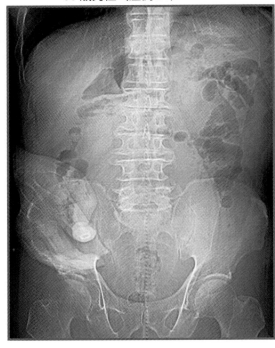

図8　胃拡張：SMA症候群
16歳女性（症例22）

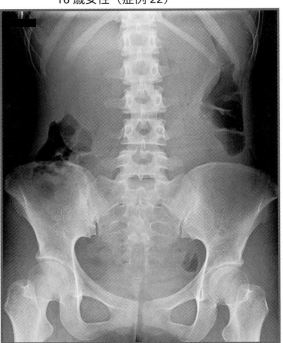

図9　肝腫大：転移性肝腫瘍
67歳男性（症例5）

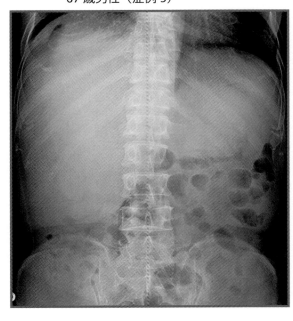

図10　左季肋下巨大嚢胞：膵嚢胞
54歳女性（症例36）

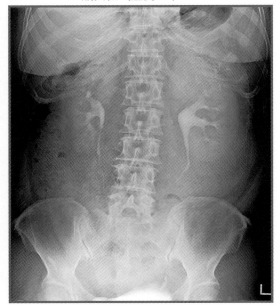

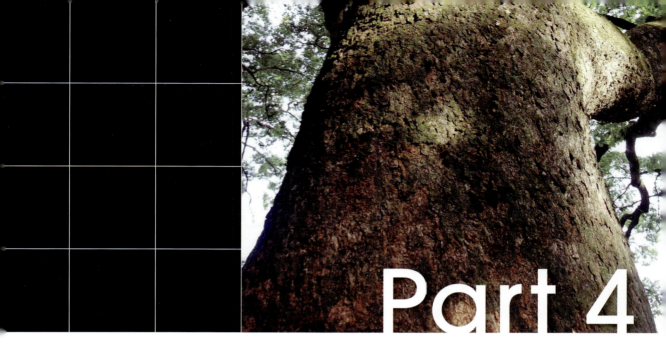

Part 4

木編

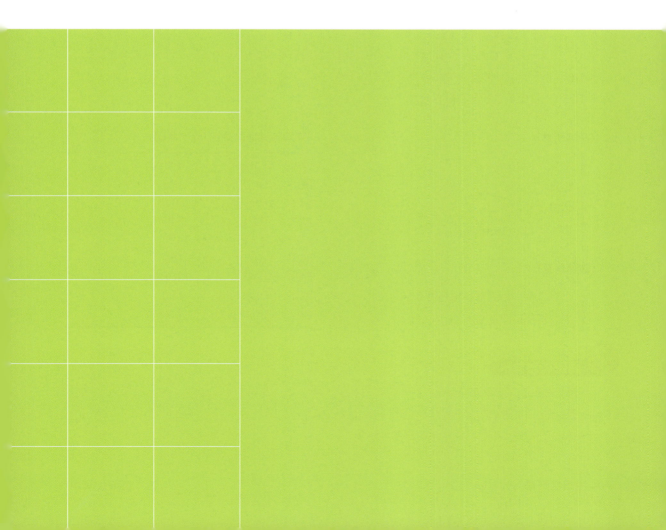

Part 4 木編 主題症例 ⓲

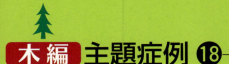

症例 38 もうすっかりよくなりました！異常なし？

23歳，男性

難易度 ★★★★★
重要度 ☆☆☆☆☆

Dr. 「おはようございます．確認させてください．」
（自分で歩いて受診．元気そう）
「昨日救急外来を受診されていますね．カルテを確認させてください．
〈昨日の13時ごろから腹痛出現．数回嘔吐した．その後も腹痛持続したため20時に救急車で当院へ搬送された．〉」
「〈当直医は急性虫垂炎を疑い，採血・採尿検査の後造影CT検査が施行された．CTは──〉
……なるほど．」
「それで，まだ痛むんですか？」

Pt. 「昨日坐薬を使ってもらってからはすっかりよくなったんです．本当は今日も受診しなくてもよかったんですが，昨日の当直の先生が消化器内科でみてもらいなさいというので来ました．」

Dr. 「それでは診察させていただきましょう．」
Dr. 「おなかの写真を撮らせてください．」

〈身体所見〉

身長：172 cm
体重：75 kg
体温：37.9℃
血圧：120/60 mmHg

〈腹部所見〉

平坦，軟．心窩部に圧痛あり．
両側背部に叩打痛あり．

〈来院時採血結果〉（赤／高値）

WBC	(/mm³)	12050
Hb	(g/dL)	15.0
CRP	(mg/dL)	0.44
ALT	(U/L)	52
r-GTP	(U/L)	42
LDH	(U/L)	184
CPK	(U/L)	1883
BUN	(mg/L)	14.2
Cr	(mg/dL)	1.23

❓ 読影のヒント

- 直感と印象で読影する．
- 腎臓……は見えるはずだが……．
- ふつう腎臓はこんなに見えるだろうか？

図1 読影してみましょう！

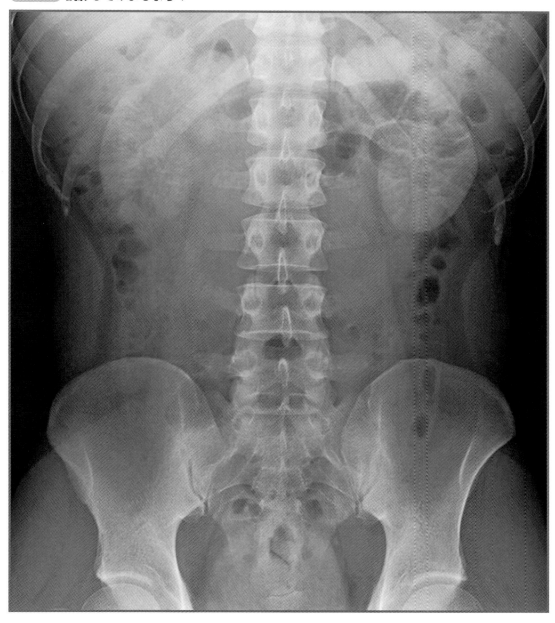

> **読影のしかた**
> - 腎臓が見えるが，見えすぎ．
> - どうしてこんなに見えるのだろう？
> - 前日に腰痛で CT を撮影されている．造影剤を使って！?
> - まさか，その造影剤が半日をあけて残っているということはないだろうか？

図2　病態のイメージ

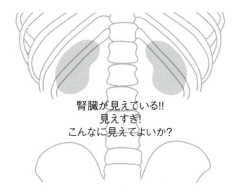

腎臓が見えている!!
見えすぎ!
こんなに見えてよいか？

図3　腹部造影 CT

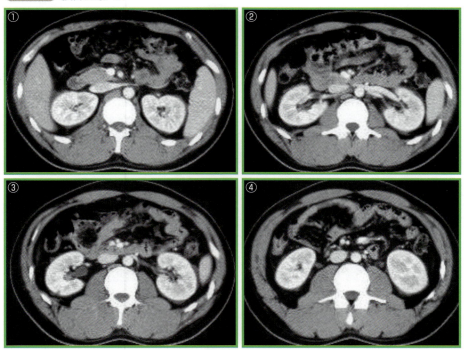

①②腎の実質まで造影されている．腎のまわりには毛羽立ちがある．
　fluid collection（水の貯留）を認める．浮腫？　溢尿？
③腎盂には water density（水と同程度の吸収値）で尿だけが見える．造影剤はまったく流れてきていない．
④尿管にも造影剤が流れていない．

■治療経過

Dr. 「足はむくんでいませんか？」
Pt. 「靴は……サンダルなのでわかりません．」

【診察】
　PTE（pretibial edema）：前脛骨部の浮腫はない．

Dr. 「おしっこは出てますか？」
Pt. 「そういえば，尿は昨日から1回しか出てません．」

造影CT後に無尿になっている．急性腎不全と判断．
透析の必要性を考慮し，泌尿器科へ精査依頼した．

■入院加療経過

透析は行わず，輸液のみで加療した．

〈尿量〉　初　日：1100 mL（点滴：2000 mL）
　　　　　2日目：3300 mL（点滴：3000 mL）
　　　　　3日目：6500 mL（点滴：3000 mL）

〈最終診断〉
急性腎不全（腎前性），行軍血色素尿症，急性発作性ミオグロビン尿症

前日に運動会に参加．晴天で脱水になっていた．
その後ラーメンを食べた．脱水が助長されたということなのかもしれない．

図4　腎臓を見比べてください

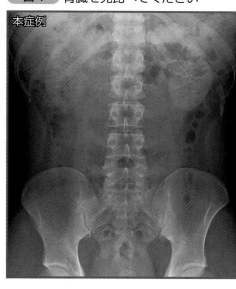
本症例

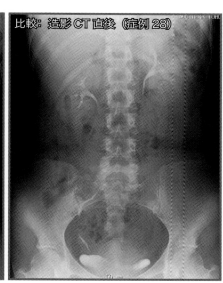
比較：造影CT直後（症例28）

　右は症例28の潰瘍性大腸炎症例だが，造影後に腎盂，尿管，膀胱が見える．
　左の本症例では腎臓のみしか見えない．動脈相で腎盂まで造影剤が届いていない場合はこのように見えるかもしれない．しかし，すでにCTで確認したように腎臓は髄質まできれいに造影されているので，この状態で腎盂に造影剤が流れないのは異常である．尿管にも造影剤は流出していない．

【解　説】

- 診断：**急性腎不全（腎前性）**．
- 腹部単純X線：腎臓に造影剤が残っているので見えているはずだが．それが異常と認識できるかどうか？
- それ以前に腹部単純X線を撮影するかどうかが決め手．
- 前日の造影CT時の造影剤がほとんど排泄されていないので腎臓に造影剤が残っている．尿管も見えない．
- 腎臓が白い→明るい：bright kidneyと著者は名付け，使用している．
- そのまま帰したら腎障害に進展してしまった可能性がある．
- 腹部単純X線の意義を理解してもらいたい症例．

　腎臓が見えすぎと気づけるかどうか．

〈関連する診療科〉　消内　救急　泌尿器科

Quiz

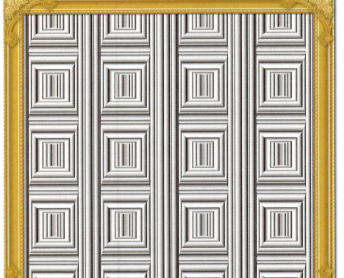

©MiwaMiwa

Do you find circle?

この中の円が見えますか？
見えるつもりで視点を変えれば
……

ほら，見えてきますよ！

➡ 答えは p.214 に

One Point Advice

種々の放射線被ばく

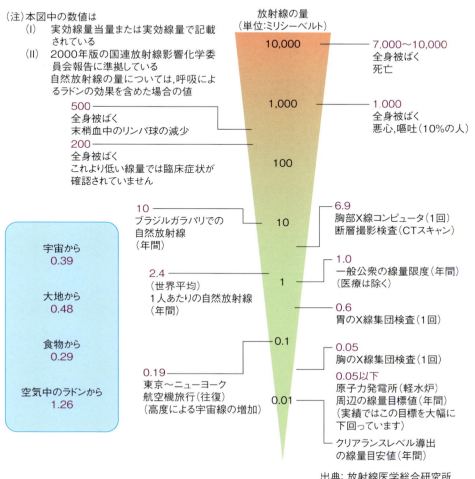

出典: 放射線医学総合研究所「放射線被ばくの早見図」を引用・改変

妊娠を知らずに腹部単純 X 線を撮影したら？

一回の撮影は 1.0 〜 2.0mSv 程度（著者勤務の病院では 0.02mSv 程度）である.

胎児への影響のしきい値は 100 mSv[1] なので影響ない.

国際放射線防護委員会（ICRP）による報告書「医療における放射線防護[2]」も是非ご一読をすすめたい.

---

1) 石口恒男. 放射線被ばくについての最近の話題. 健康文化振興財団紀要「健康文化」. 2003; 37: 1–5.

2) http://www.icrp.org/docs/p105_japanese.pdf

Part 4 木編 主題症例 ⑲

症例 39　嘔気・食欲不振

33歳，女性

難易度 ★★☆
重要度 ☆☆☆

Pt.　「胃の重苦感があり，食欲もないです．そのうち嘔気が出てきて，胃も痛くなってきました．近くの医院で診てもらったのですが，よくならないのでこちらに来ました．」
Dr.　「吐いたものに血は混じっていませんでしたか？」
Pt.　「いいえ，黄色いものだけでした．」
Dr.　「昨日生ものは食べませんでしたか？　便通はいかがでしょう？」
Pt.　「生ものは食べていません，便通は良好です．」
Dr.　「おなかの診察をさせていただきましょう．」

〈身体所見〉
身長：154 cm
体重：49.5 kg
体温：36.5℃
血圧：114/70 mmHg（脈拍 70）

〈腹部所見〉
平坦，軟．腫瘤触知せず．心窩部に圧痛あり．

? 読影のヒント

- 直感と印象で読む：結腸全体に空気がある．でも腸管の拡張はない．イレウスではない．
- 胃に空気が溜まっている．これは正常？

☕ Coffee Break

「人間の成長を阻む最大のものは偏見である」
「偉大な人に会わなければ人間としての成長はない」

（ジャン＝ジャック・ルソー）

「X線写真の読影を阻む最大のものは偏見である」
「難しい症例に出逢わなければ医師としての成長はない！？」

（西野徳之）

図1 読影してみましょう！（腹部単純CT/scanogram）

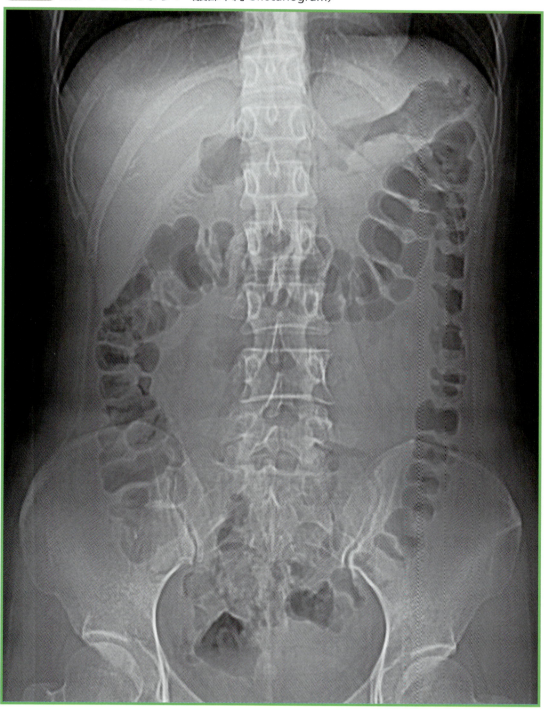

主題症例 ⑲ 177

読影のしかた

- 結腸の空気像は異常ではないが，空気で見える結腸の位置を覚えておきたい．
- 本症例で気付いてほしいのは，胃の形．
  胃体部から，前庭部にかけて狭小化している．牛角胃だとしても，胃の広がりが悪い．"硬さ"を想定する．最悪 Borrmann IV 型，scirrhous 胃癌を想定しておくべき症例．
- 腹部 CT（単純でも十分），胃内視鏡検査を速やかに施行すべき症例．
- 本来膨らむべきところ（胃体部）が膨らんでいない⇒異常！⇒胃内視鏡検査．
- これらの思考過程で腹部単純 X 線が役に立つ！

図2 病態のイメージ

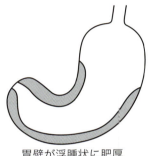

胃壁が浮腫状に肥厚

図3 おなかの中の胃の位置（CT 断層イメージ）

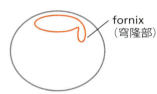 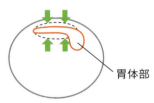

①これが正常　　②これは異常

①空気が入るとおなかの一番上，前のほうの胃体部が膨らむはず．

②胃体部の膨らみが悪いということは硬い？病気がある？ということ．

図4 腹部単純 CT

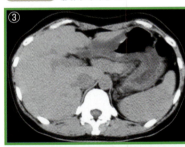
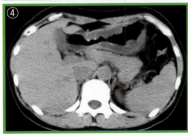

③④胃壁の全周性の肥厚が確認できる．広がりも悪そう．胃癌！？

図5 胃内視鏡

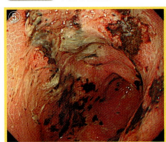
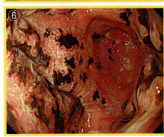

⑤⑥胃内視鏡では急性胃粘膜病変（AGML）と判断した．全周性にびらん，出血・凝血塊が付着していたため，拡がりが悪くなっていた．

図6 腹部単純X線/KUB	図7 CT/scanogram
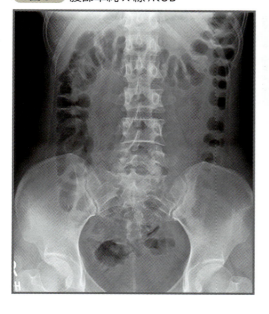	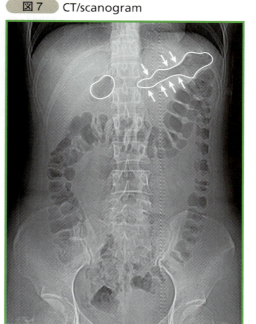

【撮影条件の比較】

　図6は腹部単純X線（KUB）だが，本来は胃を診たいので，もう少し上まで写した方がよかった．図7はCT撮影時のscanogramだ．これは腹部全体が撮影されている胃が狭小化しているのがわかる．右側のガスは十二指腸球部．

　KUBの写真だけでは診断はつかなかったかもしれない．

【解　説】

- 診断：**急性胃粘膜病変**．
- 外来で「胃が痛い」と患者が言えば，ふつうは胃内視鏡を予約することが多いだろう．
- しかし，患者が訴える症状が病態を表現しているかどうかはわからない．
- 「心窩部痛」と置き換えて聞くと，鑑別疾患は胆嚢炎，急性膵炎，総胆管結石，急性虫垂炎の初期像，心筋梗塞の下壁梗塞，イレウスや便秘も入る．
- したがって，病気の局在が上部消化管ではないことを考える必要もある．
- 本症例は腹部X線⇒腹部単純CT⇒上部内視鏡という順序で検査を施行した．結果的には上部内視鏡検査だけでも診断はついた症例ではあるが，超音波も含めた系統だった検査診断体系を心がけたいものだ．

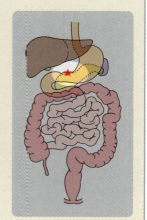

教訓 胃の拡張障害を診ることで，病変を類推することができる．

〈関連する診療科〉 消内

Part 4 木編 主題症例 ⑳

症例 40 ルーチン検査

77歳，男性

難易度 ★★★★★
重要度 ☆☆☆

脳梗塞後遺症のため，右半身麻痺，失語症．とくに症状はない．

図1 読影してみましょう！

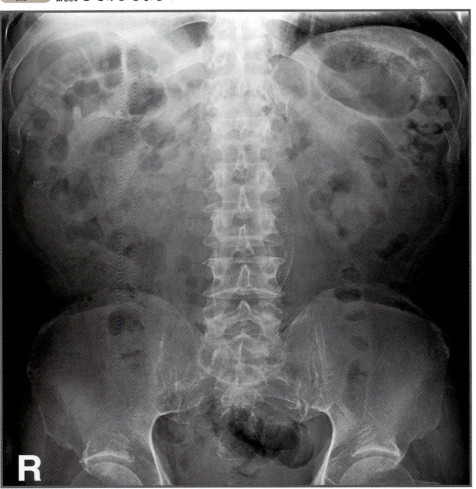

❓ 読影のヒント

- 直感と印象で読む：おなかが大きい，腸管内空気が多いが，分散している．
- L3，L4 の左側に石灰化の線が見えるだろうか？　これは異常か？

> **読影のしかた**
> - 腰椎左側の石灰化に気づけるかどうかが鍵.

図2 腹部造影 CT/axial 像

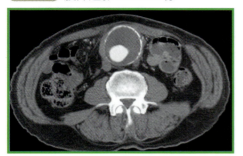

瘤のまわりの石灰化が CT（図2）でも 3D aortography（図3）でも確認できる.

図3 3D aortography

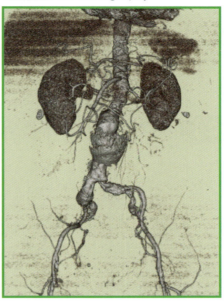

図4 造影 CT/ステント留置治療前後の比較

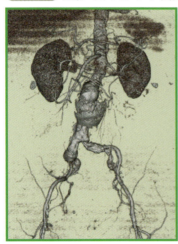 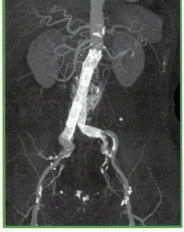

メタリックステント留置前　　留置後

【解　説】
- 診断：腹部大動脈瘤 Abdominal Aortic Aneurysm（AAA）.
- 本症例はステントグラフト留置の適応の可否を問うための受診であった.
- ご家族からは ADL に制限があり，合併症もあるため，手術は希望されていない.
- 瘤のまわりに石灰化があるのが CT で分かる.

教訓 CT でははっきりわかる石灰化も，腹部単純 X 線では見えにくいことがある.
もちろん AAA は早く確認しておきたい疾患だ.

〈関連する診療科〉 消内　心臓血管外科

Part 4 木編 主題症例 ㉑

症例 41　突然発症の下腹部痛

50歳, 男性

難易度 ★★
重要度 ☆☆☆

〈早朝5時頃から急に下腹部痛を訴え，7時頃徒歩で救急外来受診〉
Dr.　「急に痛くなったんですね？　まだ痛いですか？」
Pt.　「まだおさまらないんです．吐き気もあります．」
Dr.　「下痢はしていないんですね．おなかの診察をさせてください．」

〈身体所見〉
体温: 36.8℃

〈腹部所見〉
平坦．軟．圧痛なし．反跳圧痛なし．
ガス貯留あり．左背部叩打痛あり．

〈来院時採血結果〉（赤／高値）

WBC	(/mm³)	6420	BUN	(mg/dL)	17.2
RBC	(/mm³)	508 × 10⁴	Cr	(mg/dL)	0.83
Hb	(g/dL)	15.8			
Hct	(%)	44.4			
Plt	(/mm³)	24.0 × 10⁴			

尿検査
　外見: clear yellow
　尿蛋白（−）
　尿糖 Sugar（−）
　ウロビリノーゲン（＋−）
　ビリルビン（−）
　アセトン（−）
　pH（6.5）
　尿潜血（＋＋＋）
　比重（1.01）
　亜硝酸塩（−）

CRP	(mg/dL)	0.03
TP	(g/dL)	7.2
AST	(U/L)	26
ALT	(U/L)	32
r-GTP	(U/L)	72
CPK	(U/L)	150
AMY	(U/L)	48
Glu	(mg/dL)	147
Na	(mEq/L)	141
K	(mEq/L)	4.0
Cl	(mEq/L)	103
T-chol	(mg/dL)	235
TG	(mg/dL)	216

沈渣
　WBC: 1-4
　RBC: >100
　SCC: <1

❓ 読影のヒント

- この症例が「木編」で提示されていること．
- ピンポイントで診断ができますか？

図1 読影してみましょう！

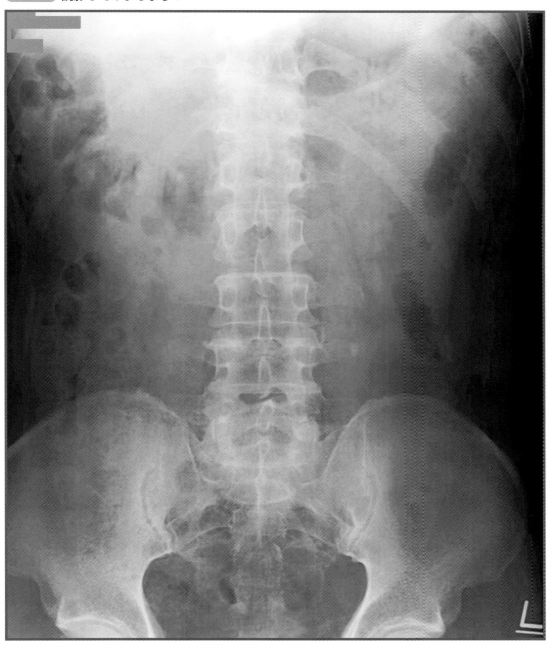

> ! **読影のしかた**
> - 腰椎左側の石灰化に気づけるかどうかが鍵.

図2 腹部単純CT

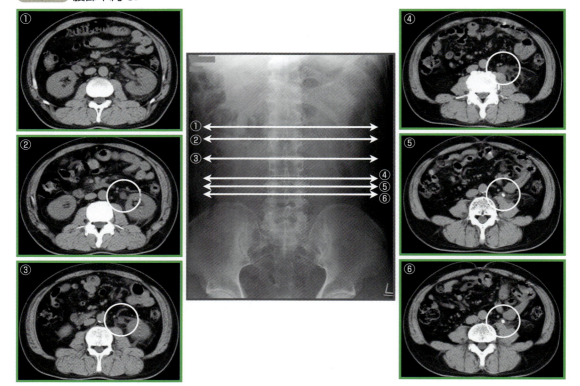

左尿管結石.単純CTでも十分に診断可能.

左尿管に結石が陥頓している（⑤⑥）.上方の左尿管および腎盂の拡張も認める（①−④）.

☕ Coffee Break

「想像力は知識よりも重要である」　　　　　　　　　　　　　　　　　　（アルベルト・アインシュタイン）

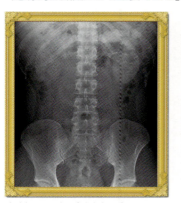
急性腎不全（症例38）

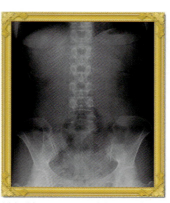
絞扼性イレウス（症例25）

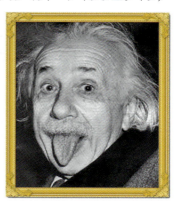

病態を理解するために想像力を働かせましょう！

【解　説】
- 診断：左尿管結石．水腎症．
- 腹部単純 X 線：石灰化．
- 下腹部痛が主訴で結果的には左尿管結石の症例．決め手は左背部叩打痛と腹部単純 X 線所見，もちろん尿潜血も重要．
- 消化器症状で来院する患者は，実際には"腹痛"でないこともある．このような症例が最初に消化器内科へ受診することは決してまれではない．

教訓 尿管結石を必ずしも腹部単純 X 線で診断する必要はないが，このような診断体系もあり．

〈関連する診療科〉 消内　救急　泌尿器科

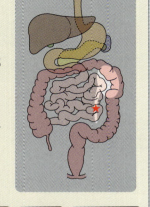

Quiz

さて，どう読影しますか？　**解答**（問題は p.152 に）

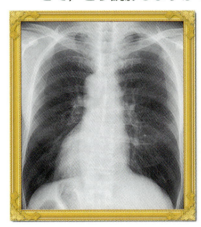
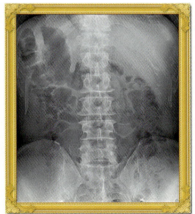
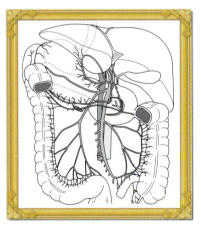

ご覧の通り胸部写真を診れば一目瞭然，**内臓逆位**（Diversion）です．

わかってしまえば，なんということはありません．右半横行結腸に見えるところは胃．当然左に見えるのが肝臓です．右に肝臓がないことでも気付くことができると思います．

「コロンブスの卵」（ブルネレスキの卵というが本当らしいですが）ですね．

Part 4 木編 主題症例 ㉒

症例 42 腹痛，食欲不振

79歳，男性

難易度 ★★
重要度 ☆☆☆☆

〈身体所見〉

身長：160 cm
体重：42 Kg
血圧：96/66 mmHg（脈拍 102）

〈腹部所見〉

平坦，右下腹部に腫瘤を触れる．圧痛あり．
聴取なし．便通良好．

〈来院時採血結果〉（赤／高値）

WBC	(/mm³)	17970	BUN	(mg/dL)		26.1
RBC	(/mm³)	424 × 10⁴	Cr	(mg/dL)		1.09
Hb	(g/dL)	13.6	Na	(mEq/L)		137
Hct	(%)	40.3	K	(mEq/L)		5.3
Plt	(/mm³)	18.3 × 10⁴	Cl	(mEq/L)		101
CRP	(mg/dL)	7.9	CEA	(ng/dL)		4.3
TP	(g/dL)	7.5	CA19-9	(U/mL)		9
T-Bil	(mg/dL)	1.89				
AST	(U/L)	35				
ALT	(U/L)	18				
ALP	(U/L)	255				
r-GTP	(U/L)	38				
AMY	(U/L)	112				
Glu	(mg/dL)	125				

❓ 読影のヒント

- 直感と印象で読影する．
- 小腸のガスが多いが拡張はない．
- 細かな石灰化したものが見える．石のある場所は胆嚢？
- これがその周囲を圧排している？

図1 読影してみましょう！

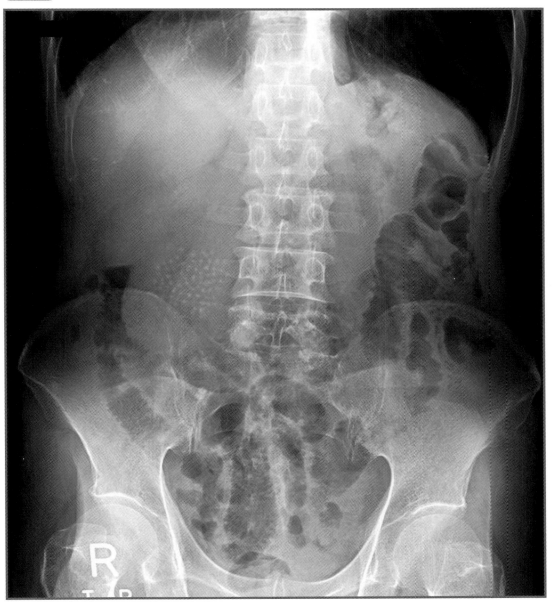

> **読影のしかた**
> - 右季肋下に小さな石灰化の多発を認める．
> - その周りは円形のX線不透過像を伴っており，腫大した胆嚢内に数多くの石灰化した胆石があることがわかる．結腸を圧排していることも読影できる．
> - 肝臓もやや腫大気味．

図2　腹部超音波

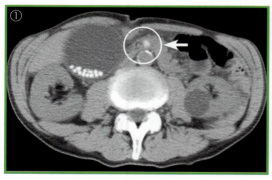

腫大した胆嚢内にφ0.5cm程度の結石が数十個見られる．
acoustic shadow（音響陰影）を伴わず，comet-like echo（コメット様エコー）を伴う．

図3　腹部単純CT/axial像

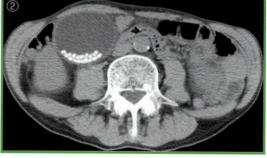

腫大した胆嚢内にφ0.5cm程度の石灰化したコレステロール結石が十数個認められる（①②）．
腫大した胆嚢により，腹部右側が隆起しているのがわかる（①②）．
大動脈前面，膵内の下部胆管に石灰化（白矢印）を認める（①）．総胆管結石の合併を疑う．

図 4 腹部単純 CT/coronal 像

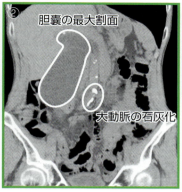
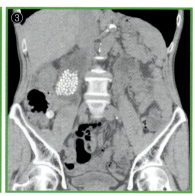

腫大した胆嚢がは下方へ張り出している．総胆管下部には石灰化した結石が認められる．

【治療方針】

通常の総胆管結石の成分はビリルビン結石なので，石灰化することはあまりない．大きさからもこの石は胆嚢からのコレステロール結石の落下結石であることがわかる．

当然，胆嚢摘出術の前に，内視鏡的に総胆管結石の治療が必要である．

これだけ胆嚢が大きいと Mirrizzi 症候群を呈していることも考慮しなければならない．

図 5 病態のイメージ

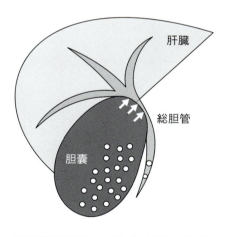

総胆管を圧排し，Mirrizzi 症候群を呈している．結石の落下のため，総胆管結石を合併している．

図 6 ERCP

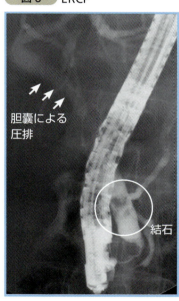

下部胆管に結石を2つ認める．内視鏡的乳頭切開（EST）に引き続き，バスケットカテーテルにより結石を除去した．

【解　説】
- 診断：総胆管結石．胆石．胆嚢炎．
- 腹部単純 X 線で胆石を診断することは難しくない．しかし，総胆管結石まで診断することはできない．過不足のない診断には CT での評価が必要だ．

 病気は見えないところにある．
見える"病気"に関連する"病態"をイメージすること．

Part 4 木編 主題症例 ㉓

症例 43 肝機能障害・麻痺性イレウス

53 歳, 男性

難易度 ★★
重要度 ☆☆☆☆

中咽頭癌術後. ICU 管理治療中. 挿管され, 人工呼吸管理中. 肝機能障害, 発熱, 麻痺性イレウスのために診察依頼あり.

〈腹部所見〉

平坦, 軟. 上腹部に圧痛あり.
打診で鼓音あり.

〈来院時採血結果〉(赤 / 高値, 紫 / 低値)

WBC	(/mm^3)	11200	CRP	(mg/dL)	6.34
RBC	(/mm^3)	356×10^4	Alb	(g/dL)	3.7
Hb	(g/dL)	11.1	T-Bil	(mg/dL)	0.95
Hct	(%)	32.8	AST	(U/L)	203
Plt	(/mm^3)	46.7×10^4	ALT	(U/L)	113
			r-GPT	(U/L)	551
			ALP	(U/L)	871

白血球, CRP 上昇あり. 胆道系酵素異常あり.

Coffee Break

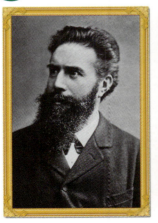
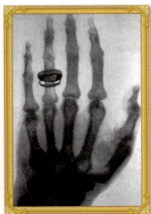

はじめての X 線写真

「so sieht man die dunkleren Schatten der Handknochen in dem nur wenig dunklen Schattenbild der Hand」
(放電管と蛍光板の間に手を入れると手の影がこく薄く見える中に、手の骨の影がそれより黒く見える)

(Wilhelm Conrad Röntgen. Wurtzburg 物理学医学会報. 1895. 9.)

図1 読影してみましょう！

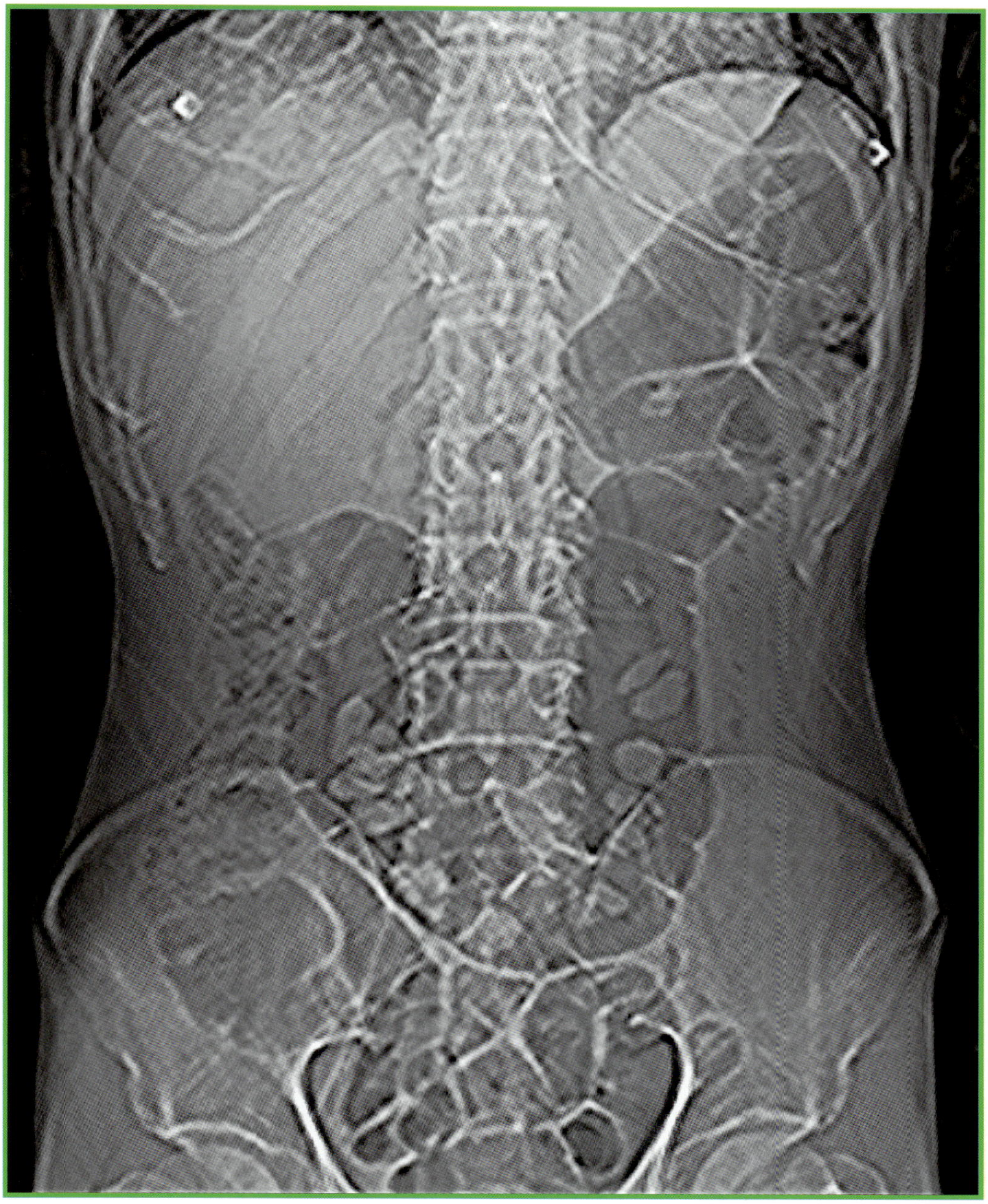

？ 読影のヒント

- 直感と印象で読む：結腸の著明なガスの停滞像．
- 上行・横行結腸，下行結腸の上部まで．骨盤回腸にもガス像あり．
- 下行結腸上方の閉塞？ これが病気の本態か？
- 発熱と肝機能障害の原因は？

> **読影のしかた**
>
> - 結腸のガス貯留による拡張を認める．
> - 下行結腸の上部に結腸癌による閉塞があるのだろうか？
> - 骨盤回腸にもガスが貯留しており，拡張している（φ3cm以上）．腸管の内圧上昇を認め麻痺性イレウスを疑う．下行結腸にガスがないことから，腫瘍の存在を疑う．
> - 肝弯曲は上方からの圧排所見があり，胆嚢の腫大すなわち胆嚢炎を疑う．

図2　腹部造影CT

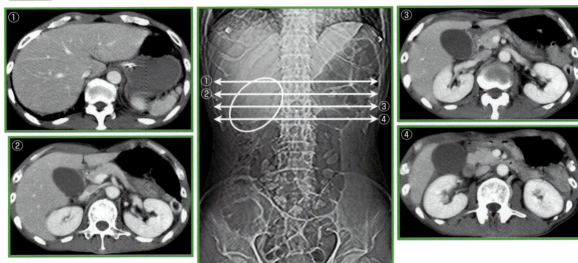

胆嚢が腫大し，結腸肝弯曲を圧排している．急性胆嚢炎と診断した．

図3　腹部超音波・X線透視/PTGBD

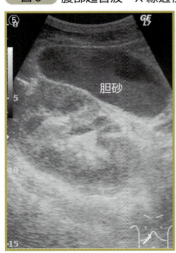
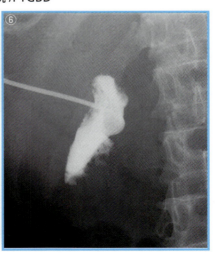

⑤腹部超音波では，胆嚢は腫大し，胆嚢内に胆砂が占めている事が確認できる．
⑥経皮経肝胆嚢ドレナージ術（PTGBD）を行い，感染胆汁の排液を行った．

図4 腹部X線の比較

初診時　　　　　　　　　　PTGBD治療後

経皮胆嚢ドレナージ(PTGBD)を留置した．胆嚢のドレナージにより，結腸肝弯曲が上方に偏位している．すなわち，最初は胆嚢の腫大により下方に圧排されていたのだ．

【解説】
- 診断：**無石胆嚢炎**．経皮経肝胆嚢ドレナージ術（PTGBD）で治療．
- 絶食で寝たきりの症例で，発熱，肝機能障害があった時に鑑別診断としてあげてほしいのが無石急性胆嚢炎．
- 無石胆嚢炎は採血や超音波検査で診断は難しくないが，重篤な患者や寝たきり患者の不明熱（FUO = fever of unknown origin）とされてしまうことがある．敗血症性ショックとなり致死率は高いという報告もあり要注意！
- 腹部単純X線では結腸ガスが多い．
- 当然のことだが大切なのはまずはおなかの触診．意識障害があっても，おなかが硬い．痛がることもある．
- 検査は超音波もしくはCTが必須．
- CTでは下行結腸にイレウスをきたすような腫瘍は確認できなかった．

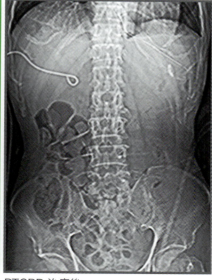

教訓　長期臥床症例においては，定期的な胸部単純X線に加え，腹部単純X線の撮影をすべきである．

〈関連する診療科〉　消内　消外　耳鼻科

症例 44 関連症例：急性胆嚢炎　　81歳，女性

1カ月前から食後の右季肋部痛があったが，軽快していた．昨夜19時に夕食後，就寝したが午前0時頃から右季肋部痛を自覚，腹部全体への痛みになったため救急車要請．

〈身体所見〉

血圧：191/85 mmHg（脈拍85）
SpO_2 99%（room）

〈腹部所見〉

平坦・軟．グル音やや減弱．
右季肋部に強い圧痛，右下腹部にも痛みあり．
痛みは腹部全体で，筋性防御あり．反跳痛なし．

図1　腹部単純X線

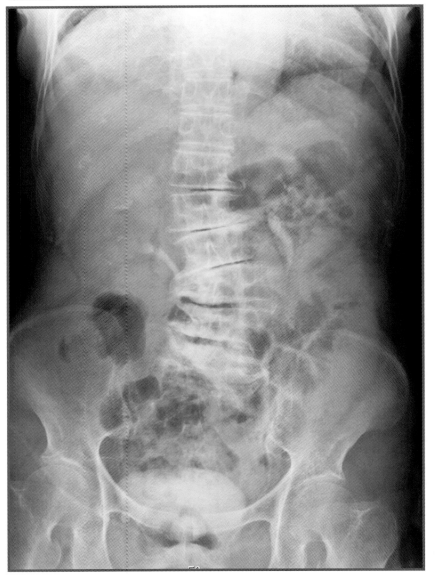

読影のヒント

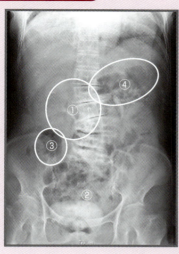

- 右季肋部肝下面に gasless 部分（①）がある．
- 腹部全体に腸管ガスが多い割に，肝弯曲のガス（③）と横行結腸ガス（④）が追えない．
- gasless と腸管ガスの偏移の原因を考える．
- 肝臓の下面から下方に突出する？ gasless 像を認める．肝臓に付着する突出物は胆嚢を考えると理解しやすい．
- 同時に施行された超音波検査では，胆嚢の腫大と壁肥厚は確認できたが，胆石は確認できなかった．

造影 CT 撮影後の腹部単純 X 線

〈来院時採血結果〉（赤 / 高値，紫 / 低値）

WBC	(/mm³)	6120	BUN	(mg/dL)	16.5	T-cho	(mg/dL)	161
RBC	(/mm³)	410	Cr	(mg/dL)	0.82	TG	(mg/dL)	63
Hb	(g/dL)	12	AST	(U/L)	69	*Na*	*(mEq/L)*	*133*
Hct	(%)	36.8	ALT	(U/L)	84	K	(mEq/L)	3.9
Plt	(/mm³)	17.7	ALP	(U/L)	215	Cl	(mEq/L)	99
TP	(g/dL)	7.9	γ-GTP	(U/L)	42	CRP	(mg/dL)	1.12
Alb	(g/dL)	4	AMY	(U/L)	296			
T-Bil	(mg/dL)	0.76	Glu	(mg/dL)	180			

図2　腹部造影 CT

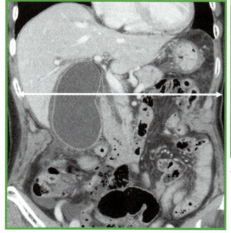

coronal 像

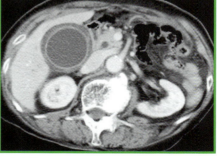

axial 像

胆嚢は著明に腫大し，肝門部で胆管を圧排している．肝内胆管はわずかに拡張している．**Mirrizzi 症候群** を呈している．胆嚢壁も浮腫性に肥厚している．

図3　MRI/MRCP

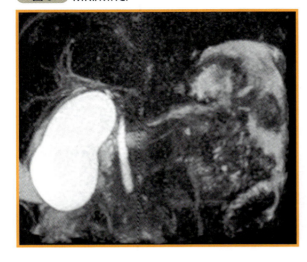

胆嚢の著明な腫大を認める．
胆嚢壁が浮腫性に肥厚している．
肝門部で総肝管を圧排している．
Mirrizzi 症候群を呈している．
左腹部にも腹水の貯留を認める．

【解　説】

- 診断：**急性胆嚢炎．無石胆嚢炎．**
- 緊急 ERCP を施行．ENBD を挿入後緊急手術が施行された．
- 本症例の場合，急性腹症に準じるような症例なので，腹部単純X線は不要と思われる方もいるかもしれない．
- しかし，本症例が急性胆嚢炎になる以前に，感染を起こさず，胆嚢腫大だけの時期に病院を受診していたらどうなるであろうか？
- しかし，胆嚢の腫大を腹部単純X線で診断できるかもしれない．
- 実際，本症例は1カ月前から，同様の症状を訴えていた．この間に，もし受診していたら何をすべきか考えてほしい．
- おなかの張り感を訴えるだけで，腹部の圧痛も熱もない．この症例の診断ならもちろん超音波でもかまわない．
- だからこそ，このように腹部単純X線と腹部CTとの見比べをしておく必要があるのだ．

 あるべきものがないことが判断できるか？　肝弯曲に結腸のガスが見あたらない．何か占拠性病変があるかもしれないと考える．

〈関連する診療科〉　消内　消外　救急

One Point Advice

pneumoportogram vs. pneumobilia の違い

- pneumoportogram は末梢まで空気がある．pneumobilia は中枢側に空気がある．
- 門脈血流は末梢から肝臓へ流れる．門脈内の空気もそれに従い肝臓へ流れる．肝臓内では末梢へ移動する．
- 胆汁の流れは肝臓の末梢から十二指腸へ向かう．胆管内に空気がある場合，多くは総胆管結石などで乳頭切開をしているために，胆管内圧は高くない．従って肝内胆管末梢は虚脱しており，肝臓の末梢に空気が残ることはない．
- 従って，末梢まで空気が見える場合，門脈気腫症を考えた方がよい．

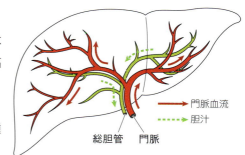

pneumoportogram（門脈気腫症）

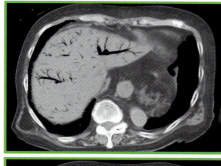

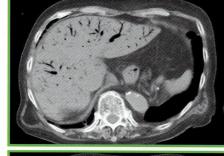

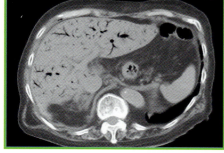

axial 像

pneumobilia（胆管気腫症）

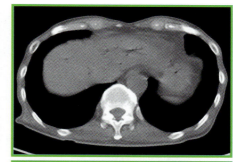

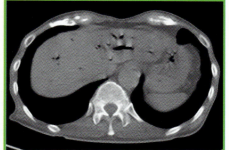

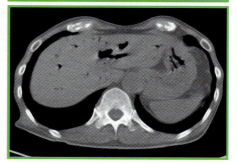

axial 像

症例 45　関連症例：穿孔性胆嚢炎　　58歳，男性

〈腹痛のため，来院〉
Pt.　「胆石の痛みだと思うんだ．」
Dr.　「我慢していたのですか？」
Pt.　「他の病院で手術は必要だと言われたのだけれど，こちらの病院で治療してほしかったので，今日受診しました．」
Dr.　「この状態であれば，早めに手術してもらった方がよかったかもしれないですね．」

〈腹部所見〉
平坦だが硬い．
右季肋部に筋性防御あり．

読影のヒント

- 胆石胆嚢炎のようなので，ポイントを絞って読影．
- 胆石は見える．
- 結腸のガスと便，空腸にガス像．
- 他には？

Coffee Break

「ある真実を教えることよりも，いつも真実を見い出すには，
　　どうしなければならないのかを教えることが問題なのだ」

　　　　　　　　　　　　　　　　　　　　　　　（ジャン＝ジャック・ルソー）

「人に何かを教えることはできない．
　　ただその人に自分で気がつくように助けることができるだけだ」

　　　　　　　　　　　　　　　　　　　　　　　（ガリレオ・ガリレイ）

図1 腹部単純X線

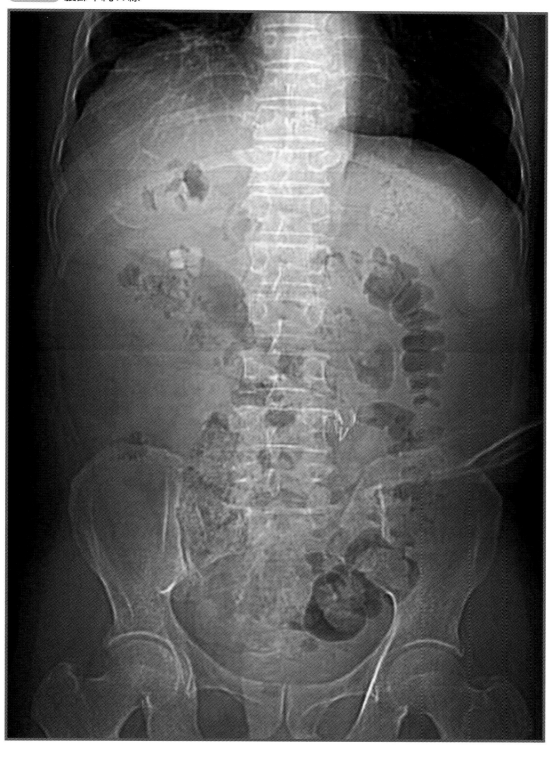

> **読影のしかた**
>
> 右横隔膜の挙上あり．胆石と思われる石灰化を認める．しかし，結石の上方にガス像を認める．本来は肝臓のある場所である．気腫性胆嚢炎？ ガス産性菌による感染？ 胆嚢穿孔？ 敗血症などを鑑別しなければならない．すぐに造影 CT を撮影すべき．

図2　腹部単純 X 線と CT/Coronal image の比較

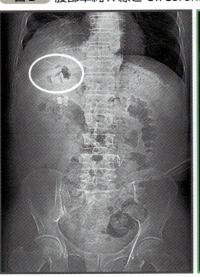
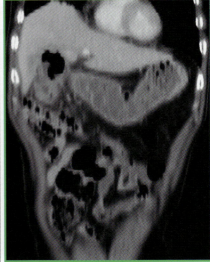

胆石の上方，肝臓の位置に，空気が見える．

胆嚢内に空気が見える．

手術所見は胆嚢炎による結腸の穿孔で，瘻孔を形成していた．

図3　腹部単純 CT

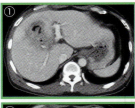
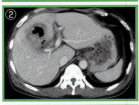
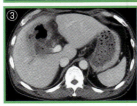
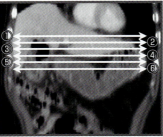
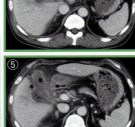
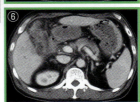

①-⑤胆嚢内は空気が見られる．

①-③肝床部から肝臓内にも少量の空気が見える．

④-⑥胆嚢の周りは脂肪織炎（panniculitis）がある．実際には大腸と癒着していた．

【解　説】
- 診断：**穿孔性急性胆嚢炎**．緊急手術症例．
- 腹部単純 X 線：胆嚢内ガス（肝床部）．
- この部位の空気を考えると十二指腸球部が一番近いが，球部でもここまで空気は入り込むのでおかしい！
- 胆嚢内ガスを考えると穿通性の胆嚢炎の診断ができる．
- 加えてどこと穿通しているのかを考えると十二指腸？ 結腸（肝弯曲？）を疑う．
- もちろん手術時の想定に役立つ情報であるので，しっかり診断したい．

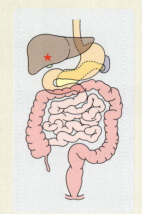

> **教訓** 本来はあるはずのない場所（肝臓内のガス）に見えるものは異常．

〈関連する診療科〉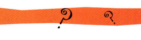

Quiz

何が見えますか？④　解答（問題は p.160 に）

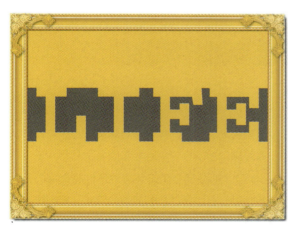
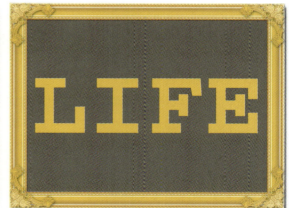

"いのち"（LIFE）に見えましたね．

人はどうしても見やすい方を見てしまうものです．

灰色の四角い方に目がいってしまうでしょう．

でも，目を凝らして真実を得ようとすれば，我々が守らなければならない大切な"命"に見えるはずです．

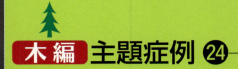

症例46 血便

79歳，男性

脳梗塞後遺症で施設入所の方．前日からの鮮血便を主訴に来院例．

〈既往歴〉

認知症あり．
患者自身からの症状の訴えはなかった．

〈腹部所見〉

直腸診では鮮血の付着あり．

〈身体所見〉

体温：37.5℃
血圧：104/67mmHg（脈拍100）
酸素飽和度：100%

Coffee Break

すべての可能性を排除しない

　医療において医師の診療スタンスで大切なことは，「すべての可能性を排除しない」ということです．すなわち，自分の持てる知識と経験だけでは答え（診断）が得られないことがあるという謙虚な姿勢を持ち続けなければいけません．胃が痛いといって来院する患者さんが，実は心筋梗塞で下壁梗塞と判明することもあります．本当は動脈瘤の切迫破裂や急性膵炎なのに，患者さんの訴えは「胃が痛い」と「表現しているだけ」ということもあるのです．鑑別診断においてあらゆる疾患の可能性を自分のこころに用意しておかなければ，物事の本質に近づくことはできません．裏を返すと見落としにつながるかもしれないということです．

　この本では腹部単純X線について，みなさんと一緒にあらゆる可能性を考えてみたいと思っています．腹部単純X線でここまで読めるんだ，というアハ体験を共有しましょう．

　本書はあくまでも"診断"と「診断の理論」を主眼にした本ですので，病気の解説や治療については皆さんで独自に勉強してほしいと思います．

図1 読影してみましょう！

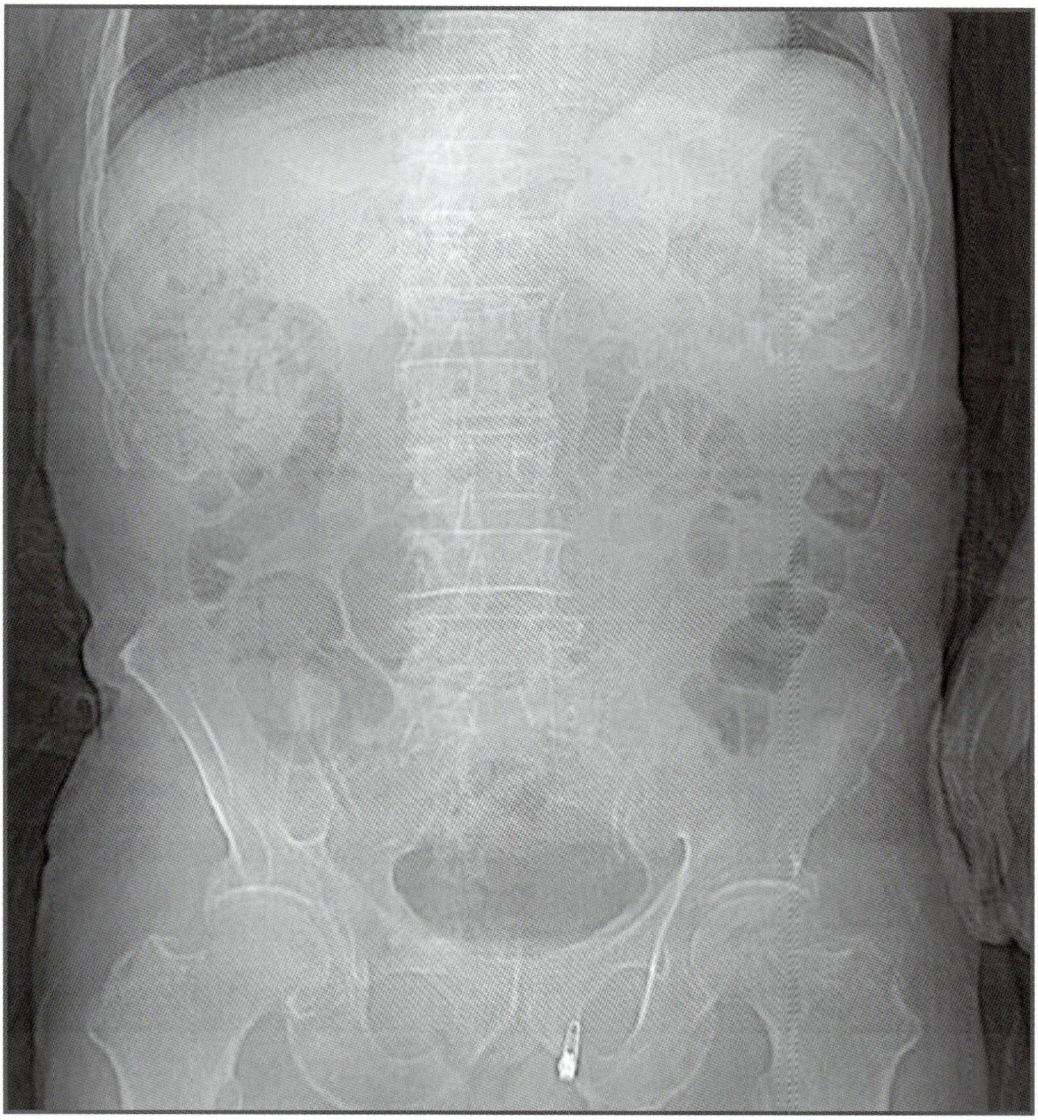

読影のヒント

- 下行結腸は見えるがS状結腸は見えない．
- 骨盤部は黒っぽく見える．この大きさは骨盤部の大きさと違う？

> **読影のしかた**
>
> 結腸のガスは下行結腸までしか見えない．S状結腸・直腸に便やガスは見られない．下行結腸の拡張はないが，S状結腸に閉塞を示すような病変を疑いたい．
> 骨盤部に相当するような黒い部分（空気）を認める．それを確認するためにCTを撮影したい．

図2　腹部単純 CT/ 側面像　　　　　　　　　　axial 像

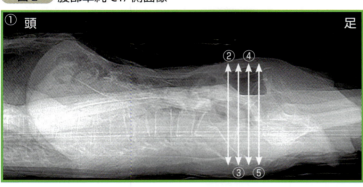
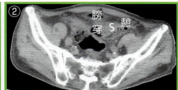
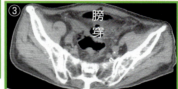
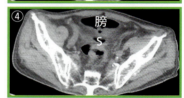
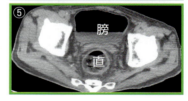

S: S状結腸　憩: 憩室　穿: 穿孔部　膀: 膀胱　直: 直腸

① CT の scanogram の側面像．
②-③ 膀胱の頭側に位置するS状結腸の憩室が膀胱に瘻孔を形成している．
②-⑤ 膀胱内には空気が見える．
膀胱内に尿が見えるが density（吸収値）が高い．
これはS状結腸から便が膀胱内に入り，糞尿の状態を表している．

図3　腹部単純 CT/coronal 像

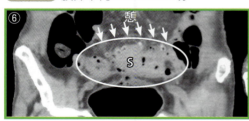
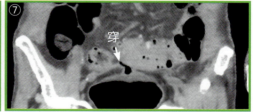

空気の溜まっている膀胱に頭側のS状結腸にたくさんの憩室があり（⑥），その憩室と瘻孔を形成しているのがわかる（⑦）．

図4　大腸内視鏡

洗腸はせずに，水洗でS状結腸までを観察した（⑧）．すでに出血はおさまっていた（⑨）．多くの憩室を確認できたが，瘻孔部は確認できなかった．

【解　説】
- 診断：気尿症（pneumaturia）．S状結腸膀胱瘻．
- 結腸膀胱瘻：結腸と膀胱に瘻孔を作り膀胱の中に空気が入る病態．
- しかし，膀胱内に便が入り込むことを考えれば逆行性の尿管炎・腎盂腎炎になりかねない．敗血症・菌血症を起こす可能性もあり，充分に注意しなければならない病態である．
- その原因としてS状結腸の憩室から炎症が波及し，膀胱に瘻孔を形成したと考えられた．
- 認知症のために病態の認識ができず，症状の訴えができなかった．
- 受診時，腹部単純X線を撮影していなかったが，検尿の際，糞尿があり，単純CTを撮影するきっかけになった．
- 初診時に検尿・沈査を検査することは大切なこと．

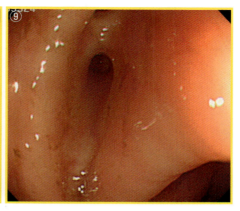

教訓 骨盤腔のガスは見えにくいので要注意．

〈関連する診療科〉　救急　消内　消外　泌尿器

症例 47　関連症例：異物（義歯誤嚥）　66歳，男性

義歯を飲み込んだようだ．

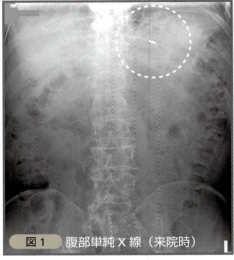

図1　腹部単純X線（来院時）

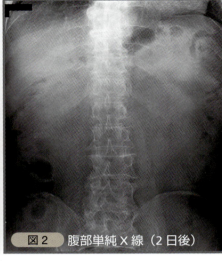

図2　腹部単純X線（2日後）

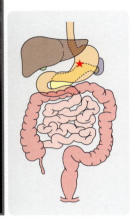

φ 1cm 大の義歯なら，数日で排出される．

症例 48　関連症例：子宮筋腫の石灰化　69歳，女性

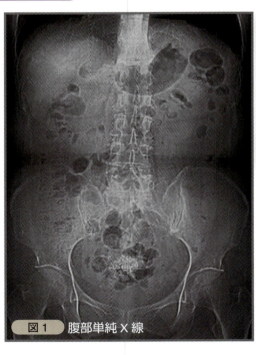

図1　腹部単純X線

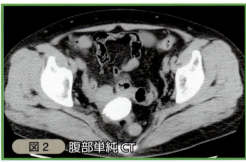

図2　腹部単純CT

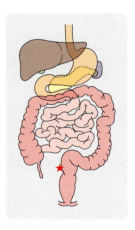

石灰化とわかれば異常ないと判断してしまうかもしれない．

しかし，見えるものをきちんと認識できていないと，「大切なもの」を見逃す可能性がある．

One Point Advice

snap diagnosis（一発診断）

snap diagnosis[3] とは，主訴や見た目から直感的アプローチによって診断することを意味する．腹部単純 X 線でも，一度見ておくと次に遭遇した時に snap diagnosis ができる症例があるかもしれない．

しかし一方，根拠のない思い込み診断により，misleading されることもあるので注意が必要だ．大切なことは早合点せずに CT などで確認することである．臨床的推論を実践し，それをもう一度自分で説明することができるかを確かめることが大事だ．

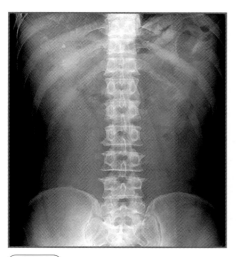

症例 1

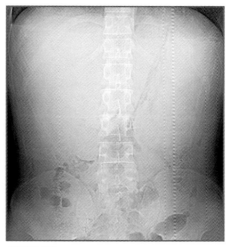

症例 4

症例 1 は肝弯曲に位置する進行結腸癌が閉塞していた症例だ．そのために上行結腸が腫大して gasless abdomen となり，psoas sign を呈していた．

同じような症例に遭遇したら、イレウスの診断（fluid filled ileus も含めて）ができるか？ psoas sign があるか？　拡張腸管の肛門側に腫瘍と判定できるような X 線不透過像を確認できるか？　などを確認するとよいだろう．

症例 4 は肝脾腫であった．CT を見れば実質臓器の肝臓と脾臓が腫大していて，X 線不透過となっていたのがわかる．

X 線不透過な部分がどこに位置しているか？　連続しているところがどこからどこまでか？を考えることで，肝臓や脾臓とその腫大であることが認識できる．

このように症例の特徴を理解して，その表現型としての腹部単純 X 線を読影すれば snap diagnosis が可能となる．

大切なことは「free air」「niveau」がないから大丈夫と"安易"に診断しないということ．CT を撮影の上でもう一度その診断の妥当性を確かめることが大切なのだ．

これらの認識が当たり前になれば，snap diagnosis が可能になるかもしれない．

3）山中克郎，佐藤泰吾，編．ダ・ヴィンチのカルテ—Snap Diagnosis を鍛える 99 症例．東京：シービーアール：2012．

Part 4 木編 主題症例 ㉕

症例 49 下腹部痛・腰痛

77歳, 女性

難易度 ★★☆
重要度 ★★★

〈高血圧で循環器内科で加療中〉
Pt.「前からなんですが, おなかが痛いんです.」
Dr.「どのあたりですか？」
Pt.「このへん, 下の方なんです.」
Dr.「食欲はありますか？ 便通は如何でしょうか？」
Pt.「食欲はふつうです. 便通もあります. 下痢もしていません. でも少し, みぞおちがジリジリすることがあります. 腰のあたりが重苦しくなることがあります.」

〈身体所見〉

身長：155cm
体重：55Kg
血圧：124/77mmHg（脈拍 65）
発熱なし.
合併症：左水腎症.

〈腹部所見〉

平坦, 軟. 圧痛なし.
下腹部に圧痛はないが違和感あり.
背部叩打痛なし.

〈来院時採血結果〉（赤 / 高値, 紫 / 低値）

WBC	(/mm³)	5310 × 10⁴	Glu	(mg/dL)	122	尿検査
RBC	(/mm³)	396 × 10⁴	Na	(mEq/L)	136	外見：yellow
Hb	(g/dL)	12.8	K	(mEq/L)	4.4	尿蛋白（−）
Hct	(%)	37.9	Cl	(mEq/L)	99	尿糖（−）
Plt	(/mm³)	21.5 × 10⁴	BUN	(mg/dL)	11.9	ウロビリノーゲン（＋−）
			Cr	(mg/dL)	0.73	ビリルビン（−）
CRP	(mg/dL)	0.02				アセトン（−）
TP	*(g/dL)*	*6.4*	CA19-9	(U/mL)	19	pH（6.0）
AST	(U/L)	18	CA12-5	(U/mL)	13	尿潜血（＋−）
ALT	(U/L)	13	SCC	(ng/mL)	1.4	比重（1.015）
r-GTP	(U/L)	15				亜硝酸塩（−）
LDH	(U/L)	204				沈渣
						白血球数：5-9
						赤血球数：1-4
						扁平上皮：5-9

図1 腹部単純X線

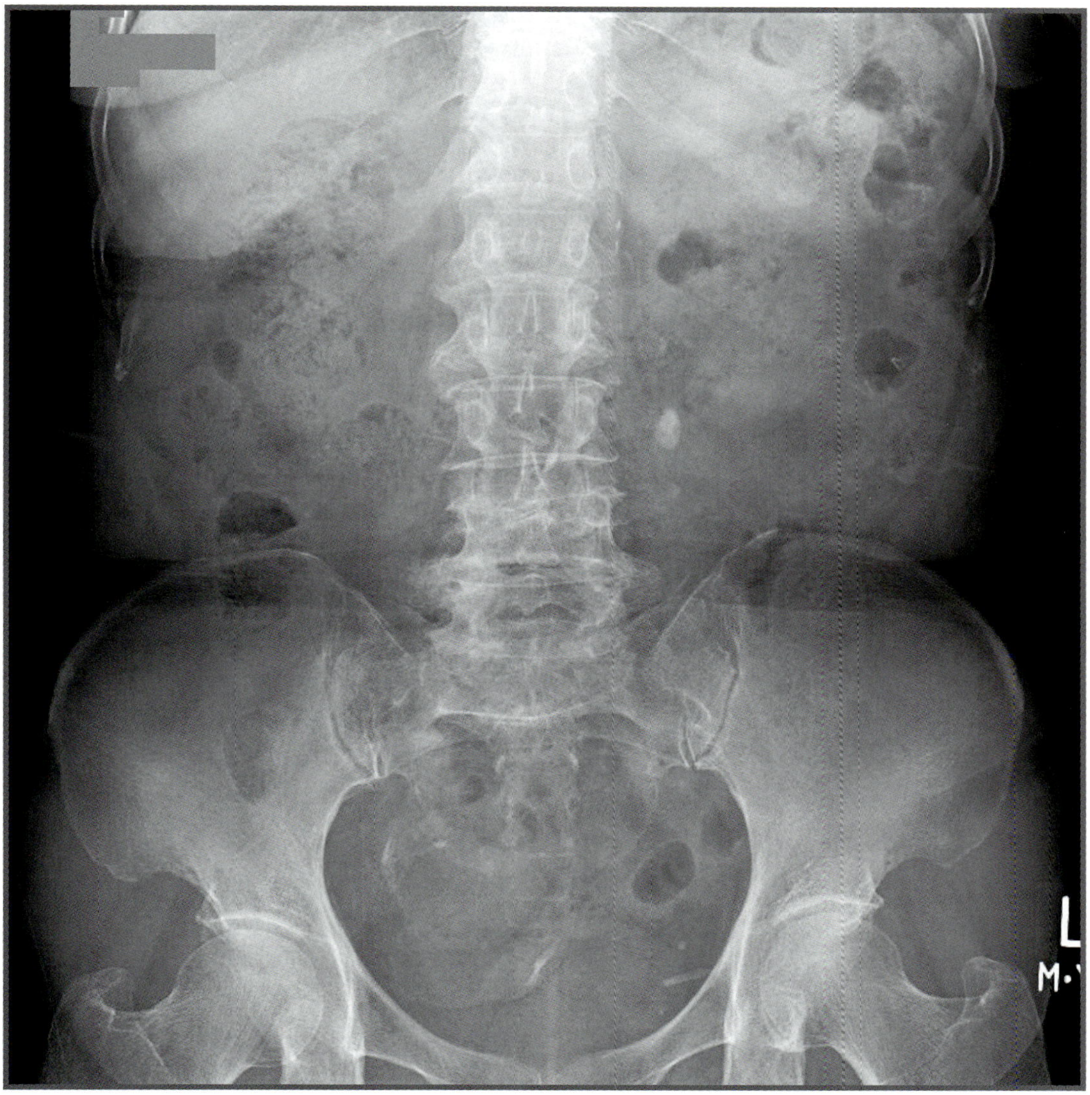

? 読影のヒント

- 左側腹部，腸骨上方に1cm大の石灰化を認める．尿管結石で左水腎症を呈している．
- 肝弯曲から脾弯曲にかけて便の停滞を認める．
- 骨盤部には便もガスも認めないが……．淡い石灰化像を認める．

> 📖 **読影のしかた**
> - 骨盤腔に淡い石灰化が見られる．これは右にやや偏位している．
> - これは子宮？ 卵巣？
> - でもその大きさはφ 5cm 程度と比較的大きそう．

図2 腹部単純 CT

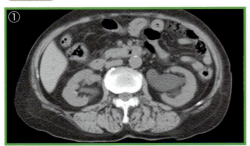

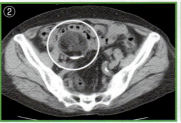
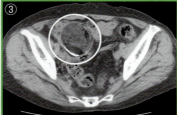
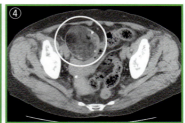

左腎盂の拡張を認め，水腎症を呈している（①）．

骨盤部は左前方に円形の腫瘤を認める．皮膜は一部石灰化している（②-④）．

このそばを回腸，S 状結腸が通っており，便の通過障害になっている可能性がある．

図3 腹部単純 CT/coronal 像

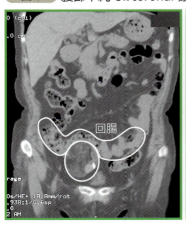
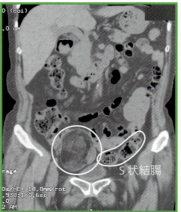
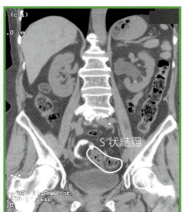

石灰化を伴った厚い皮膜に覆われた腫瘍の圧排のため，回腸・S 状結腸の通過障害になっているようだ．

図4 切除標本

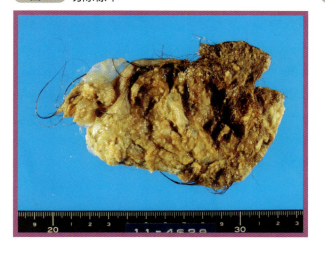

図5 病態のイメージ

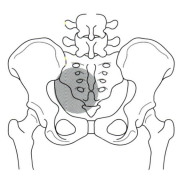

診断：mature cystic teratoma of ovary.
角化扁平上皮で覆われた囊胞性腫瘤.
壁に皮膚，皮膚附属器，甲状腺の結節性集塊、骨、軟骨組織を含む，悪性所見はない.
腫瘍の一部から髪の毛が見える.

【解　説】
- 診断：**成熟囊胞性奇形腫 (teratoma)**．φ10cm × 5cm.
- 婦人科で右卵巣腫瘍の摘出が行われた.
- 腫瘍は皮膚，髪，甲状腺の結節性集塊，骨，軟骨などの組織を持つ奇形腫（teratoma）であった.
- 腫瘍摘出後は便通も改善し，下腹部痛も改善した.

 仙骨と重なる位置に異常な石灰化を認識できるかどうか？　見える石灰化よりも意外に腫瘍は大きい.

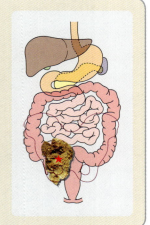

症例 50 関連症例：義歯誤飲→どう対処する？

47歳，男性

難易度 ★☆☆☆☆
重要度

〈異物の診断の対処〉

Pt. 「2日前に部分入れ歯を飲み込んだんですが，出てこないんです．もしかしたら腸の中にひっかっかっているかも知れません．」

Dr. 「ではおなかを診察しましょう．」
「2日前ならすでに排出されているかもしれませんが，腹部単純X線を撮影しましょう．」

〈腹部所見〉

平坦，軟．鼓音あり．

図1 腹部単純X線

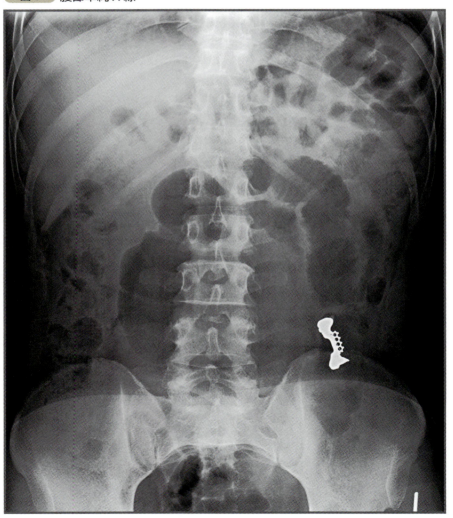

❓ 読影のヒント

- 2日前に部分入れ歯を飲み込んでしまった．腹部X線所見からは，空腸と回腸の境界ぐらいに見える．
- これは見えるものなので読影をするのではなく，所見をどう捉えるのかを考えてほしい．
- 普通食べたものは小腸を数時間で通過し，消化吸収され，大腸へ進む．食事でも異物でも2日間停滞しているのは明らかに異常である．
- よく見ると口側空腸は拡張している．完全閉塞ではないにしても狭窄になっているのは明らか．はたしてこれが異物のせいか否かを考える．

図2 腹部X線検査

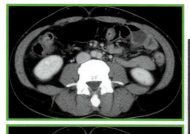
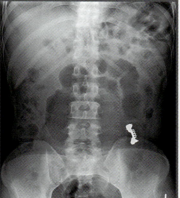
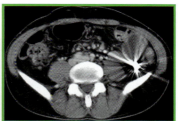
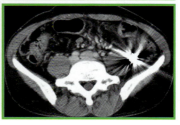
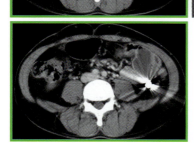

図3 病態のイメージ

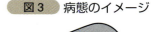

- 口側腸管（空腸）は拡張している．空気もたまっているということは閉塞寸前であるということの傍証である．
- なぜなら，空気は狭窄でも通り抜けることができるから．
- 入れ歯のせいで閉塞なのか，狭窄部に入れ歯がはまったのかはCTでもわからない．

【解　説】
- 診断：小腸への異物の嵌頓．
- 実は本症例は Crohn 病の症例であった．
- 回腸に狭窄があり，そこに異物がはまり込んでいた．
- できるだけ手術による治療を避けたいと考え，小腸内視鏡が施行できる施設へ治療を依頼した．
- 残念ながら小腸内視鏡で異物まで到達できず，手術により除去治療された．
- 通常，この程度の異物なら便と一緒に排出されることを期待することもあるが，本症例の場合，空腸に2日間停滞，口側腸管の拡張，Crohn 病罹患を考慮すると，小腸に狭窄があると考えるべき．

教訓　異物＋口側拡張腸管は閉塞を疑う．

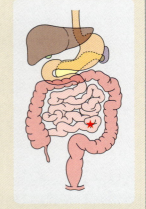

〈関連する診療科〉 消内　消外

Quiz

Do you find circle?　解答（問題は p.174 に）

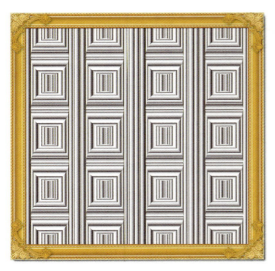
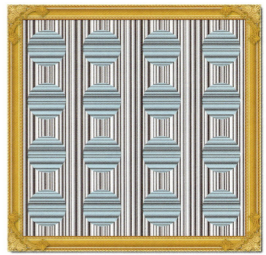

©MiwaMiwa

丸，円は見えますよね！

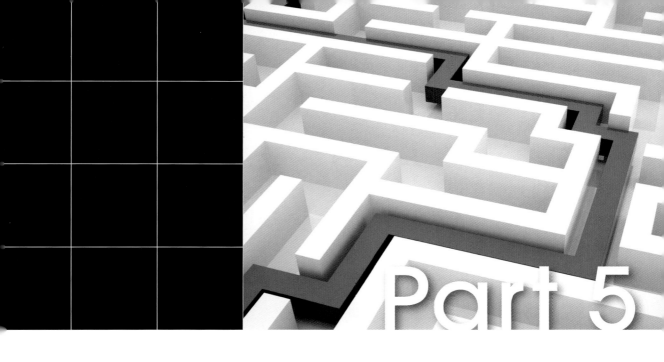

Part 5

応用編

Part 5 応用編 主題症例 ㉖

症例51 左背部痛・発熱   78歳, 男性   難易度 ★★★★★ 重要度 ☆☆☆☆☆

〈12月24日, 徒歩で外来受診〉
Dr. 「どうされましたか？」
Pt. 「昨日の朝3時頃左脇腹が急に痛くなって目を覚ましたんです．よくならないので診察を受けにきました.」
Dr. 「他には何か症状はありますか？」
Pt. 「最近あまり食欲がないんです．ちょっと吐き気もあります．3日ぐらい前からおなかも痛くなってきました．でも昨日からの痛みはかなりつらいです.」
Dr. 「横になってください．おなかを拝見しましょう.」
Dr. 「ではおなかの写真と採血を取らせていただきます．結果が出てから，また診察をしますので，それまで横になって休んでいてください.」
Pt. 「わかりました.」

〈身体所見〉
身長：168 cm
体重：75 kg
体重：37.5 ℃

〈腹部所見〉
平坦，軟．左側腹部に圧痛あり．
左背部に叩打痛あり．

〈来院時採血結果〉（赤／高値, 紫／低値）

WBC	(/mm³)	16910 × 10⁴		Glu	(mg/dL)	126
RBC	(/mm³)	443 × 10⁴		T-chol	(mg/dL)	235
Hb	(g/dL)	14.3		TG	(mg/dL)	216
Hct	(%)	42.3		BUN	(mg/dL)	35.1
Plt	(/mm³)	14.9		Cr	(mg/dL)	2.13
				Na	(mEq/L)	139
CRP	(mg/dL)	15.54		K	(mEq/L)	5.2
TP	(g/dL)	7.7		Cl	(mEq/L)	98
Alb	(g/dL)	4.0				
T-Bil	(IU/L)	2.16		CA19-9	(U/mL)	10
AST	(IU/L)	34		CEA	(ng/mL)	1.2
ALT	(IU/L)	22				
r-GTP	(IU/L)	110				
ALP	(IU/L)	196				
CPK	(IU/L)	222				
AMY	(IU/L)	24				

図1 読影してみましょう！

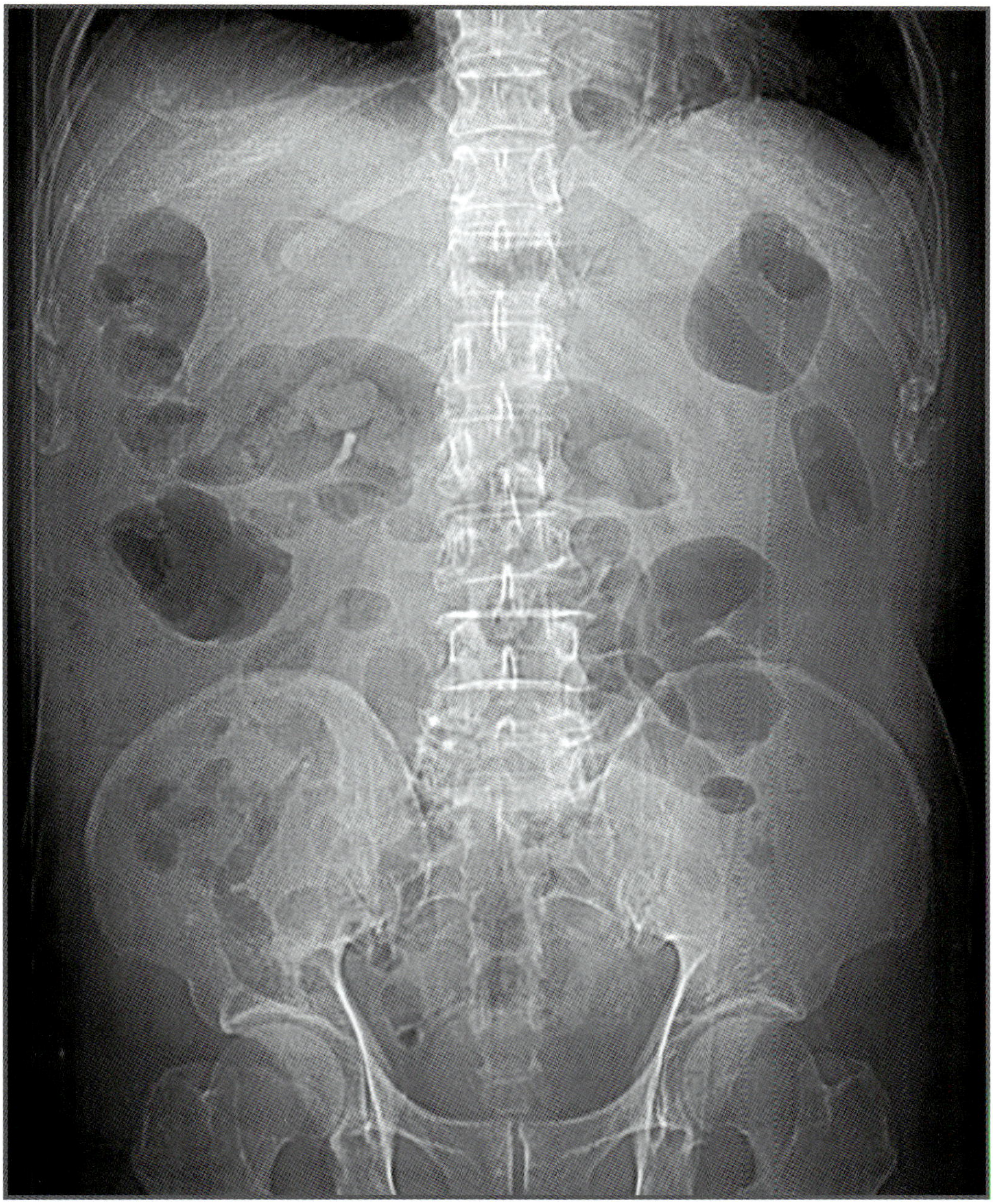

❓ 読影のヒント

- 応用編だけに，この写真だけで診断は難しい．しかし，確かに病変は写っている．
- 結腸のガス像が目立つ．ほかに情報はないだろうか？
- 腹部単純X線写真は"腹部"情報だけがすべてではない．
- 自力で来院してきた方で，一見元気そうな方だが，決して帰してはならない症例です！
- 確定診断できなくても，おかしいと思えばCTを撮影することも必要！

> ### 読影のしかた
> - この写真に病変は写っている．しかし，病変を腹部単純X線のみで読影するのは容易ではない．
> - まずはCTや他の画像を確認して，もう一度腹部単純X線を見直すことにしよう．

図2 腹部単純CT

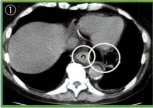
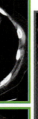
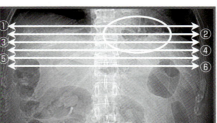
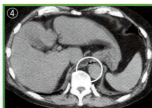
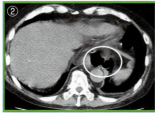
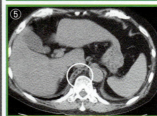
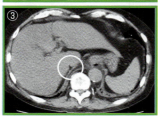
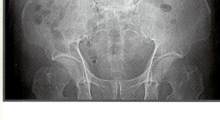
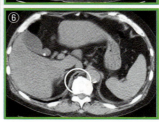

①食道下部に円形の透亮像（空気）を認め，壁は肥厚している．

①②左下肺の透亮像は一見 bulla 様．

③－⑥後腹壁に孤立性の空気像を認める．空気は後腹膜の大動脈周囲まで及んでいる（○）．free air である．

胆石や腸管のガス像所見も読影できるが，責任病変ではない．

■治療経過
- 背部痛はあるが，急性腹症というほどではない．
- 微熱はあるものの，採血でWBC，CRP上昇の原因を同定しかねていた．
- さてどうしたものか？　重篤感はなく，入院させるかどうか悩んだ．
- CTの結果が出た時点で，私はお恥ずかしながら左肺の陰影は陳旧性の炎症性変化と判断した．すなわち後腹膜の free air も見落としていた．実は放射線科医師も異常なしと読影していたので，ダブルチェックが機能していなかった．
- 「確かに，どこかに悪いところはあると思います．しかし，本日は満床で入院していただくことができません．本日は抗菌薬を処方しますが，具合が悪ければ救急外来でも対応しますので，すぐにいらしてください．3日後に再診の予約を入れておきます．」と，具合が悪ければすぐに来院するように伝えた．すると，「わかりました．でも，やっぱり今でも背中のこの辺

が痛いんですよね」とのこと．
- ？　その場所って肺野の病変の場所！？
- 「ちょっと待っててくださいね！」
- もう一度CTを見直した！　free air！？
- 「saturation（酸素飽和度）check!!」「95%です」
- 「BGA（Blood Gas Analysis）取るぞ！」
- 放射線科の医師に再確認！　free airの存在の確認をした．

〈血液ガス所見〉

pH：7.457
PCO_2：29.2
PO_2：70.1
Sat：96.1
BE：－2.4

図3　胃内視鏡/治療

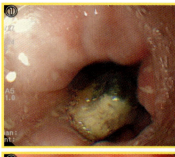
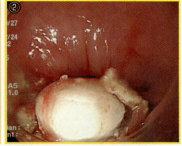
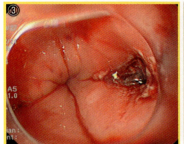
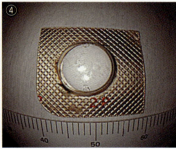

ブールハーフェ症候群（Boerhaave's syndrome）を想定して，緊急内視鏡を施行．
① 食道下部に残渣で覆われている異物を確認した．
② 残渣をはがすと，白色の円形のものが現れた．
③ 穿孔部位：この白色のものを除去すると接触性潰瘍を確認した．この部分で穿孔しているものと思われた．
④ 摘出すると，錠剤の入ったPTP（press through pack）であった．

図4　胃透視（ガストログラフィン）

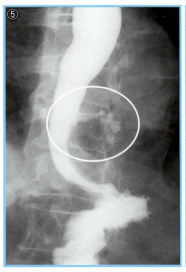
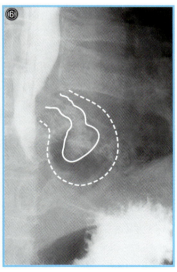

⑤ 食道透視ではわずかな漏れを確認できる．
⑥ その周りにはガス像が確認できる（点線）．

図5 CT 拡大画像

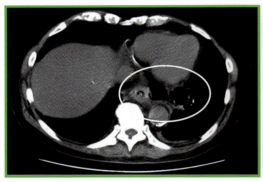

FA = free air

CT では食道下部の壁肥厚があり，この部分は内腔は狭小化している．なのになぜこの部分に"空気"が存在しているのか？（矢印）．本来なら空気が存在しても圧の低いほうに逃げるはずである．

狭窄部位に空気が存在するということは，孤立性の閉塞空間を意味する．すなわち PTP の中の微小の空気を見ているものと思われる．わかってしまえばなんだ……ということではあるが……．

図6 胸腹部単純 CT/ 縦隔条件と肺野条件（free air の見え方の違い）

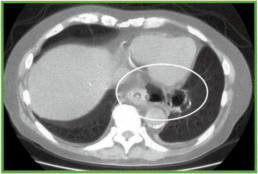

縦隔条件　　　　　　　　　　　肺野条件

CT の読影時に条件を変えると，肺野とは違い free air であることがよく理解できる．

【解 説】
- 診断：**食道穿孔**（PTP 包装シートの嵌頓による潰瘍・穿孔）．待機的手術症例．
- 腹部単純 X 線：左下肺に bulla のような所見．
- 単純 CT では放射線科の読影では左胸水を認める以外は異常なし．よく見ると下肺野にカプセルのような陰影を見る．
- 気になるのでもう一度 CT をみなおして診断した．
- !?? free air？ ??ブールハーフェ症候群（Boerhaave's syndrome)!?[1,2]
- 緊急手術症例を危うく帰してしまうところで，冷や汗をかいた症例．
- PTP は誤嚥を防ぐためにも切り離してはいけない．

教訓 腹部単純 X 線で胸部への遊離ガスの診断をすることもできる．

〈関連する診療科〉 消内　消外　救外

1) 青木克憲. 突発性食道破裂（Boerhaave 症候群）. III 各論. 臨牀消化器内科. 2012; 27 (7): 98-104.
2) 島田謙, 相馬一亥. 4. Boerhaave 症候群と Mallory-Weiss 症候群. IV 消化管. 外科医が知っておくべき徴候と症候群. 外科. 2011 Nov; 73 (12): 1334-38.

Coffee Break

腹部単純 X 線を読影する時間

　腹部単純 X 線を読影するときにどのくらいの時間をかけて見ていますか？

　実は視覚は知らないものを認識しにくいのです．「知らない≒見なくてもよい≒異常なし」というような勘違いを起こしていることがあるのです．本書では腹部単純 X 線が持っている情報を視覚化し，理解しやすくすることで，今後の診断に役立ててもらうことを主眼にしています．

　腹部単純 X 線を正しく理解するためには，10 秒間は眺めるようにしましょう．

　自分の知っている所見（free air，niveau など）の有無を確認するだけなら，パッと見で確認できるかもしれません．もしかしたら，その判断は 1 秒で足りるかもしれません．しかし，チラ見だけでは「詳細」を評価することはできません．すなわち，小腸や結腸のガスの多寡，小腸のガスの溜まり具合は異常ではないか？ closed loop ではないか？ 結腸の便の停滞に偏移がないか？ 結腸癌などによる閉塞を呈するものではないか？ など，腹部単純 X 線を見るときに何か異常かもしれないと思って写真を眺めていると，意外なものが見えてくることがあるのです．何も見えない……それが gasless abdomen の可能性もあります．大切なことは，free air や niveau がないことを確認するのではなく，「おかしい！？」と思える所見に気づけることなのです．そして，あらゆる病気の可能性を想定し，それに引き続き CT を撮影すべきかどうかを考えることが大切なのです．

　腹部単純 X 線は多くの情報を有しています．大切なことはその情報を余さず引き出すことなのです．ですから，"異常" と思えるような病変がないかどうかを確認するために，腹部単純 X 線をせめて 10 秒間は眺めるようにしましょう．先の "spiral check"（☞ p.39）で所見があるかどうかを確認しましょう．もしかしたら，見えにくい病変が見えてくるかもしれません．それが患者の診断に役立つとするなら，忙しい診療の中でも 10 秒という時間は決して長くないでしょう．

Part 5 応用編 主題症例 ㉗

症例52 腹痛・背部痛

46歳, 男性

難易度 ★★☆☆☆☆
重要度

〈背部痛を訴えて, 救急外来へ来院. 前日に他の病院の救急外来を受診していた〉
- Pt. 「吐いた後から急に背中が痛くなってきたんです.」
- Dr. 「お酒は飲まれていたのですか？」
- Pt. 「はい. 年末から正月にかけてかなり飲みました.」
- Dr. 「血は混じっていませんでしたか？」
- Pt. 「血も吐いて他の病院に行ったのですが, 内視鏡はできないと言われ, 薬だけしか出してもらえませんでした.」
- Dr. 「なるほど, おなかは痛くありませんか？」
- Pt. 「おなかも痛いです.」
- Dr. 「口を開けてください. ……カラカラに渇いていますね. ものすごい脱水ですね.」

〈身体所見〉

身長：164cm　体重：58kg　体温：36.8℃
血圧：170/150mmHg（脈拍 48）⇒ 287/111（132）
SpO_2：84%
頻呼吸, 過呼吸. すぐに酸素投与開始.
舌はカラカラに乾いて著明な脱水あり.

〈腹部所見〉

全体に鼓腸. 全体に圧痛はあるが, 部位の特定はできない.

〈来院時採血結果〉（赤 / 高値, 紫 / 低値）

WBC	(/mm³)	13090	LDH	(U/L)	424	尿検査
RBC	(/mm³)	554 × 10⁴	CPK	(U/L)	378	外見：yellow
Hb	(g/dL)	17.7	AMY	(U/L)	334	尿蛋白（3＋）
Hct	(%)	52.9	Glu	(mg/dL)	85	尿糖（－）
Plt	(/mm³)	19.0 × 10⁴	T-chol	(mg/dL)	128	ウロビリノーゲン（＋－）
			TG	(mg/dL)	167	ビリルビン（－）
CRP	(mg/dL)	31.63	BUN	(mg/dL)	35.2	アセトン（－）
TP	(g/dL)	6.8	Cr	(mg/dL)	3.77	pH（5）
Alb	(g/dL)	3.8	eGFR	(mL/min)	15	尿潜血（3＋）
T-Bil	(mg/dL)	1.97	Na	(mEq/L)	134	比重（1.030）
AST	(U/L)	146	K	(mEq/L)	5.2	亜硝酸塩（－）
ALT	(U/L)	34	Cl	(mEq/L)	94	
ALP	(U/L)	106	Glu	(mg/dL)	85	沈渣
r-GTP	(U/L)	42	T-chol	(mg/dL)	128	WBC: 20-29
LDH	(U/L)	424	TG	(mg/dL)	167	RBC: 20-29
CPK	(U/L)	378				SCC: 5-9
AMY	(U/L)	334	出血時間	(min)	2	

図1 腹部 CT/scanogram

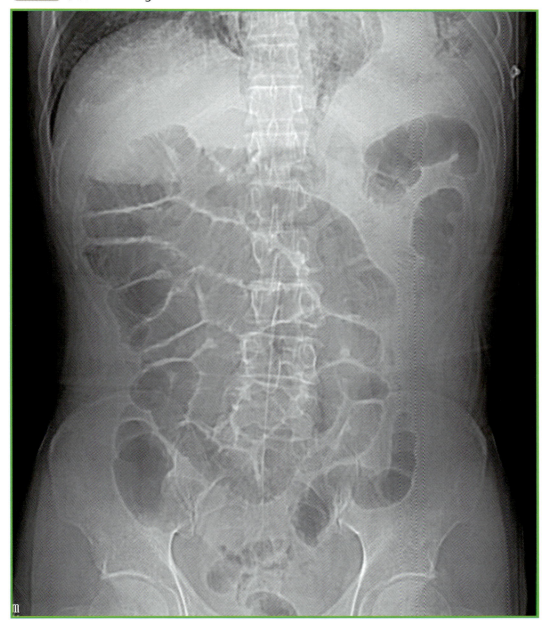

❓ 読影のヒント

- 本症例は急性腹症を疑い，すぐに腹部単純 CT 検査を行った．
- 図1は腹部単純 X 線ではなく，CT 撮影時の scanogram である．
- 腸管にガスが停滞している．イレウス？ これは異常？
- 他には異常な所見は？

> ### 読影のしかた
>
> - このようなバイタルの安定しない症例では，急性腹症を疑っても造影をせずに，単純CT検査の方がよい．特に発熱や脱水のある症例では，造影剤の投与によりショックを起こすことがある．
> - 本症例は採血結果から腎不全に陥っていたことが判明したからだ．
> - 採血結果はCT撮影後に得られたが，造影を先にしてしまうと，腎不全を悪化させ，透析を余儀なくされることがある．
> - 臨床経過から，マロリー・ワイス症候群（Mallory-Weiss syndrome）を疑うが，腹痛と背部痛，過呼吸があり，単純CTを撮影した．
> - 小腸の拡張から，（麻痺性？）イレウスを疑う．
> - 病態との関連性は？
> - 胸部に注目すると左胸水の貯留に加え，心陰影にガス像の重なりがある！？

図2 腹部単純CT/coronal像

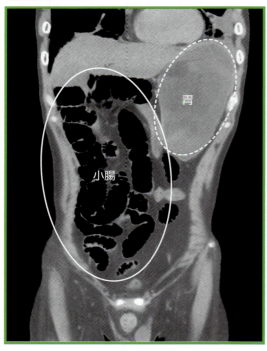 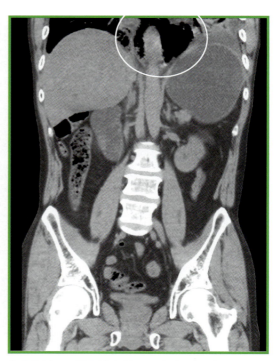

腹部腹壁側に小腸のガスの貯留が著明（○）．胃内には胃液が貯留（点線）．上行結腸は後腹膜に存在するので，腹部前方にあるガスは小腸と考える．

腹部背側では横隔膜上部，大動脈周囲に気腫を認める（○）．左胸水も認める．

図3 腹部単純 CT

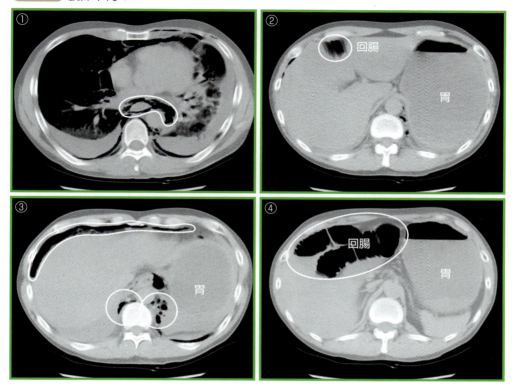

①胸腔には食道・大動脈周囲に気腫を認める（○）．
②胃内には胃液の著明な貯留を認める．肝下面に拡張した回腸のガスを認める（○）．
③肝臓の前面と大動脈後方に free air の存在を認める（○）．
④胃液の貯留と回腸の拡張を認める．

■臨床経過：縦郭気腫を疑う
- 食道穿孔 !? の可能性あり．
- 呼吸器内科医師と相談．
- まずは胸部 CT の撮影追加．
- 上部内視鏡検査の施行の検討．

〈血液ガス所見：O_2 2L/min〉

$PaCO_2$	(mmHg)	26.3
PaO_2	(mmHg)	61.4
BE	(mEq/L)	− 7.7
SpO_2	(％)	92.5

図4 胸部単純 CT/ scanogram

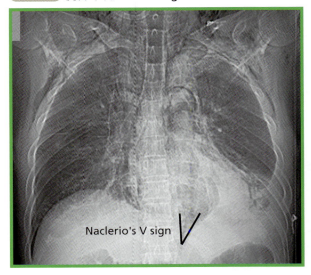

縦隔には気腫を認め，左の大動脈弓も確認できる．

胸郭上部から頸部にかけて，皮下気腫も透亮像として認められる．

横隔膜上部には Naclerio's V sign[3] を認める．

> **覚えておきたい用語**
>
> ● Naclerio's V sign
> 下部縦隔胸膜と横隔膜側胸膜との間に気腫が存在するために両胸膜のために V 字型を示すこと．

図5 頸部・胸部単純 CT

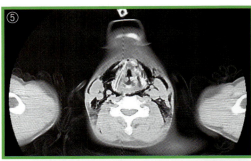

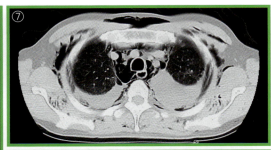

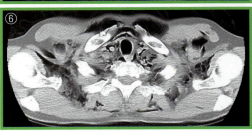

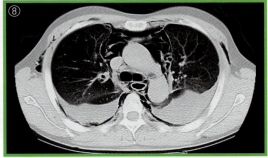

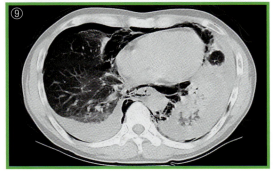

⑤⑥頸部から上部胸郭にかけて皮下気腫を認める．

⑥-⑨胸部は気管・食道・大動脈・心臓の周囲に気腫を認める．

⑦-⑨両側の胸水も認め，右側は気胸も認める．

3) Sinha R. Naclerio's V sign. Radiology. 2007 Oct; 245 (1): 296-7.

■治療経過

- 嘔吐によるマロリー・ワイス症候群を併発し，食道穿孔をきたし，縦隔気腫となったと考えられる．
- 胃内視鏡にてその確認が必要だ．しかし，内視鏡による送気で空気が胸腔内に漏れると緊張性気胸（tension pneumothorax）となる恐れがある．
- 胸部外科の医師と連携し，すぐに胸腔ドレナージが施行できるように準備．
- 家族へも状態の危険を説明．
- 胃内視鏡施行前に CT で確認された胃液を胃管を挿入し排出した：670mL の排液．
- 胃内視鏡は CO_2 送気装置を準備して行った．

図6　食道内視鏡および内視鏡のイメージ

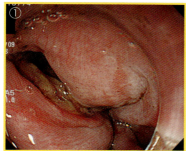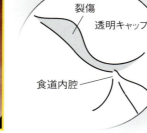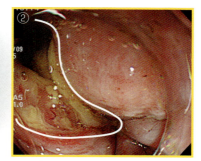

食道下部に裂傷を認めた．　　　　　　　　　　　　胸腔内と思われる脂肪層も認められた．

【解　説】

- 診断：ブールハーフェ症候群（Boerhaave's syndrome）[4]．
- 特発性食道破裂症候群．
- 飲酒過多による嘔吐に引き続き，マロリー・ワイス症候群を起こし，吐血した．
- 近医を受診したが内視鏡を施行されなかった．その後も嘔吐を繰り返し，食道裂傷に至らしめた．
- 本疾患は全層性の破裂により食道と縦隔が交通することになるので縦隔が汚染され，死亡率は 30〜80% と極めて高く，すみやかに確定診断が必要である．
- 胸痛，嘔吐，皮下気腫の三つの症状をマックラーの三徴（Mackler's triad）という．必ずしも揃うわけではないが，症候から診断の助けになる可能性がある．
- もちろん，診断は CT にて行われるべきで，最初から撮影してもかまわない．
- 食道穿孔・特発性食道破裂の原因は内視鏡検査や治療などによる医原性（61%），ブールハーフェ症候群や大動脈瘤による食道瘻などの特発性（15%），PTP，有鉤義歯，魚骨などの異物性（12%），外傷（9%）や腫瘍（1%）などと報告されている[5]．

 胸腔の情報も見逃さぬように！

4) 青木克憲．突発性食道破裂（Boerhaave 症候群）．Ⅲ 各論．臨牀消化器内科．2012；27（7）：98-104.
5) Brinster CJ, Singhal S, Lee L, et al. Evolving options in the management of esophageal perforation. Ann Thorac Surg. 2004 Apr; 77（4）: 1475-83.

Part 5 応用編 主題症例 ㉘

症例 53　胸やけ

69歳, 男性

難易度 ★★☆
重要度 ★☆☆

〈外来での診療〉
Dr.　「どうされましたか？」
Pt.　「胸やけがひどくて.」
Dr.　「いつ頃からですか？」
Pt.　「ずいぶん前からです. 最近は食欲もなくて…….」

☕ Coffee Break

腹部単純X線の読影のヒント
（単純で素直な疑問を持ち，それを解決しようとすること）

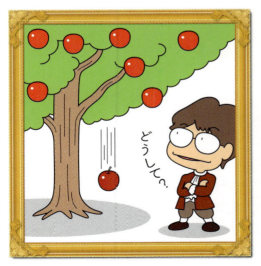

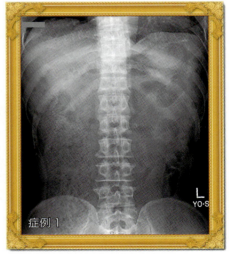

どうして林檎が落ちる？
→落とす力があるのでは !?

どうして便が上行結腸にしかない？
→肝弯曲に閉塞病変があるのでは !?
→CTを撮影しよう！

図1 読影してみましょう！

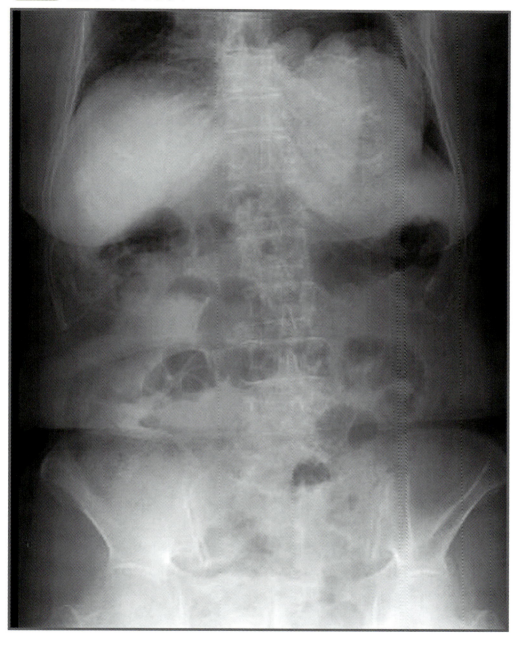

❓ 読影のヒント

- 直感と印象で読影すると：おなかにガスが多い．これはあまり気にしなくて結構．
- 普通に撮影された腹部単純X線だが，肺の胸部が写っている．
- 得られる情報は貪欲に読影すること！

読影のしかた

- 本症例では胸部，特に心陰影と重なる部分を読影したい．左横隔膜が見えにくい．
- 心陰影に重なるようにガス像と，粗大な腫瘤影？　が見える．
- もちろん胸部単純X線を撮影した方がよい．

図2 胸部単純X線/胃バリウム透視

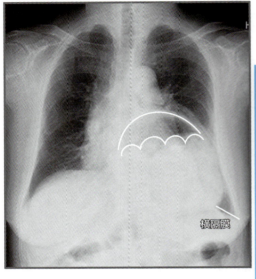
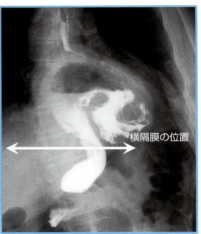

心陰影とガス像が重なっている．このような画像はまず横隔膜ヘルニア，滑脱ヘルニアを考える．
バリウム像で，これが胸腔内に入り込んだ胃であることがわかる．かなり屈曲していて，食べ物も通りにくそうなことがわかる．

【解説】
- 診断：食道裂孔ヘルニア（hiatal hernia）/滑脱ヘルニア（sliding hernia）．
- 腹部単純X線：胸腔のガス像の診断．
- 胃がほとんど胸腔内に存在していたため，胸やけ，胸のつかえ感，嘔気などの自覚症状があった．
- この後十分な説明のもと，同意を得て手術治療を受けていただいた．手術には食道を胃で全周性に巻き付ける Nissen手術，または食道後部を中心に約2/3周巻き付ける Toupet手術 のいずれかが選択される．
- 術後は胸やけもなく，非常に経過順調．

教訓　胸腔の情報も見逃してはならない！

〈関連する診療科〉 消内　消外

症例 54 関連症例：横隔膜ヘルニア／Morgagni 孔ヘルニア

65 歳，女性

難易度 ★★★★
重要度 ☆☆☆

> Pt. 「ご飯は食べられるけれど，つかえ感がある．検査をお願いします．」
> Dr. 「その症状からすると逆流性食道炎かもしれませんね．胃内視鏡検査を予約しましょう．でもその前におなかの写真も撮りましょうね．今回ははじめての診察なので，胸部写真も撮ります．」
> Pt. 「わかりました．よろしくお願いします」

図 1 胸部単純 X 線（正面①，側面②）／腹部単純 X 線（③）

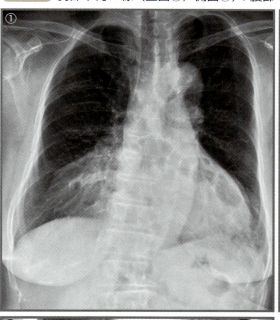
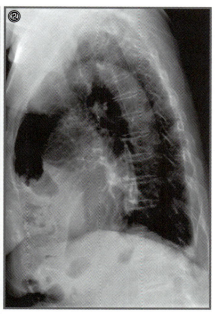
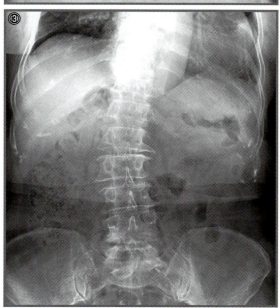

- 胸部単純 X 線では心臓の前に空気が見える（①）．
- 胃のガスも見えない（②）．
- 形からしても，滑脱ヘルニアとは違う（①）．
- 縦隔気腫とも違う（①）．
- 横走するガス像は何を表すのだろうか？（①）
- 横走⇒横行結腸？　まさか？（①）

図2 胸部単純X線＋腹部単純X線と注腸バリウム検査の比較

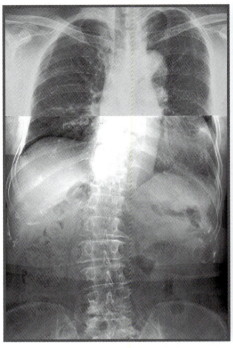
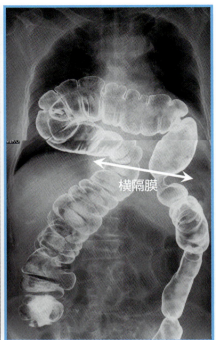

横隔膜

【解　説】
- 診断：Morgagni孔ヘルニア．
- 注腸バリウム検査では結腸が胸腔内に入り込んでいる：Morgagni孔ヘルニアと診断する．
- Morgagni孔ヘルニアでは，胸腔内にガスが貯留し，呼吸・換気障害をきたすことがあり注意が必要だ．
- 外科治療の適応ではあるが，患者の理解が得られず，今後待機的手術を視野に入れながら，保存的に様子をみていた．しかし，やはり胸のつかえ感は改善せず，結局1年後に手術を施行した．その後病状は改善した．
- 初診の症例では，腹部単純X線だけでなく胸部単純X線を撮影することも必要．
- 実は本症例では大腸内視鏡も行っているが，もちろん異常はなかった．

教訓　腹部単純X線で本来あるはずのない，心影部に重なるガス像（結腸）を見逃してはならない．

〈関連する診療科〉 消内　消外

覚えておきたい用語

●横隔膜ヘルニア

①Morgagni孔ヘルニア
- 真性ヘルニアになりうる.
- 右側に発症（この疾患だけ右側）.
- 胸骨後部に発症.
- 先天性で無症状が多い.
- Larrey孔ヘルニアと比べ，頻度が高い.

②Larrey孔ヘルニア
- 真性ヘルニアになりうる.
- 左側に発症.
- 胸骨後部に発症.

③食道裂孔ヘルニア
- 滑脱ヘルニア
- 逆流性食道炎にもなりうる.

④外傷性ヘルニア（腹膜）
- 仮性ヘルニア

⑤Bochdalek孔ヘルニア
- 仮性ヘルニア
- とくに左側に多発する.
- 患側の肺低形成を認める.
- 新生児期に重篤な症状を呈することがある.

Part 5 応用編 主題症例 ㉙

症例 55　イレウス？

45歳，女性

難易度 ★★☆☆
重要度

> Pt.「下腹部が痛くて，最近便に血がつくんです．」
> Dr.「いつからですか？」
> Pt.「1年前にも出血があって，大腸カメラをしてもらったんですが，痛くて途中でやめてもらったんです．」
> Dr.「便は普通に出るんですね？」
> Pt.「ええ，でも最近は出が悪くなりました．」
> Dr.「何か以前に病気をされたことはありますか？」
> Pt.「中学生の時に盲腸で手術をしました．子宮内膜症で，ホルモン治療を受けていたこともありました．」
> Dr.「出血は常時ありますか？　生理に関係しますか？」
> Pt.「ええ，生理のときに多いように思います．」

〈腹部所見〉

平坦，軟．
下腹部を中心に
やや圧痛あり．
筋性防御（−），
反跳痛（−）．

〈来院時採血結果〉（赤／高値）

RBC（/mm³）	453 × 10⁴	T-chol（mg/dL）	139
Hb（g/dL）	9.9	TG（mg/dL）	51
Hct（%）	31.7	BUN（mg/dL）	10.0
Plt（/mm³）	36.5 × 10⁴	Cr（mg/dL）	0.56
		Na（mEq/L）	139
CRP（mg/dL）	0.00	K（mEq/L）	3.8
TP（g/dL）	7.5	Cl（mEq/L）	104
Alb（g/dL）	4.2	BS（mg/dL）	82
T-Bil（mg/dL）	1.72		
AST（IU/L）	16		
ALT（IU/L）	11		
r-GPT（IU/L）	10	CEA（ng/mL）	1.5
ALP（IU/L）	162	CA19-9（U/mL）	32
AMY（IU/L）	47	CA125（U/mL）	90

貧血気味という以外はほぼ正常．

? 読影のヒント

- 造影 CT の後に撮影されている．
- 本症例は腹部単純 X 線だけでは診断は難しい．
- 他の画像診断との総合画像診断で症例を評価してほしい．
- とりあえず，この写真では腸管のガスが多いということを理解していただきたい．

図1 読影してみましょう！

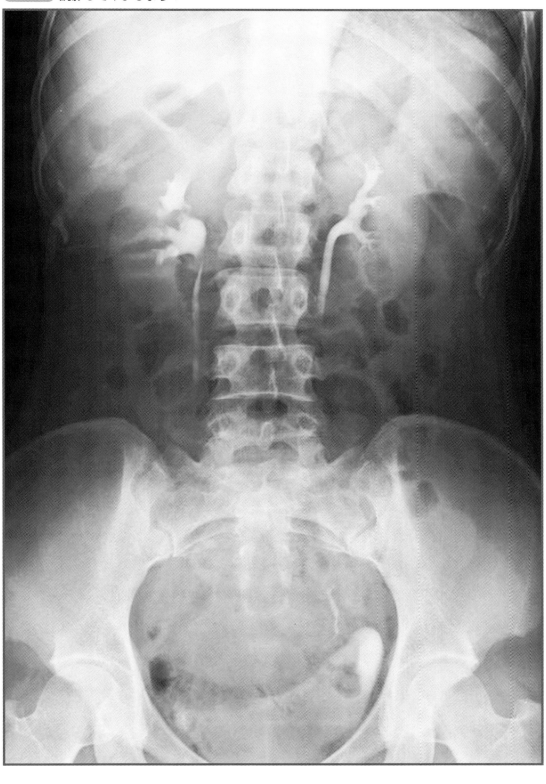

> **読影のしかた**
> - 膀胱に造影剤が見える．量はあまり多くないが"圧排像"として認識できる腸管ガスが多いことと関係するかを考える．

図2 腹部造影CT

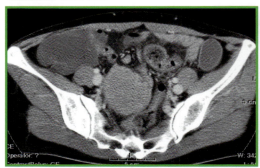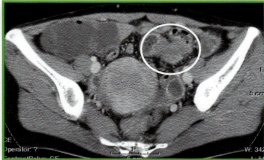

S状結腸（？）近傍に腫瘤影が確認できる．口側腸管は拡張している．

図3 注腸造影（ガストログラフィン）

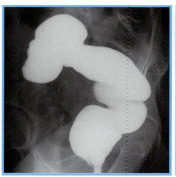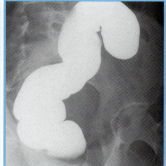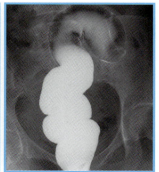

注腸造影を行った．S状結腸は完全閉塞で，かなり圧をかけても造影剤は奥へ進まなかった．

図4 大腸内視鏡

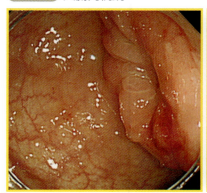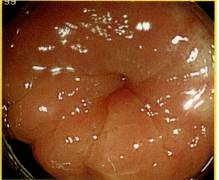

S状結腸に，全周性の狭窄病変あり．粘膜は発赤しているが，上皮性腫瘍を疑う所見はない．

図5 内視鏡的逆行性注腸造影（ガストログラフィン）

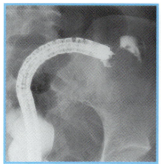
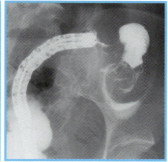
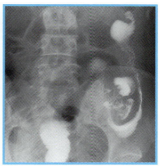

引き続き内視鏡を用い，狭窄部からERCPの造影用カテーテルによって強制加圧し造影を試みた．狭窄部を超えると腸管と思われる管腔と腸重積のような所見が見られた．上皮性腫瘍を思わせる所見はなかった．

図6 腹部単純CT/coronal像

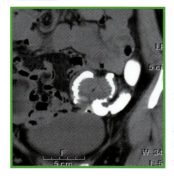

注腸造影後にCTを撮影した．ガストログラフィンにより，腸管の走行が確認できる．S状結腸は狭小化しており，壁の肥厚腫瘍像が認められた．

図7 病態のイメージ

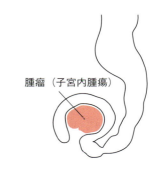

腫瘤（子宮内腫瘍）

■治療経過
- S状結腸の完全閉塞を認め，手術適応はあるものの緊急性はなく，絶食点滴管理とした．
- その後，排便を認め，腹痛も改善した．
- 狭窄はかなり強く，今後再度閉塞となることが予測され，待機的に手術を施行した．
- 病理診断では外子宮内膜症と診断された．異所性（腸管）子宮内膜症と診断した．
- 子宮内膜症による腫瘤は小腸へも癒着を起こしており，小腸も併せて切除した．
- ある意味これだけになるまでにイレウスにならなかったことの方が不思議である．

図8 切除標本

【診断】
異所性（腸管）子宮内膜症

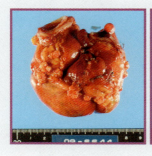
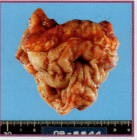
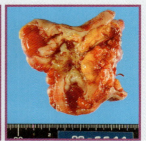

Part 5 応用編 主題症例 ㉚

症例 56　単なる便秘？

35歳，女性

難易度 ★☆☆☆
重要度 ★☆☆

ベーチェット病（Behçet's disease）で皮膚科で加療中で，もともと便秘を訴えていた方．
腸管 Behçet の有無を評価してほしいと大腸内視鏡検査の依頼を受けた．
腹部単純 X 線から便秘と診断し，緩下剤の処方で排便を促し，2 週間後に大腸内視鏡検査を予定した．
検査当日に洗腸剤を 1500 mL 飲んでも便が出ないと連絡があり，腹部単純 CT を撮影した．

図1　読影してみましょう！

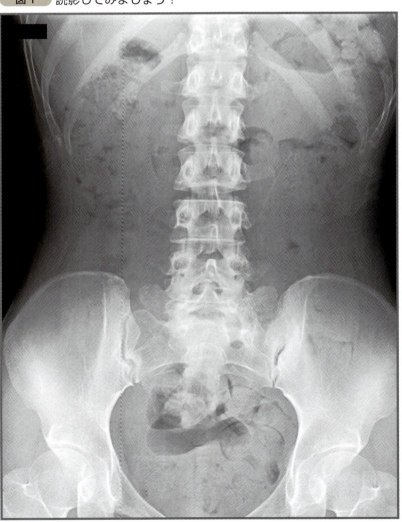

> **読影のしかた**
> - 結腸には上行から横行，下行，S状結腸，直腸にかけて含気の少ない硬そうな便が停滞している．
> - 便秘と診断し，この状態で2Lの洗腸液を服用すると腸管破裂をきたす恐れがあり，まずは緩下剤を処方し，排便を促すようにした．

図2 腹部単純 CT/scanogram

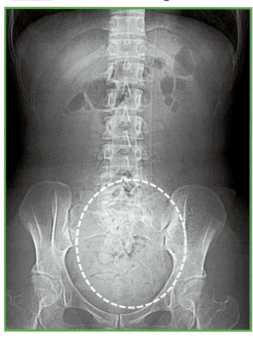

図3 腹部単純 CT/coronal 像

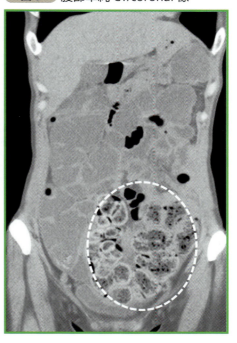

■診察経過
- 排便の改善を確認して，大腸内視鏡検査を予定した．
- 検査当日1.5Lの洗腸液を服用しても1回も排便がないとも訴えがあり，浣腸を施行するも排便はなし．緊急に腹部CTを撮影した．
- scanogram と coronal 像を比較する（図2，3）．
- 糞石のような硬そうな便が直腸，S状結腸に確認できる（図2，3）．
- 下行結腸より口側は著明な洗腸液の貯留を確認できる（図3）．
- 腹部単純X線（scanogram）では，上腹部は gasless abdomen を呈している（図2）．両側とも psoas は見えず，腎陰影も不明瞭．もちろんこれは洗腸液の貯留によるX線不透過を反映している．腹水に近い所見である．しかし，もし腹水なら flank stripe として認識できるはずである．ガスの centralization もないので，腹水との鑑別は可能だ．

図4 腹部単純CT/ scanogram と axial 像の比較

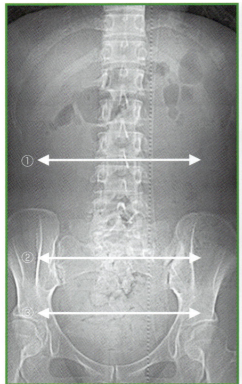
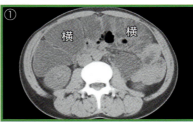
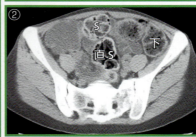
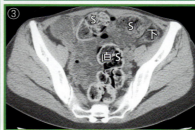

拡張した横行結腸が確認できる．

横：横行結腸
下：下行結腸
S：S状結腸
直S：直腸S状部
直：直腸
S状結腸から直腸にかけて，糞石といってよいような硬い便が詰まっている．
よく見るとS状結腸の便と直腸の便の性状の違いがわかる．

【解　説】
- 診断：イレウス，便秘．
- 排便を確認している方でもこのような『イレウス』を起こす可能性がある．
- このような症例では，大腸内視鏡施行時に洗腸液を飲ませると，腸管破裂の危険がある．
- もちろん症例1（便秘・腹痛），症例25（回腸切除），症例26（イレウス），症例7（腸重積）のような例でも同様である．
- "イレウスの可能性のある症例"を除外するためには，腹部単純X線を撮影し，過度の便秘や大腸癌症例を事前に診断する必要がある．

 イレウスのある症例では，大腸内視鏡検査の有害事象で，前処置の洗腸時に腸管破裂をきたすことがあるので注意が必要だ．

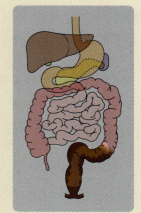

〈関連する診療科〉 消内

One Point Advice

腹部単純 X 線における濃淡と病気の大きさ

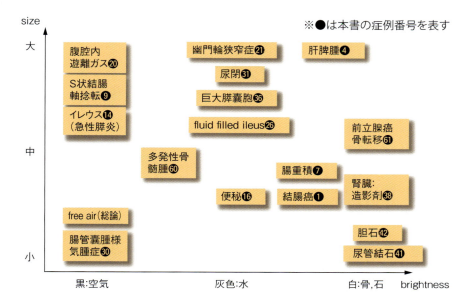

　X 線撮影では空気は黒く，水は灰色，骨や石灰化・造影剤は白く見える．

　free air は横隔膜下にスリット状に見られる（総論 4-1，☞ p.9）こともあれば，大きな free space として見られることもある（症例 10）．

　囊胞や尿閉は均一な水として描出されるが，周囲の色調と区別がつけにくいことがある．均一に見えるところがどこまでか？　周囲と比べて X 線不透過なところがないか，腸管のガスや便の圧排がないかを見る．

　腸重積（症例 7）や結腸癌（症例 1）は組織量が多いので X 線不透過として認識できる．幽門狭窄（症例 21）も同様だが，胃内に食残が多く残ることからその判定ができることもある．

　石灰化としての尿管結石（症例 41）や胆石（症例 42）だけでなく，転移性腫瘍としての骨の新生（症例 61）や，腎臓の造影剤の停滞（症例 38）なども X 線不透過として認識される．

　一方，骨融解は X 線透過性が増す．周囲の骨とコントラストがあるので，punched out として認識される（症例 60）．

　イレウスで fluid filled ileus を呈するような場合（症例 26）は，gasless abdomen として認識される．gasless abdomen は異常であることが多いと考え，速やかに CT を撮影するようにしたい．

Part 5 応用編 主題症例 ㉛

症例57 一見するとイレウス？でも実は……

47歳，男性

難易度 ★★★★
重要度 ☆☆☆☆☆

> Pt.「昨日からおなかが痛くなりました．張っています．食欲もありません．」
> Dr.「下痢はしていませんか？　何か生ものは食べませんでしたか？」
> Pt.「いいえ，ふつうのものしか食べていません．便通は普通です．」
> Dr.「お口をあけてください．舌の潤いはあるので，脱水にはなっていないですね．おなかの診察をさせてください．」

〈身体所見〉

身長：176cm
体重：75kg
体温：36.9℃
血圧：147/104mmHg（脈拍71）
舌：湿潤．

〈既往歴ほか〉

33歳時に虫垂炎による腹膜炎．
胆石による胆嚢切除．
喫煙：20本/日（20歳〜）
アルコール：機会飲酒．

〈腹部所見〉

平坦・軟．圧痛なし．

〈再診時採血結果〉（赤/高値）

WBC	(/mm³)	10670 × 10⁴	CRP	(mg/dL)	4.85	Glu	(mg/dL)	98
RBC	(/mm³)	542 × 10⁴	TP	(g/dL)	7.1	Na	(mEq/L)	140
Hb	(g/dL)	15.7	T-Bil	(mg/dL)	1.04	K	(mEq/L)	4.3
Hct	(%)	47	AST	(U/L)	16	Cl	(mEq/L)	102
Plt	(/mm³)	26.5 × 10⁴	ALT	(U/L)	22	BUN	(mg/dL)	11.3
			ALP	(U/L)	226	Cr	(mg/dL)	0.91
			γ-GTP	(U/L)	35			

図1 読影してみましょう！

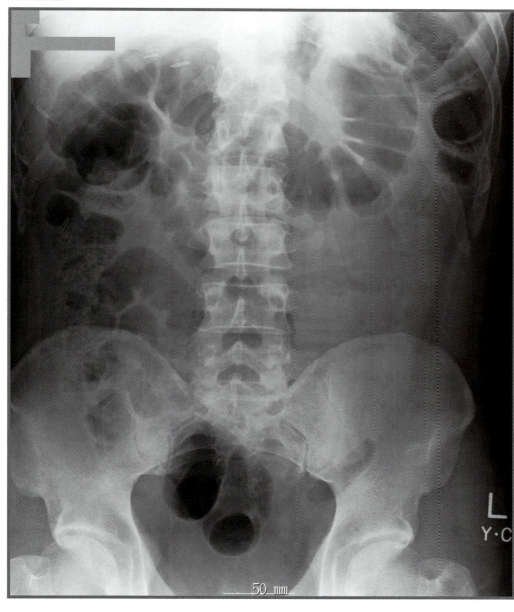

? 読影のヒント

- 横行結腸の著明な拡張（> 5cm）とガスの貯留．上行結腸および終末骨盤回腸にガスが貯留し拡張している．腸管内圧の上昇が存在するのでイレウスを疑う．
- 原因疾患として下行結腸中部の閉塞，すなわち進行癌を疑う．
- SD junction，直腸にもガスは見えるので完全閉塞ではないだろう．

> **読影のしかた**
>
> 腹部単純 X 線からは下行結腸から回腸まで腸管が拡張しているので，腸管内圧の亢進を疑う所見だ．下行結腸に腫瘍による閉塞，もしくは麻痺性のイレウスを疑う所見だ．
> 速やかに CT 撮影をすべきだ．

図2 腹部単純 CT

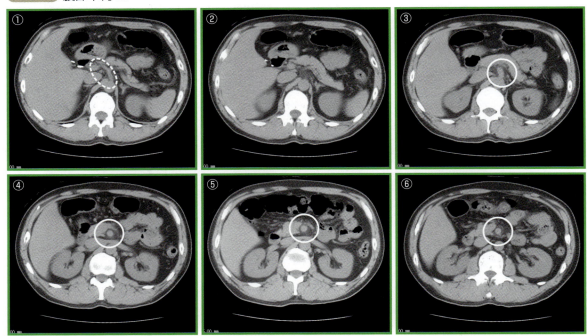

- 中部下行結腸に腫瘍（進行癌）は見られない．横行結腸は拡張しているが壁の肥厚はない．麻痺性のイレウスと考える．
- 胆嚢は切除後で肝門部に Petz がみられる．
- celiac artery（①）と比較して、SMA（上腸間膜動脈）が太い（③-⑥）!?
- SMA の起始部は瘤状？（③）．SMA の周囲の脂肪織が上昇している（⑤⑥）．
- SMA の動脈炎？　動脈瘤？
- まさか麻痺性のイレウスは動脈瘤によるもの？
- 至急造影 CT を撮影！！

図3　腹部単純 CT/ axial 像

背側　←――――――――――――→　腹側

SMA の起始部（①②）は拡張はないが，周囲の脂肪織炎（panniculitis）を伴っている．
下方へ伸びる枝は瘤状を呈している（③）．末梢の枝の周囲に脂肪織炎を伴っている．

図4　腹部造影 CT/ axial 像

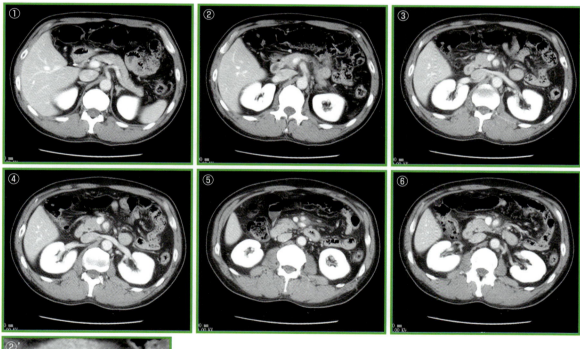

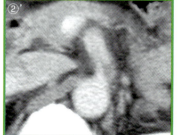

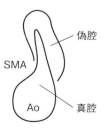

造影により SMA の動脈瘤が確認できる（②②'）．
周囲の脂肪織炎も確認できる（③–⑤）．

主題症例 ㉛　245

図5　腹部造影 CT/3D angiography

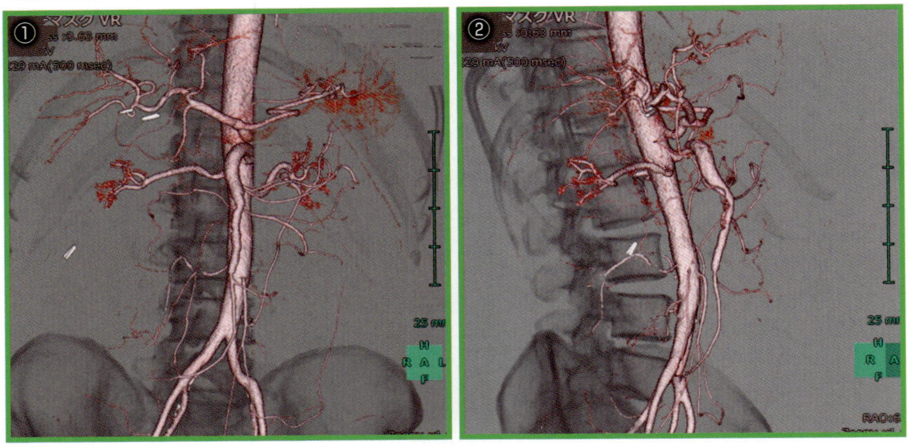

正面から見ると celiac artery（腹腔動脈）よりも SMA（上腸間膜動脈）が太く拡張していることがわかる（①）．側面では SMA の動脈解離の真腔と偽腔が確認できる（②）．
IMA（下腸間膜動脈）は非常に委縮している．

【解説】
- 診断：SMA（上腸間膜動脈）動脈解離．
- 腹部単純 X 線では下行結腸の浮腫もしくは腫瘍を疑った．
- 直接，腹部単純 X 線で読影できた症例ではない．
- 今回の腹痛，背部痛および腹部単純 X 線で麻痺性イレウスの所見を呈したのは動脈瘤が解離を起こしたことが原因かもしれない．動脈瘤が閉塞をきたすと小腸・右半結腸の虚血に至る可能性がある．
- めずらしい疾患である．若い症例ではなおさら．しかし，喫煙に関与する疾患．
- 現在は血流が保たれているようで，保存的に副側血行路が成長するのを待つ．

腹部単純 X 線の間接的所見から診断に至った症例．
造影 CT から診断に至った特殊な症例．

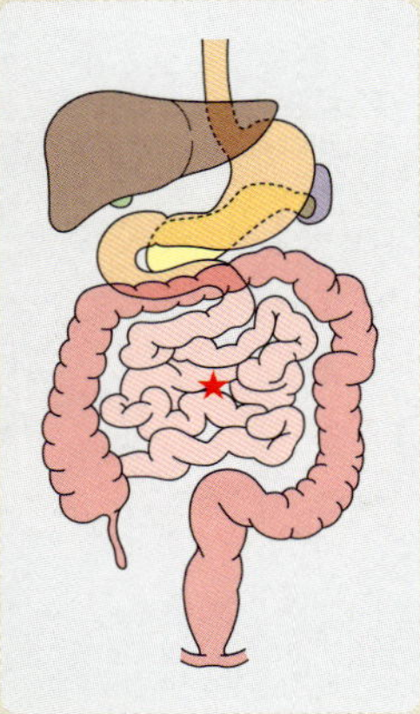

〈関連する診療科〉　消内　心臓血管外科

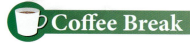

腹部単純X線を撮影する意義

　患者は外来に症状をもって受診します．それを問診，触診，採血などを行い，患者の情報を整理して鑑別診断をするのです．

　川の流れで例えるなら，受診時が河口，そこからいくつかの支流（鑑別疾患）に出合い，どちらかを選択しながら源流に向かう行程が，正しい診断をすることと言えます．

　支流の選択は勘や思いこみではなく，情報により客観的に判断すべきです．

　例えば症例1（☞ p.24）のように結腸癌での緊急手術症例に対して，患者からの訴えから「便秘」を鵜呑みにしてしまうことは，河口から最初の支流で別な流れに進んでしまっているわけです．当然正診になるはずがありません．

　1人の患者の前では教授も研修医も勤務医も開業医も区別は必要ありません．大切なことは，正しい診断に基づく正しい治療なのです．

　そのためには患者から正しい情報を収集するしかありません．だからこそ，問診，触診に続いて採血に加え，腹部単純X線を撮影してほしいのです．

　本書を熟読し，参照していただくことにより，消化器疾患の診断，とくにプライマリ・ケアにおいては，腹部単純X線は有用な情報を与えてくれるでしょう．

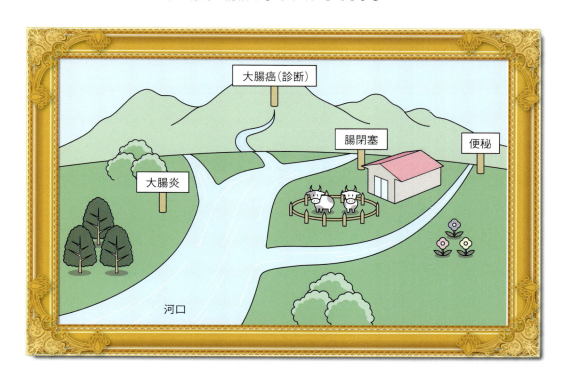

Part 5 応用編 主題症例 32

症例58 心窩部痛，右季肋部痛，胸水・腹水

41歳，女性

難易度 ★★★★★
重要度 ☆☆☆☆☆

4日前からめまい・発熱あり，近医受診．腹痛を感じるようになり，二日前に前医外科に入院．
本日になって，腹痛，嘔吐に加え，胸腹水あり．呼吸苦なし．
腹膜炎を疑い，当院外科（救急外来）へ紹介される．

〈身体所見〉
身長：154cm
体重：45kg
体温：36.3℃
血圧：80/60mmHg（脈拍65）

〈既往歴ほか〉
卵巣嚢胞手術（26歳）
腎結石治療（30歳）
喫煙：10 − 20本／日
アルコール：機会飲酒．
貝類の接種なし．

〈腹部所見〉
平坦，軟，圧痛なし．
超音波：明らかな結石は認めず．
腹水少量あり．

〈来院時採血結果〉（赤／高値，紫／低値）

WBC	(/mm³)	5290	BUN	(mg/dL)	15.2
RBC	*(/mm³)*	*374 × 10⁴*	Cr	(mg/dL)	0.58
Hb	(g/dL)	11.3	eGFR	(mL/min)	90
Hct	*(%)*	*32.8*	*Na*	*(mEq/L)*	*131*
Plt	(/mm³)	17.3 × 10⁴	K	(mEq/L)	3.9
			Cl	(mEq/L)	101
CRP	**(mg/dL)**	**6.58**	PT		13.2
TP	*(g/dL)*	*5.5*	APTT		25.4
Alb	*(g/dL)*	*3.2*			
T-Bil	(mg/dL)	0.42			
AST	**(U/L)**	**92**			
ALT	**(U/L)**	**62**			
ALP	(U/L)	134			
r-GTP	(U/L)	37			
LDH	**(U/L)**	**424**			
CPK	**(U/L)**	**378**			
AMY	(U/L)	47			
Glu	**(mg/dL)**	**114**			
HbA1c	(%)	5.2			
HDL	*(mg/dL)*	*38*			
TG	(mg/dL)	81			

尿検査
　外見：透明，yellow
　尿蛋白（−）
　尿糖（＋＋＋）
　ウロビリノーゲン（＋−）
　ビリルビン（−）
　アセトン（−）
　pH（5）
　尿潜血（−）
　比重（1.025）
　亜硝酸塩（−）

沈渣
　白血球数：1-4
　赤血球数：1-4
　扁平上皮：＜ 1

図1 読影してみましょう！

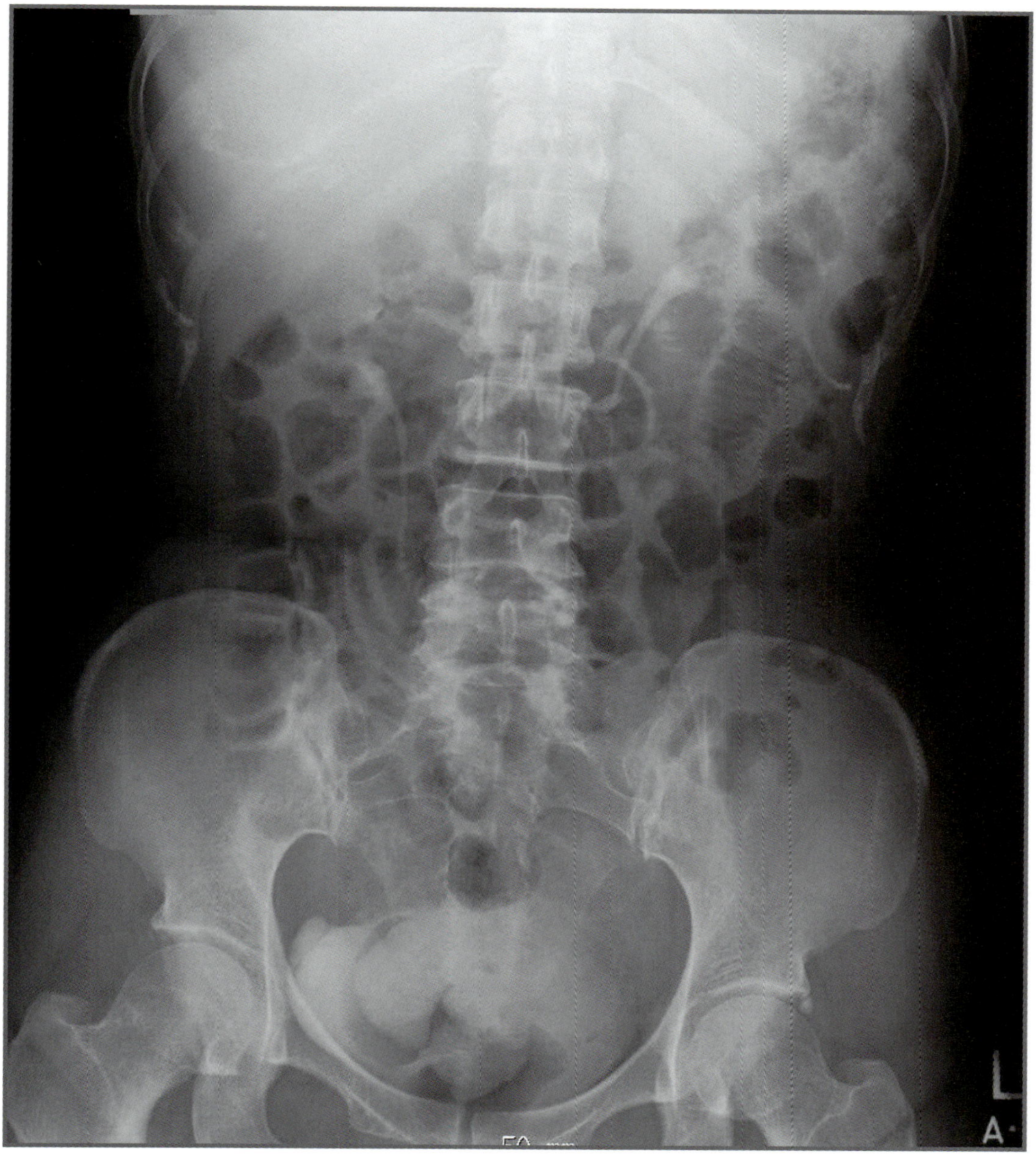

？ 読影のヒント

- 造影CT後に撮影されたX線.
- 空腸・回腸にガスの貯留が著明.
- 上行結腸もガスの貯留あり.
- いずれの管腔径に拡張はない.
- 麻痺性イレウス？
- 他に気付く点は？

> **!　読影のしかた**
> - 小腸から結腸にかけてガスが多いが，腸管内圧の上昇はなさそう．すなわち，イレウスではなさそう．
> - 上腹部が白い．その場所は肝臓があるところ，すなわち肝腫大と考える．
> - その病態を解明するために，検査を組み立てる．

■臨床経過

当直の外科医から相談を受けた．

胆嚢炎として手術適応はなさそうだが，造影 CT を撮影したので、肝臓を診てほしい．

図2　腹部造影 CT

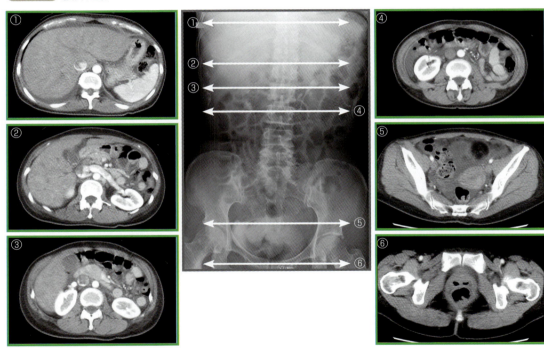

CT は造影剤を使用し、平衡相で撮影された．
①−⑤肝周囲と骨盤に少量の腹水を認める．
①肝臓は腫大している．肝臓の造影態度はマダラ．
①大動脈および脾臓には造影剤が流れている．
②−④腎皮質には造影剤が流れているが，髄質まで環流していない．
②左腎静脈の造影剤もマダラ模様．
①−④下大静脈へは著明に拡張し，大動脈径よりも大きく，さらに造影剤はほとんど環流していない．
③④小腸にはガスが停滞しているが，拡張はしていない．
⑤ S 状結腸に便があり，口側結腸の閉塞はないようだ．
⑥"恐ろしいもの"が見える．

■追加検査

図3 胸部単純X線

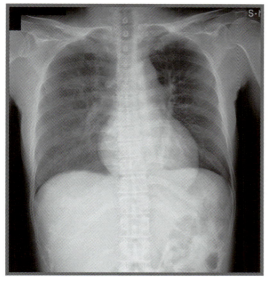

CTR=52.5%
心拡大を認める．うっ血性心不全．

図4 心電図

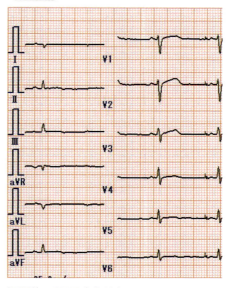

洞調律：ST-T 変化はない．
R gain:low voltage（V3-6）

図5 胸部造影 CT

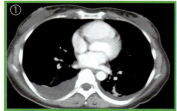

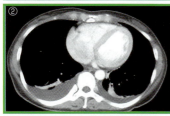

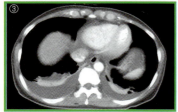

①-③両側胸水を認める．
③心拡大を認める．

【その他の検査（動脈血液ガス）】
動脈血液ガス（初診時）
（赤/高値，紫/低値）

pH	7.457
$PaCO_2$	31.9
PaO_2	78.1
SpO_2	96.8
HCO_3-act	22

UCG（心エコー）
全体に左室壁運動低下
EF 30–40%　LVH なし
MR mild-moderate
TR moderate
RVSP 30mmHg

追加採血
（赤/高値，紫/低値）

BNP	（pg/mL）	682.2
TSH	（μIU/mL）	2.53
FT4	（ng/dL）	1.55
FT3	（pg/mL）	2.04
TPO-Ab		8
Tg-Ab		<=10
TR-Ab	（3th）	0.9

■診断：うっ血性心不全
- 循環器内科医師へ診療依頼．
- 現病歴から先行感染が確認されているので，ウイルス性心筋炎と診断された．

■治療経過
- ハンプ，シンベノン，利尿剤にて加療．
- UCG：EF 73％に改善．
- 肝機能障害も改善．

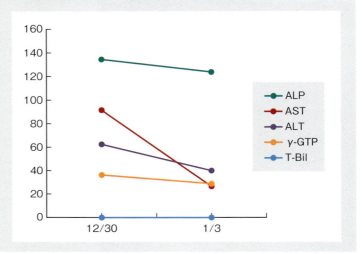

図6　胸部単純X線（治療前後の比較）

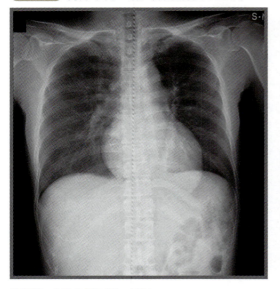 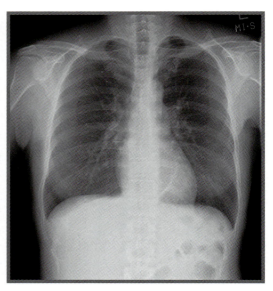

入院時：UCG/EF 30–40%　　　治療後：UCG/EF 73%
CTR = 52 %　　　　　　　　　CTR = 42 %

わずか5日間の治療で心拡大は著明に改善し，ほぼ正常に復している．

【解 説】
- 診断：うっ血性心不全（ウイルス性心筋炎）に伴ううっ血肝（肝機能障害）．
- 右季肋部痛は肝腫大に伴うものと考えられた．
- 造影CTでは平衡相なら，腎髄質に十分に還流があり，腎盂から尿管にかけて造影剤が流れているはずだ．肝臓がマダラに見えたのは心拍出量が低下していたために，造影剤の不均等があったためと考えられる．
- UCGでは心機能は著しく低下していたが，循環器内科の治療により速やかに回復した．
- うっ血性心不全では90％以上の例で，肝機能障害は認められる[6]．
- うっ血肝を放置すると，その終末像は肝硬変にまで至り，ニクズク肝（nutmeg liver）と呼ばれる．
- 直腸の"恐ろしい"便の形は我々に，この病気を見逃がさぬよう注意を喚起しているのかもしれない．

 肝機能障害，肝腫大の原因の1つとしてうっ血性心不全を考える．

〈関連する診療科〉 消内 循内 救急

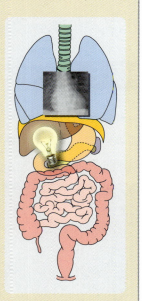

6) 室久俊光, 菅谷仁. うっ血性心不全の肝病変. 肝・胆道系症候群（第2版）II 肝臓編（下）―その他の 肝・胆道系疾患を含めて―. 別冊日本臨牀. 新領域別症候群シリーズ. 大阪: 日本臨牀社; 2010. p.459-460.

Part 5 応用編 主題症例 ㉝

症例59 嘔気・嘔吐

69歳,女性

難易度 ★★★★☆
重要度 ☆☆☆☆☆

肝硬変で加療中の症例.腹水貯留を認め,腹水穿刺／腹水濾過濃縮再静注法(CART)のため超音波検施行.前日から嘔気・嘔吐を認めていた.

図1 腹部単純 CT/scanogram

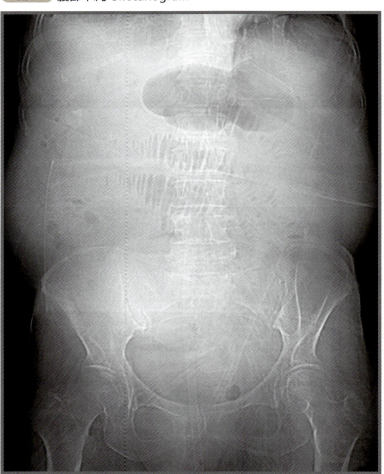

読影のヒント

- 腹部は腹水の貯留のせいで蛙腹(Frog-belly)を呈している.
- 上腹部に拡張した空腸と Kerckring 襞の開大を認める.
- 腸管内圧の上昇≒イレウスを疑うに足る所見だ.

図2 腹部超音波

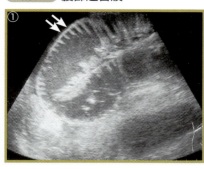
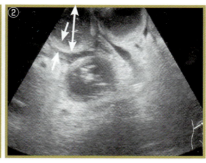

①Kerckring 襞の開大がみられる（矢印）．
②空腸径の拡張，壁の肥厚がみられる（矢印）．
「"3"の法則」：小腸の異常と確認できる．key board sign を呈している．

図3 腹部単純CT/axial像（①，②，③），coronal像（④，⑤）

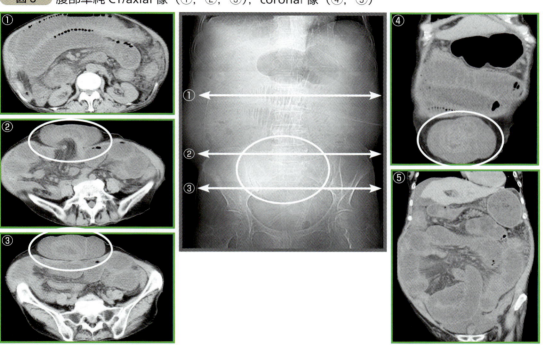

①空腸が拡張し，fluid filled ileus を呈している．正中に air fluid level を，近傍に string of beads sign を確認する．②-④臍ヘルニアに脱出した回腸を認める．

腹水穿刺後のため貯留は少量である．

【解説】
- 診断：絞扼性イレウス（臍ヘルニア嵌頓）．
- 超音波でイレウスと診断した（key board sign）．
- イレウスの原因（閉鎖孔への嵌頓）や場所までは同定できないが，正常小腸の「"3"の法則」を理解していれば超音波でも小腸の異常と確認できる．以前から確認されていた臍ヘルニアに小腸が嵌頓した可能性があり，CT を施行し診断を確定した．
- 引き続きイレウス管を挿入し，ヘルニアの用手的還納を試みるも戻らず，外科に緊急手術依頼．外科的に小腸を還納し，小腸切除はせずに済んだ．

教訓 病態が理解できれば，腹部単純X線でも臍ヘルニアが偽腫瘍として見える．

消内
外科

Part 5 応用編 主題症例 ㉞

症例60　腹痛・歩行障害

44歳，男性

難易度 ★★★★★
重要度 ☆☆☆☆☆

〈整形外科医から診察依頼〉
Pt.「背中から腰にかけて痛いんです．」
Dr.「いつからですか？」
Pt.「もう1カ月間ぐらいになります．」
　　「最近では歩くのも寝返りをうつのも大変で……．」
Dr.「それで整形外科にかかったのですね．」
Pt.「ええ．」

〈身体所見〉
- 身長：168 cm
- 体重：55 kg（− 2 kg/月，− 7 kg/年）
- 体温：36.5℃

〈腹部所見〉
- 12月28日　腹部超音波：異常なし．
- 12月28日　上部消化管内視鏡：異常なし．

〈来院時採血結果〉(赤/高値, 紫/低値)

WBC	(/mm³)	7270	CRP	(mg/dL)	1.91	BUN	(mg/dL)	17.1
RBC	(/mm³)	260 × 10⁴	TP	(g/dL)	6.1	Cr	(mg/dL)	1.39
Hb	(g/dL)	8.2	T-Bil	(mg/dL)	0.42	Na	(mEq/L)	140
Hct	(%)	23.4	AST	(U/L)	22	K	(mEq/L)	4.1
Plt	(/mm³)	34.9 × 10⁴	ALT	(U/L)	13	Cl	(mEq/L)	105
			r-GPT	(U/L)	43	Ca	(mEq/L)	10.5
CA19-9	(U/mL)	1.5	ALP	(U/L)	439	BS	(mg/dL)	83
CEA	(ng/mL)	< 6	LDH	(U/L)	372			
			AMY	(U/L)	46			

? 読影のヒント

- 直感と印象で読影　空気が多い．胃，小腸，結腸にはあまりない．しかしイレウスではない．
- 臓器の偏位，腫瘤性病変もなさそう．
- では何が異常か？　眼をこらしてよーく見てほしい．

図1 読影してみましょう！

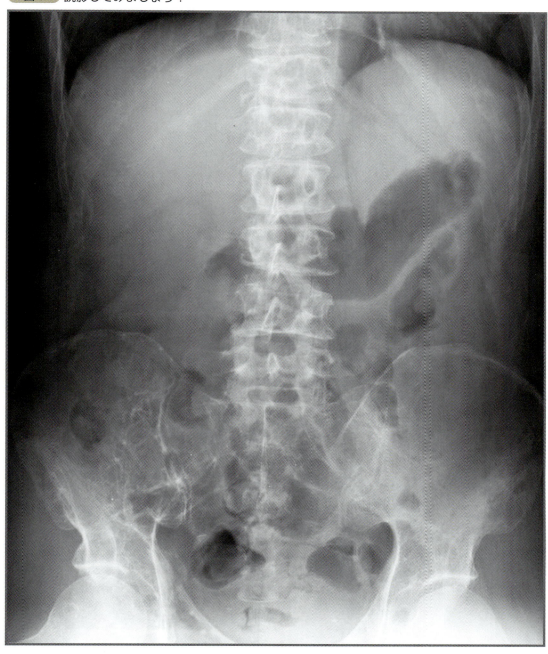

> **読影のしかた**
> - 実は骨を読影すべき症例.
> - 腹部単純X線で骨を読影すべき症例はめったに経験しない.
> - 慣れていないと，骨が正常か異常かを判断することは容易ではない.
> - まずは腹部単純X線を比較してもらおう.

図2 腹部単純X線における骨の描出の比較

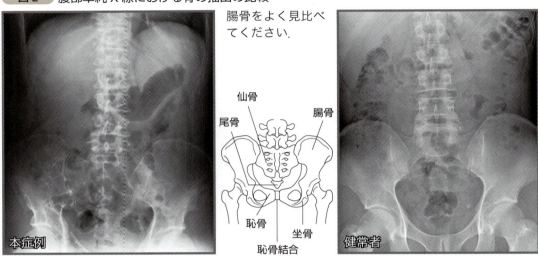

本症例と右の著者の写真と骨を比較してもらうとその違いがわかると思う.
　よくみると punched-out lesion（打ち抜き像）にはなっている．腸骨の透過性が高まり，骨破壊像を確認できる．骨盤だけでなく，椎体も透明度が亢進している．

図3 胸部単純X線と胸部造影CTの比較

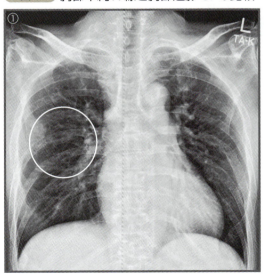
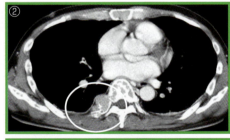
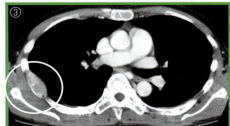

①胸部X線では肋骨の透過性の亢進と骨融解像を認める．
②③胸部CTでは肋骨に腫瘤像を認める（○）．

図4 腹部造影 CT/axial 像

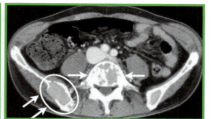

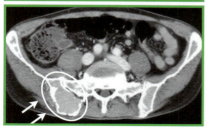

- 腸骨の骨髄は腫瘍に置き換わっていて，骨皮質の石灰成分は菲薄化しているのがわかる．
  いわゆる骨融解像である．
- 椎体の低吸収域も腫瘍に置換されている．

図5 骨 scintigraphy

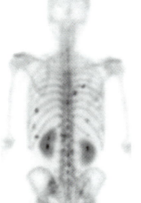

- 他の画像診断で評価してみよう．
  骨 scintigraphy である．
- 全身の骨に散在性に集積像を認め，腫瘍の分布が理解できる．

図6 頭部 X 線

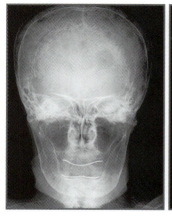
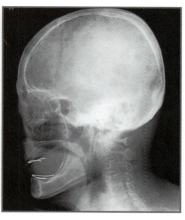

別な症例だが，典型的な打ち抜き像 punched-out lesion を呈している．
81歳女性，右頰部から眼窩および頭頂部にかけて腫瘤形成している．

主題症例 ❹ 259

〈来院時採血結果〉（赤／高値，紫／低値）

蛋白分画	TP	6.1
	A/G	1.53
	A₁b	60.5%
	α₁	3.2%
	α₂	13.7%
	β	11.9%
	γ	10.7%

Bence Jones 蛋白（−）

【解　説】

- 診断：**多発性骨髄腫**（multiple myeloma）．
- 整形外科ですでに診断されていた．
- 骨生検／細胞診で Class V．
- 腰痛に加え貧血もあり，消化管潰瘍の評価のために消化器内科に紹介された症例．
- 貧血のため 800 mL の輸血が行われた．
- 本症例のような若年者で本疾患の好発年齢ではない．
  骨盤に punched out lesion はあるが，よく見ないとそれと理解できない．
- 貧血を伴う腰痛で，Cr の上昇，高カルシウム血症を呈している．蛋白分画では典型例でみられるγ-gl の上昇はなく，尿蛋白に Bence Jones 蛋白は検出されなかった．
- 必ずしも典型例ではないが，このような X 線像を呈しており，多発性骨髄腫を疑うべき症例．
- このような症例では最初に消化器内科を受診してもおかしくない．
- 結果的に治療方法は変わらないはずだが，気づきがなければ，もっと病態が悪化するまで診断されない可能性もある．

 骨病変も見逃してはならない．

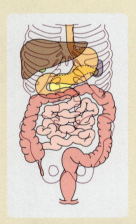

〈関連する診療科〉 消内　整形外科

症例61 関連症例: 前立腺癌の骨転移

66歳, 男性

難易度 ★☆☆☆☆
重要度

図1 腹部単純CT/腹部単純X線

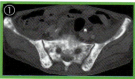
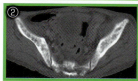
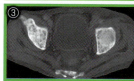
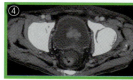
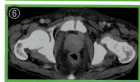
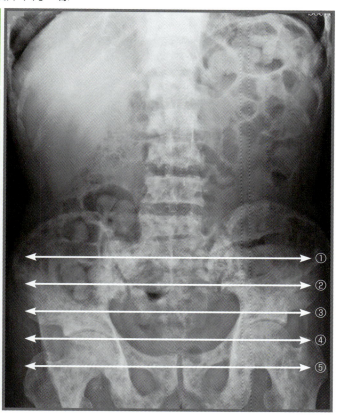

骨新生像（osteoblastic lesion）．骨盤がまだら様に見えるのは骨転移である．
osteoblastic metastasis といえば, 前立腺癌！

図2 腹部単純X線（5カ月前）

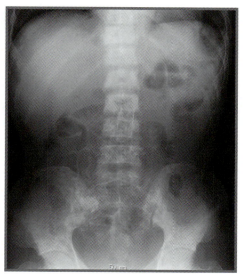

よく見ると骨新生像がわかる．

図3 骨 scintigraphy

^{99m}Tc-HMDP

- 骨 scintigraphy では左右対象ではあるが，骨転移を疑う像である．beautiful bone scan[7] !
- 前立腺癌の骨転移症例．
- 癌疾患の骨転移の中でも多くはないが，骨新生代表疾患．
- これだけまだらな骨新生があれば，腹部単純 X 線でも，骨転移を診断できる．

図4 骨病変の比較

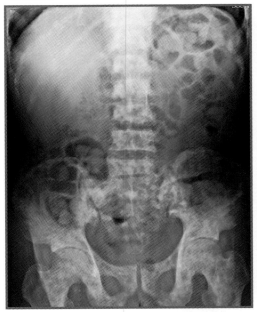

本症例：osteoplastic lesion（骨新生）

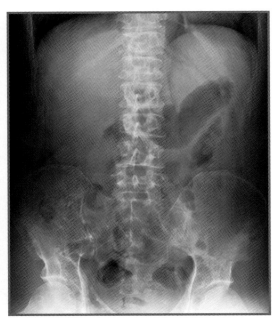

症例 59：osteoclastic lesion（骨破壊）

---

7) Manier SM, Van Nostrand D. Super bone scan. Semin Nucl Med. 1984 Jan; 14(1): 46-7.

【解　説】
- 診断：**骨転移（前立腺癌）**．
- 転移性骨腫瘍で骨新生像を呈するのは，代表的には前立腺癌だが，ほかに肺癌や乳癌などがある．
- 腹部CTも単純だけでも結構いろいろな情報を理解できることがご理解いただけたのではなかろうか？
- 大切なことはCTでも腹部単純X線でも，情報を充分に引き出すことが大切なのであり，また，どのようにして引き出すかを考えることが大切なのです．
- 腹部単純X線も単体でその価値があるわけではなく，診断の1つのきっかけになればいいのだ．その価値と限界をきちんと理解しつつ，腹部症状を訴える方の診断のアルゴリズムに腹部単純X線撮影を施行し，明日からの診療の助けとならんことを切に願う．

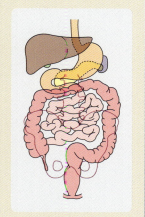

教訓 骨病変もきっちり読影しよう！

〈関連する診療科〉 消内　泌尿器科

Column 腹部単純X線診断と漢方医学

　腹部単純X線で,小さな病変を診断できるわけではない.
　この本をここまで読破していただくとX線では大きな病気の診断にしかなっていないことがおわかりいただけるものと思う.しかし一方,その重要性も充分に理解いただけたはずだ.これら症例の診察において,もし腹部単純X線を撮影していなかったならと考えると,読者も一緒に冷や汗をかいていただけたのではないだろうか.
　著者の意図することは腹部単純X線が万能であると力説することではない.
　プライマリーケアにおいて臨床医が五感を駆使して,患者の診断をより確実にするために次に使う診療デバイスとして役立ててほしいということである.腹部単純X線を撮影することで,臨床診断に気づきをもってほしいということである.超音波をすれば,CTを撮影すればわかるだろう.ただ,そこまで考えない程度の重篤感のない症例もいる.すべての症例にCTを撮影するわけにはいかない.ガスの所見は超音波では診断できない.でも,腹部症状を訴える患者すべてに腹部単純X線を撮影することはできるだろう.
　著者がこの仕事を始めたきっかけは,離島でDr. コトーをしていたときに島の中で自己完結する医療を目指していたことに端を発する.少ない情報を最大限に引き出そうとしていたからだ.
　実は,消化器内科医も腹部単純X線をあまり撮影しない.もちろん読影もできない.これら症例の腹部単純X線を消化器内科の医師100人ほどに読影してもらうと,その正答率は約50%程度である.「普通の臨床医」と同様にfree airとniveauの有無くらいにしか気を配らないからである.一方消化器の専門家は胃や大腸のバリウムに関しては心眼をもって,診断をする.その診断手法を使えば腹部単純X線も違うものが見えてくるのではないだろうか.
　画像診断は実はパターン認識でモノを見ようとする.内視鏡やバリウムの写真を見るときには早期癌を診断しようとするから診断できるのだ.人はモノを恣意的に見る.自分の想定外のものは見えていても認識できない可能性がある.したがって,「未知のあるもの」を受け入れるだけの知識と懐の深い寛容性がなければ臨床レベルは上がらないことになる.
　すなわち臨床医にとって大切な診断手技,すなわち問診,視診,触診,打診,聴診を最大限に活用し,正しい診断に導くために情報のプラスαを求めるために腹部単純X線の活用をしてほしいのだ.そして,精査のきっかけとして活用してほしいのだ.問診だけで便秘や風邪と診断して帰すのではなく,もしかしたら,その裏に大切な治療すべき病気が隠されていないかを考え,それを確認する.そのために腹部単純X線を活用してほしいのだ.
　本書は患者の病態を的確に判断する臨床医のプライマリーケアの視点でまとめてある.この本が患者本位の診療を目指す診療のしかたを踏襲していることをご理解いただけたのではないだろうか.
　実は,このような診断体系は漢方医学や東洋医学に非常に近い考え方であることがわかる.
　漢方医学ではまず,ひとを診ることを説く.心身一如.患者を病気としての枠でくくるのではなく,その人のこころとからだを診ることを重視する[8].その現象を確認し,肉眼で確認し,その治療を決定するための四診,すなわち望診(視診),聞診(聴診,打診),問診(問診),切診(腹診,

脈診：触診，聴診，打診）を行う．手を当てることで，病態がどのようなものであるかを考えるのである．「証」を診ることは患者の病態を診ることに役立ち，西洋医学にない患者の状態評価に役立つ考え方のように思う．そのためには患者の初診時に身長と体重，最近の増減の有無を確認することも大切である．漢方医学の治療までは言及しないが，漢方医学の診断の仕方はまさしく本書で述べていることと一致する．

　もう一度，漢方医学という視点で本書の症例を診てみよう．漢方医学との意外な共通点を見出すことができるであろう．

　たとえば，おなかを診る腹診．おなかの張りや膨満は蛙腹として胃内停水，胃内振水音，心下痞満という所見から，胃幽門狭窄症（症例21），腹水（症例15）やSMA症候群（症例22），呑気症（症例23），イレウス（症例26）などを理解できるだろう．

　胸のつかえから胸痺という所見をとり，Morgagni孔ヘルニアを想定する（症例54）．裏急後重などは直腸癌の排便障害を連想させる（症例12）．小便不利などは腎不全に合い通じる所見である（症例38）．胸脇苦満は軽度の胸膜炎を思わせる状態である（症例51，52）．

　これらの所見は診断の助けとなり，治療に使う薬の選択のための情報になるわけだが，これら所見のある場合にはもちろん，精査のうえ西洋医学的な判断をして治療が要求される．したがって，漢方医学だけの治療では十分でない可能性もあり，治療まで含めた漢方医学がよいといっているわけでもない．しかし，漢方医学の診方・診断体系はプライマリーケアにおいて患者の診方の基本になりうる．それに腹部単純X線を加え，西洋医学的な診察を加え，さらに超音波や内視鏡検査，CT検査の適応を吟味し，診療を行うことにより過不足のない診断を行うことが大切なのだ．

　現代の医学が採血，超音波，CTを行い，診療という諸検索とその結果を見て，診断が決まってくることが多い．それは情報のインプットにより，出力が決まってくるような無機質的な作業のように思えてならない．著者は特に若い医師に対し，"患者を診ること"の重要性を説きたい．そのためには必然性と蓋然性を伴わなければならないのだ．

　西洋医学は分析を目指し，microscopicな視点を意識している．一方東洋医学はひとのこころとからだの総合する理解を目指し，macroscopicな視点を意識している．双方のよい点を取り入れることで，さらによいものができあがるのではないだろうか．

　臨床の究極の目標は東洋医学と西洋医学の統合融和である．

　さらに飛躍させれば，腹部単純X線を撮影せずとも，正しい診断が得られれば，それが究極の診断になるであろう．しかし，現実の臨床においては「赤ひげ」は存在しないし，偶然性を求めても仕方がない．誰が診ても再現性のある結果を得られなければ，よい医療とは言えないのだ．

　腹部単純X線は放射線科医のためのものではない．プライマリーケアに関わるすべての臨床医が医学の基礎知識として備えておくべき常識としてほしいのだ．

8）高久史麿．KAMPO MEDICAL SYMPOSIUM　10年の歩みを振り返って．日経メディカル．2010; 39(5): S30.

参考図書・文献

■本書を執筆するにあたり，書籍内容全体を参考としたものを以下に記した．

医療現場のコミュニケーション
箕輪良行（著），佐藤純一（著）／医学書院／1999年

画像診断を学ぼう　単純X線写真とCTの基本
William Herring，江原　茂（監訳），菅原俊祐（訳）／メディカル・サイエンス・インターナショナル／2009年

考える技術　臨床的嗜好を分析する
Scott D. C. Stern，Adam S. Cifu，Diane Alktorn，竹本　毅（訳）／日経BP社／2007年

聞く技術　答えは患者の中にある（上）
Jr. Lawrence M. Tierney，Mark C. Henderson，山内豊明（翻訳）／日経BP社／2006年

聞く技術　答えは患者の中にある（下）
Jr. Lawrence M. Tierney，Mark C. Henderson，山内豊明（翻訳）／日経BP社／2006年

急性腹症のCT　CT OF ACUTE ABDOMEN
堀川義文（著），岩尾憲夫（著），安田晶信（著）／へるす出版／1998年

五感で診るコツ　診断の型と技は進化する
田村康二（著）／金原出版／2006年

コンパクトX線シリーズBasic　腹部単純X線写真アトラス
船曳知弘（著）／ベクトル・コア／2005年

症例でわかる漢方薬入門
新井　信（著）／日中出版／2001年

誰も教えてくれなかった診断学　患者の言葉から診断仮説をどう作るか
野口善令（著），福原　俊（著）／医学書院／2008年

できる！　画像診断入門シリーズ　腹部・骨盤部画像診断のここが鑑別ポイント　改訂版
土屋一洋（シリーズ監修），桑鶴良平（編集）／羊土社／2011年

なに？　これ！　胸部X線写真
池田貞雄（著），畠中睦郎（著）／金芳堂／2013年

腹部単純X線写真のよみ方
大場　覚（著）／中外医学社／2009年

腹部単純X線診断　第3版
永井　純（著），西岡清春（著）／医学書院／1987年

ブレインブック─みえる脳
Rita Carter（著），養老孟司（監訳）／南江堂／2012年

Medicina 1993 30 No.10　これだけは知っておきたいX線写真読影のポイント
医学書院／1993年

■その他，著者自身が以前に執筆した文献で，本書を作成するにあたり参考としたものは次の通りである．

腹部 X 線写真の読み方（日経メディカル）
日経 BP 社／2008 年 37 巻 4 号 p.145-146 ／ 5 号 p.123-126 ／ 6 号 p.115-117 ／ 7 号 p.109-111

プライマリケアにおける腹部単純 X 線写真の意義（PCP）
エルゼビア・ジャパン／2008 年 7 巻 2 号 p.11-12 ／ 4 号 p.13-14 ／ 8 巻 1 号 p.11-12 ／ 2 号 p.12-13

実践腹部 X 線・CT・MRI の読み方入門（消化器胆肝膵ケア）
日総研／2009 年 14 巻 4 号 p.49-64

消化管癌の画像検査法　～画像検査の実際，画像検査の際の禁忌・リスク～　1）X 線検査
（見逃し，誤りを防ぐ！消化管癌画像診断アトラス）
羊土社／2010 年／ p.36-43

消化器疾患（つまずき症例で学ぶ薬の処方徹底トレーニング）
羊土社／2011 年 p.65-117

Dr. 西野 & 夜勤ナースの当直日誌（消化器胆肝膵ケア）
日総研／2011 年 16 巻 3 号 p.1-2, 34-43 ／ 4 号 p.6, 62-69

Dr. 西野 & 夜勤ナースの当直日誌（最新消化器看護）
日総研／2011 年 16 巻 5 号 p.2, 94-104 ／ 6 号 p.6, 76-83

意外に難しい腸閉塞の診断（NTTdocomo MD ＋）

❖読者のみなさんへ❖

　ここまで読んで頂き，ありがとうございます．

　本書の対象は放射線科や消化器内科といった診療科にとらわれず，研修医をはじめ総合診療や内科などの開業医も含め多くの臨床医としています．加えて医学生や看護師，放射線技師など医療にかかわるすべての方に読んで頂きたいと思って編纂致しました．

　紹介した症例のほとんどは私が日常診療で経験した事例ですが，当院の救急を含め他の診療科の先生が経験した症例も含まれています．

　症例の中には診断に腹部単純X線は不要，超音波で十分，最初からCTを撮影でもいいと思われる方もいるかもしれません．実際，腹部単純X線を割愛し，CTのみで診断している症例もあり，そのscanogramを疑似的に腹部単純X線として紹介している症例もあります．

　そもそも本書では腹部単純X線が万能であると伝えたいのではありません．患者の病態を理解するための透視のイメージであり，さらなる精査への"きっかけ"として活用したいのです．ですから，本書では腹部単純X線写真の可能性に言及したいと思っていました．

　その解説については既存の価値観にとらわれず，"見える"所見の可能性を，臨床推論を応用し解説しています．そして，その病態をCT，MRI，PET，内視鏡などで比較して確認しています．その診断方法を普遍化させ，再現可能となる診断体系としたいからです．すなわち，腹部単純X線だけでもある程度の診断を可能にしたいと思っているのです．

　症例によっては救急外来でなくとも，外来に自力で元気そうに来院しながら，緊急手術を要する方がいます．初診時には，ルーチンで腹部単純X線を撮影し，"異常がない"ことを確かめるというような診療体系ができることを願っています．また，腹痛があるからといって，すべての症例に腹部CTを撮影できるわけではありません．放射線被ばくや医療経済を考慮した診断機器の選択をしてほしいと思っています．

　腹部単純X線は多くの情報を有しています．それを引き出すことにより，患者のための"やさしい"診断と治療が可能になるのではないかと考えています．ですから患者の病態を診透す"心眼"を磨いてゆきましょう．それは患者のためでもあり，みなさんの成長をも約束するでしょう．

　私もこの本で腹部単純X線診断体系が完成したとは思っていません．さらに研鑽を重ね，腹部単純X線を活用して，みなさんに新しい情報を発信し続けてゆきたいと思っています．

　ぜひみなさんもあすからの診療に腹部単純X線をお役立てください．今まで見えていなかったものが，きっと見えるようになるはずです！　本書を読了されたみなさんが明日からの診療で，腹部単純X線を活用され，知識と経験を生かされながら診療にお役立て頂けますことを切に希望しつつ，筆を置きます．

　最後になりましたが，長期間にわたり編集に当たって頂いた中外医学社の藤原一義さんにも心より御礼申し上げます．

2014年4月

西野　徳之

索引

数字，アルファベット

"3"の法則	18, 27, 255
5 "F"s	82, 166
acoustic shadow	188
ACPO（acute colonic pseudo-obstruction）	59, 61
air dome sign	10, 104
air fluid level	8, 12, 120, 127
ALARA 原則	149
all blood, no stool	53
apple core sign	29, 50, 66, 71, 73
beak sign	46, 59, 109
beautiful bone scan	262
Behçet's disease（ベーチェット病）	238
Boerhaave's syndrome（ブールハーフェ症候群）	219, 227
Bonanza	69
bright kidney	174
centralization of intestine	19, 80, 81, 166, 239
CIPO（chronic intestinal pseudo-obstruction）	61, 87
closed loop	13, 58, 120, 122
coffe bean sign	8, 58, 59, 166
colon cut off sign	8, 76, 77
comet echo	188
continuous diaphragma sign	10
criminal profiling	107
Crohn 病	214
cupola sign	104
dance 徴候	48
detorsion	59
dirty fat sign	67
diversion	185
dog ear's sign	8, 82
double wall sign	96
EBV	38
ESD	9
falciform ligament sign	10, 96, 97
flank stripe sign	80, 83, 92
fluid collection	76, 126, 172
fluid filled ileus	28, 126, 127, 129, 132, 133
free air	8, 9, 96, 218
frog-belly	81, 254
FUO（fever of unknown origin）	193
gasless abdomen	24, 27, 29, 43, 46, 48, 53, 54, 107, 115, 131, 133, 207, 239
GGO（ground glass opacity）	14
haustra	18
hepatic angle sign	81
herring bone sign	132
Hirschsprung 病	18
hyperemic mesenteric arteries	138
iliac crest sign	27
Kerckring 襞	18, 26, 126, 127, 128, 132, 254
key board sign	255
KUB	16
LAHS（lymphoma associated hemophagocytic syndrome）	38
lateral gutter sign	19
LCAP	139

left-right conflict	123	S状結腸軸捻転	59
Mallory-Weiss（マロリー・ワイス）症候群	227	target sign	47, 49, 138
Mirrizzi 症候群	189, 195, 196	tension pneumothorax	227
Morgagni 孔ヘルニア	231	to err is human	56
multiple myeloma	260	Toupet 手術	230
Naclerio's V sign	226	volvulus	59
Nissen 手術	230	water halo	138
niveau	6, 8, 32, 120, 132		
NOMI （non obstructive mesenteric ischemia）	19	**ひらがな，カタカナ，漢字**	
nut-cracker 現象	109	悪性リンパ腫	37
nutmeg liver	253	イレウス	58, 26, 29, 33, 46, 48, 59, 68, 126
O157 腸炎	52	胃癌	41
Oglive 症候群	59, 61	異物	206, 212
orange peel	152	うっ血肝	253
osteoclastic lesion	261, 262	うっ血性心不全	82
osteoplastic lesion	261, 262	横隔膜ヘルニア	233
panniculitis	200	潰瘍性大腸炎	139
paracolic gutter	83	滑脱ヘルニア	230
pneumaturia	205	肝嚢胞	43
pneumobilia	19, 197	肝脾腫	36, 38, 167
pneumoportogram	19, 197	奇形腫	211
proliferation of perirectal fat	138	偽腫瘍	87, 147
pseudokidney sign	47, 50	気尿症	205
pseudotumor	87, 147	急性胃粘膜病変	179
psoas sign	19, 24, 26, 27, 46, 86, 104, 207	急性腎不全	173, 174
		急性膵炎	77
PTP（press through pack）	219	急性胆嚢炎	194, 195, 196
punched-out lesion	258, 259	胸腺リンパ体質	116
Rigler sign	96	虚血性大腸炎	140
sentinel loop sign	8, 76, 77	巨大結腸症	60
small bowel feces	121	結腸癌	29, 30, 32
snap diagnosis	207	結腸膀胱瘻	205
step ladder	120	甲状腺機能亢進症	82
stercoral perforation	97	絞扼性イレウス	122, 123, 255
strangulation	122	臍ヘルニア嵌頓	255
string of beads sign	13, 132, 133, 255	宿便性穿孔	97, 98, 101

上腸間膜（SMA）症候群	108, 168
上腸間膜動脈解離	246
小腸内糞便	121
食道穿孔	220
膵嚢胞	160, 168
石灰化	206
穿孔性胆嚢炎	198
前立腺癌	261
前立腺肥大症	147, 150, 152, 155
総胆管結石	188
僧房弁閉鎖不全症	82
鼠径ヘルニア	159
多発性骨髄腫	260
胆管気腫症	19, 197
胆石	188
腸管子宮内膜症	237
腸管嚢腫様気腫症	142, 143
腸重積	48
直腸癌	68, 70
転移性肝腫瘍	168
転移性骨腫瘍	263
呑気症	111
内臓逆位	185

乳頭筋断裂	82
尿管結石	185
尿閉	148, 151, 168
妊娠	83, 167
馬蹄腎	164
皮下気腫	226
避妊リング	51
肥満	167
腹部コンパートメント症候群	29, 43, 129
腹部大動脈瘤	181
不明熱	193
糞石	19, 96, 101
便秘	62, 87, 93, 167, 238
麻痺性イレウス	190
慢性膀胱炎	150
無石胆嚢炎	193, 196
門脈気腫症	19, 197
幽門狭窄症	105
癒着性イレウス	133
ラットマン	163
臨床的推論	68, 207
ルビンの壺	9

■著者の横顔

1961 年北海道生まれ.

1987 年自治医科大学卒業.旭川医科大学第三内科入局,消化器内科として一年間研修した.引き続き一年間初期研修として,当時としては珍しい他科ローテーション研修(旭川医科大学小児科・消化器外科,旭川厚生病院麻酔科・ICU,市立旭川病院 CCU)を受けた.

へき地医療勤務として一年間の市立稚内病院を経て,1990 年から利尻島国保中央病院に二年間勤務.1992 年再度旭川医科大学で後期研修を受け,1994 年院長として利尻島国保中央病院に再び赴任.総合診療医として,赤ちゃんからお年寄りまで,がんから救急まで含めてすべての疾患の治療を島で自己完結することを目指し,ドクターコトーとして診療していた.その間,日本でも先駆的なヘリコプターによる救急搬送の拡充を推し進めた.また若者が安心して島で妊娠・出産を可能にするために,助産施設を拡充し,産婦人科の常勤化を実現した.

2000 年に現在の総合南東北病院に勤務し,2007 年から現職の消化器センター長.

日本では珍しい,消化器内科を主とした総合診療を実践している.当院は陽子線治療をはじめ PET を 6 台稼働し,がんの診断・治療に力を入れ,年間 1800 人の新規のがん患者を診療している.その半分は消化器がんであり,がん診療を兼ねた総合診療を実践しているからこそ得られる情報があり,このような症例をみなさんにご紹介することができたものと思う.

このような教科書を通して,既存の総合診療や救急医療に加え,画像診断を加えた新しい総合診療の在り方をみなさんに提供し,日本のプライマリ・ケアの質の改善に少しでもお役に立てればと思っている.

利尻島でのドクターコトーの活躍？ は個人の HP で紹介中.

＜ http://www.tim.hi-ho.ne.jp/nishinon ＞

腹部単純 X 線の読影で診療に役立つ症例を『気づきの医療』として Facebook でも紹介している.

＜ https://www.facebook.com/KIZUKINOIRYOU ＞

また苦痛のない内視鏡を提供することの工夫もしていて,一回もゲップをさせないで検査を施行する様子を Youtube で紹介している.ご興味のある方は是非ご覧下さい.

＜ http://www.youtube.com/watch?v=eYg8qkB-H2I ＞

ご意見・質問がある方は下記宛てにご連絡下さい.

＜ kizukinoiryou@chugaiigaku.jp ＞

ココまで読める！ 実践腹部単純 X 線診断
—「透視力」を鍛えて「臨床推論」能力を高める— ©

発　行	2014 年 4 月 30 日　1 版 1 刷
	2015 年 2 月 25 日　2 版 1 刷
	2017 年 6 月 15 日　2 版 2 刷

著　者　西野德之（にしののりゆき）

発行者　株式会社　中外医学社
　　　　代表取締役　青木　滋

〒162-0805　東京都新宿区矢来町 62
電　話　　（03）3268-2701（代）
振替口座　00190-1-98814 番

印刷・製本／横山印刷（株）　＜ HI・KF ＞
組版／KF
ISBN978-4-498-01359-9　Printed in Japan

JCOPY　＜（株）出版者著作権管理機構　委託出版物＞
本書の無断複写は著作権法上での例外を除き禁じられています.
複写される場合は,そのつど事前に,（社）出版者著作権管理機構
（電話 03-3513-6969,FAX03-3513-6979,e-mail: info@jcopy.
or.jp）の許諾を得てください.